# Psychoonkologische Interventionen

## Therapeutisches Vorgehen und Ergebnisse

Herausgegeben von
Wolfgang Larbig und Volker Tschuschke

Unter Mitarbeit von

Fawzy I. Fawzy, Nancy W. Fawzy, Kurt Fritzsche, Norbert Grulke,
Andreas Hammel, Pamela M. Kato, Wolfgang Larbig, Dirk Revenstorf,
David Spiegel, Volker Tschuschke, Michael Wirsching

Mit 5 Abbildungen und 7 Tabellen

Ernst Reinhardt Verlag München Basel

*Die Herausgeber:*

Prof. Dr. med. **Wolfgang Larbig,** geboren 1941, studierte Medizin in Mainz, Wien und München. Psychiater und Neurologe, Psychoanalytiker und Verhaltenstherapeut. Lehre und Forschung am Institut für Medizinische Psychologie und Verhaltensneurobiologie der Universität Tübingen zu Fragen der Schmerzchronifizierung, des Schmerzgedächtnisses und der zentralnervösen Schmerzverarbeitung bei Phantomschmerzen sowie klinisch-wissenschaftliche Aktivitäten in der Psychosomatik und Psychoonkologie bei Krebspatienten. 1998 längerer Forschungsaufenthalt für psychoonkologische Studien am Neuropsychiatric Institute and Hospital – University of California Los Angeles (UCLA).

Prof. Dr. rer. biol. hum. Dipl.-Psych. **Volker Tschuschke,** geboren 1947, Dipl.-Psychologe, Studium in Münster, Psychoanalytiker DGPT (Ausbildung von 1984 – 1991 in Stuttgart), Promotion zum Dr. rer. biol. hum. an der Medizinischen Fakultät der Universität Ulm 1986, Habilitation im Fach Psychotherapie an der Universität Ulm 1992, seit 1996 Lehrstuhlinhaber im Fach Medizinische Psychologie an der Universität Köln. Zahlreiche Publikationen im Bereich der Psychotherapie und Psychotherapieforschung.

Die Deutsche Bibliothek – CIP-Einheitsaufnahme

**Psychoonkologische Interventionen** : therapeutisches Vorgehen und Ergebnisse ; mit 7 Tabellen / hrsg. von Wolfgang Larbig und Volker Tschuschke. Unter Mitarb. von Fawzy I. Fawzy ... - München ; Basel : Reinhardt, 2000 ISBN 3-497-01511-3

Printed in Germany

Ernst Reinhardt Verlag, Postfach 38 02 80, D-80615 München
Net: www.reinhardt-verlag.de, Mail: info@reinhardt-verlag.de

# Inhalt

Kapitel III
**Psychosoziale Einflüsse auf Inzidenz und Progression von Krebs**
*von David Spiegel und Pamela M. Kato* ........................... 111

Kapitel IV
**Psychoedukative Interventionen bei Krebspatienten:**
**Vorgehensweisen und Behandlungsergebnisse**

Kapitel V
**Bronchialkarzinom – psychosoziale Faktoren und Interventions-
möglichkeiten bei Entwicklung, Verlauf und Bewältigung**
*von Kurt Fritzsche, Andreas Hammel und Michael Wirsching*

# Vorwort

*Kapitel 1* bietet dem Leser eine komprimierte Einführung in das Thema. Die Herausgeber dieses Buches geben hier einen ersten Überblick über psychologische Interventionseffekte bei Krebs.

*Kapitel 2* von Wolfgang Larbig und Norbert Grulke stellt eine umfassende Übersichtsarbeit über verhaltensmedizinische Aspekte bei Krebserkrankungen dar. Einleitend werden epidemiologische Daten zur Häufigkeit des Auftretens von Krebserkrankungen dargelegt, aus denen hervorgeht, daß Krebs nach Herz-Kreislauferkrankungen die zweithäufigste Todesursache ist. Weiterhin ist aus den Daten ersichtlich, daß Krebs inzwischen eine Alterserkrankung ist, von der vermehrt Männer betroffen sind. Im zweiten Abschnitt dieses Kapitels werden zunächst allgemeine Grundlagen der Psychoneuroimmunologie sowie Einflüsse von Streß und psychopathologischen Faktoren wie Depression und Angst auf das Immunsystem vorgestellt. Danach werden Risikofaktoren wie Rauchen, Alkohol, Sonnenbestrahlung beschrieben, die als Karzinogene ursächlich für die Krebsentstehung angesehen werden. Ebenso wird die Rolle psychologischer Faktoren für den Krankheitsverlauf diskutiert. In den folgenden Abschnitten werden als besonders belastende krankheits- und behandlungsbedingte Nebenwirkungen Tumorschmerzen sowie durch Konditionierung erworbene antizipatorische Übelkeit und Erbrechen aufgeführt. Schließlich wird im umfangreichen letzten Teil ein Überblick über jene verhaltensmedizinischen Interventionen gegeben, die bisher bei Krebserkrankungen sowie zahlreichen anderen Krankheiten empirisch überprüft wurden und sich als effektiv erwiesen haben in der Unterstützung der Krankheitsverarbeitung, der Reduktion krankheits- und behandlungsbedingter Beeinträchtigungen und Beschwerden, der Besserung der Lebensqualität und Verlängerung der Überlebensdauer sowie bei der kontinuierlichen Sterbebegleitung. Abschließend wird auf die Bedeutung des Burnout-Syndroms sowie des Hospizkonzeptes hingewiesen, das sich auf eine ganzheitliche Betreuung terminaler Krebskranker konzentriert.

Im *3. Kapitel* geben David Spiegel und Pamela M. Kato einen konzentrierten, dennoch umfassenden Überblick über die wichtigsten bisherigen Studien zur psychosozial (mit)bedingten Krebsinzidenz, zur psychosozialen Beeinflußbarkeit von Krebserkrankungen, zu den Ergebnissen psychosozialer Interventionsstudien sowie einen aktuellen Überblick über die faszinierenden möglichen Zusammenhänge zwischen dem Erlebenssystem und den endokrinen und immunologischen Regelkreisen des Organismus, damit neue mögliche Wege der Beeinflußbarkeit onkologischer Erkrankungen eröffnend. Insgesamt gibt die Überblicksarbeit von Spiegel und Kato Grund für einen vorsichtigen Optimismus bezüglich der Annahme, daß ein verbessertes Coping, vermittelt über psychosozial unterstützende Maßnahmen, bei den bisher untersuchten onkologischen Erkrankungen die Überlebenschancen im Durchschnitt der Patienten verbessern kann. Sie verweisen weiterhin auf die Notwendigkeit der Einbeziehung endokrinologischer und immunologischer Parameter in zukünftige prospektive, kontrollierte Studien, um die komplexen Wirkmechanismen bei der Bekämpfung onkologischer Erkrankungen besser verstehen und bei der Behandlung berücksichtigen zu können.

Das *4. Kapitel* von Fawzy I. Fawzy und Nancy W. Fawzy befaßt sich mit einem komplexen psychologischen Interventionsprogramm bei Patienten mit einem malignen Melanom. Nach einem einleitenden Literaturüberblick über den Einsatz psychosozialer Interventionen bei Krebserkrankungen und deren Effekte auf Outcome-Parameter wie generelle Krankheitsbewältigung und immunologische Faktoren folgt eine ausführliche Darstellung des strukturierten psychoedukativen Modells. Dieses Modell enthält neben Komponenten der Gesundheitserziehung die Vermittlung eines Streßbewältigungstrainings auf allen Verhaltensebenen sowie der psychologischen Unterstützung und familiären Beratung. Im zweiten Teil dieses Kapitels wird eine randomisierte und kontrollierte psychoonkologische Therapiestudie vorgestellt, in der die Wirksamkeit einer strukturierten psychoedukativen Gruppenintervention bei 80 Melanompatienten ohne Fernmetastasen nach der Entfernung des Primärtumors überprüft wurde. Die psychologische Behandlung umfaßte Patienteninformationen, Streßmanagement sowie Verhaltensübungen zur Förderung aktiver Copingstrategien. Die Ergebnisse nach Therapieende und nach sechs Monaten erbrachten deutlich erhöhtes Wohlbefinden aufgrund des verstärkten Einsatzes von aktiven Copingstrategien, weniger Depressivität, Ermüdung und mehr Energie im Vergleich zur psychologisch unbehandelten Kontrollgruppe. Darüber hinaus zeigten die gleichzeitig erhobenen immunologischen Parameter eine Korrelation zwischen der Immunaktivität und affektiven Faktoren. So ließ sich sechs Monate nach Therapieende ein signifikanter Anstieg der zytotoxischen Aktivität natürlicher Killerzellen feststellen. In der fünf Jahre später durchgeführten Katamnese hatten im Vergleich zur Kontrollgruppe in der Interventionsgruppe signifikant weniger Patienten ein Rezidiv entwickelt oder waren verstorben. Als für die Outcome-Parameter bedeutsame prognostische Risikofaktoren wurden das Geschlecht, Alter, Tumorlokalisation und Tumordicke nach Breslow identifiziert.

Den Abschluß bildet *Kapitel 5* von Fritzsche, Hammel und Wirsching, in dem bei Patienten mit Bronchialkarzinom psychosoziale Einflüsse und Wirkungen psychotherapeutischer Verfahren beschrieben werden, die im Rahmen eines psychoonkologischen Betreuungsprogramms in einer Lungenfachklinik durchgeführt wurden. Patienten mit Bronchialkrebs sind aufgrund des ungünstigen und begrenzten Krankheitsverlaufes Stiefkinder psychoonkologischer Forschung. Nach einleitenden Bemerkungen zur Häufigkeit, Klassifikation, medizinischen Therapie und Prognose des Bronchialkrebses werden Ergebnisse eigener Untersuchungen zitiert, die zeigen, daß sowohl bei brustkrebskranken Frauen wie auch bei Patienten mit nicht kleinzelligem Bronchialkrebs psychosoziale Belastungen der Krebserkrankung vorausgehen können. Weiterhin werden im Rahmen eines Literaturüberblicks Zusammenhänge zwischen dem Krankheitsverlauf des Lungenkarzinoms mit psychosozialen Faktoren, somatischen Beschwerden, der Bewältigungskompetenz und familiären Interaktionen diskutiert. Die Autoren fanden bei Patienten mit kleinzelligem Bronchialkrebs bewußt unterdrückte kohärente Abwehrmuster, wenngleich die Mehrzahl eine positive Compliance in der psychologischen Betreuung aufwies. Im letzten Teil werden Wirkungen psychosozialer Interventionen auf Bewältigung und Krankheitsverlauf, auf die Überlebenszeit sowie Übertragungs- und Gegenübertragungsprobleme in der Beziehung Arzt/Pflegepersonal mit Lungenkrebspatienten, die oft emotionalen Prozessen gegenüber unzugänglich sind, dargestellt.

Die Herausgeber sind den Autoren der einzelnen Kapitel in diesem Buch zu großem Dank verpflichtet. Im Rahmen von wiederholten Forschungsaufenthalten der Herausgeber an amerikanischen psychoonkologischen Institutionen wurden erste Kontakte geknüpft sowie die Planung des vorliegenden Buches begonnen. Die amerikanischen Arbeiten wurden von den Herausgebern übersetzt.

Unser besonderer Dank gilt auch dem Ernst Reinhardt Verlag, insbesondere Frau Hildegard Wehler, die uns von Anfang an sehr ermutigend und konstruktiv unterstützt hat.

Ist dieses Buch in der Lage, beim Leser Interesse an psychoonkologischen Fragen zu wecken, und gelingt es sogar, Ärzte, Psychologen, Studenten, Krankenschwestern, Pfleger und andere Berufsgruppen zu motivieren, sich in diesem interdisziplinären Bereich zu engagieren, so ist das vorrangige Ziel dieses Buches damit erreicht.

Tübingen und Köln, im März 2000
Wolfgang Larbig
Volker Tschuschke

# Kapitel I
# Psychologische Interventionseffekte
# bei Krebs – eine Einführung

*Von Wolfgang Larbig und Volker Tschuschke*

> Das ist der größte Fehler bei der Behandlung von Krankheiten,
> daß es Ärzte für den Körper und Ärzte für die Seele gibt,
> wo beides doch nicht getrennt werden kann.
>
> *Platon*

In den letzten beiden Jahrzehnten haben die Möglichkeiten einer früheren, präziseren Krankheitsdiagnostik, verbesserte Strategien zur Tumorklassifikation („staging"), multimodale Therapieansätze (z. B. Chirurgie plus Chemotherapie), neue antineoplastische Medikamente sowie ein besseres Verständnis über die Tumorentstehung zu erheblichen Fortschritten in der Behandlung bösartiger Tumorerkrankungen geführt. Eine Verlängerung der Überlebenszeit bei verbesserter Lebensqualität mit Hilfe standardisierter Therapieschemata ist deshalb heute für die Mehrzahl metastasierter Malignome möglich. Die bösartigen Tumorleiden sind somit als chronische Krankheiten anzusehen, deren **Verlauf** verstärkt durch *psychologische und soziale* Faktoren mitbestimmt wird. Damit rücken neben dem Ziel einer *Verlängerung der Überlebenszeit* die Notwendigkeit einer *adäquaten Krankheitsbewältigung* und Bemühungen um eine *Verbesserung der Lebensqualität* zunehmend in den Mittelpunkt. Die Psychoonkologie ist als *interdisziplinäre* Spezialdisziplin im Schnittpunkt von Onkologie, Innerer Medizin, Psychiatrie und Psychosomatik geeignet, eine **ganzheitliche Versorgung** der Krebspatienten zu gewährleisten.

Erste Ansätze der Psychoonkologie liegen in den frühen 40er Jahren dieses Jahrhunderts, als in der psychosomatischen Forschung die Arbeitsgruppe um Alexander erstmals psychodynamische Aspekte der Auseinandersetzung mit einer Krebserkrankung sowie Fragen der *psychosozialen Ätiologie* von Krebs untersuchte. Heute gehört die Psychoonkologie als eigenständiges Fachgebiet innerhalb der Onkologie zur Medizinischen Psychologie und Medizinischen Soziologie, die als Lehr- und Prüfungsfächer seit 1970 in der Approbationsordnung für Ärzte enthalten sind. Hierdurch wird auch die Bedeutung der Psychoonkologie als interdisziplinäre Teildisziplin vor allem in der Krankenversorgung, aber auch in Lehre und Forschung unterstrichen.

Die Psychoonkologie umfaßt alle Aspekte der **Prävention, Entstehung, Diagnostik, Therapie und Rehabilitation** von Krebserkrankungen (Koch/

Weis 1998). Im Vordergrund psychoonkologischer Forschung stehen die Untersuchung der Auswirkung der Tumorkrankheit auf Patient und Bezugspersonen, die Effekte chronischer psychischer Belastungen auf verschiedene Parameter des Krankheitsverlaufes wie somatische, psychische, psychopathologische und immunologische Reaktionen, die Beschreibung individueller Bewältigungsansätze sowie deren Auswirkungen auf die körperliche und emotionale Befindlichkeit des Krebskranken, auf Rezidivrate und Überlebenszeit. Bisher vorliegende unterschiedliche Forschungsergebnisse sind z.T. sehr heterogen und werden deshalb in der Psychoonkologie kontrovers diskutiert. Darüber hinaus sind auch Fragen zu psychobiologischen Wechselwirkungen *ungünstiger Bewältigungsformen* wie z.B. *fatalistischer Einstellungen, ausgeprägter Krankheitsverleugnung, Abwehr negativer Affekte* auf Krankheitsverlauf, Psychopathologie und Immunsystem von Interesse (Holland/ Rowland 1990).

In Anbetracht des progredienten und kurativ wie palliativ oft schwierig zu beeinflussenden Verlaufs der Krebserkrankung sowie angesichts der drastischen Zunahme der Krebserkrankungen wird zunehmend gefordert, psychoonkologische Aktivitäten stärker in den *präventiven Bereich* zu verlagern. Epidemiologische Untersuchungsergebnisse stimmen darin überein, daß bestimmte Lebensgewohnheiten des Menschen Entstehung und Verlauf von Krebserkrankungen beeinflussen. Dies gilt bevorzugt für *Rauchen, Alkohol, falsche Ernährungsgewohnheiten, Bewegungsmangel sowie andauernde Streßbelastungen.* Alarmierend ist z.B. die zunehmend beobachtbare Vorverlagerung des Nikotinabusus in jüngere Altersbereiche weit vor dem 20. Lebensjahr. Hier erscheint es dringend notwendig, *neue Modelle der Aufklärung* zu entwickeln, die nicht auf Angstinduktion vor der Krebsgefahr beruhen, da hierdurch Aufklärungseffekte minimiert, Abwehrprozesse begünstigt, sogar das schädliche Risikoverhalten intensiviert werden können.

Ein klassisches Lehrbeispiel für die fehlende Bereitschaft, ein Risikoverhalten aufzugeben, liefert das jahrzehntelange Zigarrenrauchen Sigmund Freuds. Er war trotz Kenntnis der Diagnose und fortgesetzter operativer Maßnahmen wegen seines Oberkieferkarzinoms nicht bereit, den Rauchgenuß zu beenden. Lediglich das zeitgleiche Auftreten von Rauchen und Angina-pectoris-Attacken als Alarmsignal eines drohenden Herzinfarktes motivierte Freud, kurzfristig auf Rauchen zu verzichten.

Eine wichtige Aufgabe psychoonkologischer Interventionen ist die *Modifikation gesundheitsschädigender Verhaltensweisen* sowie die Erhöhung der Bereitschaft für sekundär-präventive Maßnahmen der Krebsfrüherkennung. Lernpsychologische Prinzipien wie operantes Lernen oder Lernen am Modell (z.B. der nicht rauchende Arzt) fördern eher den Aufbau präventiven Verhaltens als oft praktizierte abschreckende Aufklärungsmaßnahmen, die meist dazu führen, sich nicht mehr mit dem Problem Krebs zu beschäftigen und somit auch keine präventive Diagnostik durchzuführen.

Ein anderes Beispiel für *präventive Früherkennungsuntersuchungen* bietet die neue Möglichkeit *prädiktiver genetischer Diagnostik* bei Brust-, Ovarial- und Darmkrebs. So ist das Risiko, an Krebs zu erkranken, bei den weiblichen Mutationsträgern des BRCA-1 oder -2 Gens relativ hoch einzuschätzen. Aber auch männliche Träger dieses Gens haben ein erhöhtes Krebsrisiko, und zwar für Prostatakrebs. Vor- und Nachteile präventiver genetischer Diagnostik sind aufgrund noch unzureichender empirischer Datenbasis bezüglich psychosozialer Auswirkungen dieser genetischer Testungen noch nicht anzugeben. Die individuellen Verarbeitungsprozesse sind komplex, wenn der genetische Test die Prädisposition für Krebs aufzeigt, so daß es schwierig ist, den Nutzen dieser Diagnostik zu beurteilen. Ängste, Depressionen und Partnerkonflikte können auftreten. Zusätzliche Probleme können entstehen, wenn aus präventiven Gründen bereits chemotherapeutische (z. B. primärpräventive Medikation selektiver Östrogen-Rezeptor-Modulatoren) oder gar operative Eingriffe (z. B. *prophylaktische bilaterale Mastektomie*) die Entstehung von Brustkrebs verhüten sollen. So verhütete nach einer Studie der Mayo-Clinic bei den meisten Patientinnen mit autosomal dominanter Prädisposition für Mammakarzinom die prophylaktische bilaterale Mastektomie das Auftreten von Brustkrebs (Hartmann et al. 1999; Meyer 1999). Bereits im Vorfeld genetischer Testverfahren kann es jedoch aufgrund des Entscheidungskonfliktes für oder gegen den Test zu psychischen Belastungen kommen. In diesen Fällen ist eine psychologische Beratung und Begleitung indiziert (Tiefensee 1998).

Der *kurative* Bereich bietet vielfältige Ansatzpunkte für die Psychoonkologie. Je nach Versorgungsbereich ergibt sich ein unterschiedliches psychoonkologisches Angebot. In der Akutversorgung sind Kriseninterventionen, Angehörigenbetreuung, Einzelberatungen und Schmerzbewältigung notwendig. In der stationären Rehabilitation und ambulanten Nachsorge ist ein umfangreicheres Angebot psychoonkologischer Maßnahmen erforderlich. Im Vordergrund stehen angemessene *Informationen und Aufklärung* über die Krankheit, Therapie und Prognose. Krankheitsverarbeitungsprozesse, Klärung der Frage der differentiellen Indikation und Evaluation verschiedener pschoonkologischer Interventionen sind weitere Forschungsgegenstände (Larbig 1998). Im Zusammenhang mit psychotherapeutischen Maßnahmen ist die *Arzt-Patient-Beziehung* ein relevantes Forschungsfeld der Psychoonkologie. Ein weiteres wichtiges Problemfeld der Psychoonkologie ist *Sterben und Tod*. Hier ist die emotionale Unterstützung des Sterbenden notwendig, um dem Patienten dabei zu helfen, den bevorstehenden Tod so konstruktiv wie möglich zu verarbeiten. Im kurativen und rehabilitativen Bereich werden bevorzugt von Psychoonkologen psychodynamisch orientierte und verhaltenspsychologische Interventionen eingesetzt, um krankheits- und therapiebedingte Belastungen zu lindern.

Überblickt man die einschlägige Literatur, so kann man feststellen, daß im Vordergrund psychoonkologischer klinischer Forschung bevorzugt psychodiagnostische Fragen, individuelle Risikoprofile bezogen auf die Belastbarkeit durch Krebs sowie korrelative Zusammenhänge zwischen psychologischen und sozialen Variablen **als Prädiktoren für Überlebensdauer** mit neuroimmunologischen Kennwerten und anderen somatischen Aspekten des Krankheitsverlaufs untersucht werden. Wenig wurden bisher **psychoonkologische Interventionseffekte** im Rahmen methodisch einwandfreier Designs bei Krebskranken überprüft. So bedarf es dringend der Replikation verhaltensorientierter Therapien von Fawzy und Mitarbeitern (1993), die nur kleine Stichproben verwendeten. Sie berichten über erstaunliche Erfolge bei Patienten mit Melanom bei nur sechs Behandlungssitzungen, die sich in einer *signifikant verlängerten Überlebensdauer* niederschlugen (s. auch Kap. 4). Diese Resultate wurden jetzt bei Patienten mit Prostatakrebs repliziert. Ebenso setzten Kollegen aus der Arbeitsgruppe von Spiegel et al. (1989) erfolgreich psychoonkologische Verfahren bei Patientinnen mit Brustkrebs ein (s. auch Kap. 3). Diese Forschungsarbeiten demonstrieren auf überzeugende Weise den bedeutsamen Einfluß der psychoonkologischen Behandlung auf *Krankheitsverlauf, positive Bewältigung der Erkrankung* mit den enormen Belastungen für alle Beteiligten, auf die *Lebensqualität* und *Überlebensdauer* von Krebspatienten. Diese interessanten, sehr weitreichenden klinischen Ergebnisse beruhen allerdings auf einer noch sehr schmalen Datenbasis, so daß bisher nur sehr vorsichtige verallgemeinernde Interpretationen zulässig sind. Insofern sollten diese Resultate nicht übertriebenen psychotherapeutischen Ehrgeiz auslösen, angeregt durch eigene unreflektierte Größenphantasien, die leicht zu therapeutischen Schwierigkeiten führen könnten.

Psychoonkologische Forschungsansätze zur Identifikation besonders stark belasteter Risikopatienten, denen bevorzugt psychoonkologische Therapieangebote gemacht werden sollten, sind nach Auffassung der Herausgeber nicht sinnvoll. „Bedürftig" erscheint jeder Krebskranke angesichts der Herausforderungen seines krankheitsbedingten Schicksals. Dies wird um so verständlicher, wenn man berücksichtigt, daß aufgrund einer Vielzahl von empirischen Daten bereits Angehörige von den Folgen der Tumorerkrankung psychosozial in vergleichbarem Ausmaß wie Patienten belastet sind und infolge dieser Belastungen psychisch erkranken können (Futterman et al. 1996; Keller et al. 1998). Eine Eingrenzung psychotherapeutischer Bemühungen auf gefährdete Risikopatienten ist nur sehr schwer bzw. derzeit noch nicht möglich. Notwendiger ist die psychodiagnostische Erfassung *unzureichender Copinganstrengungen und Ressourcen* vor der Therapie, um Kriterien für eine *differentielle Indikation* psychoonkologischer Verfahren zur Verfügung zu haben. Auf diese Weise kann der Tumorpatient von gezielten frühzeitig angebotenen therapeutischen Maßnahmen profitieren, die ihn befähigen, aktiver und problemorientierter Bewältigungsstrategien einzusetzen. Allerdings ist nach wie vor unklar, welche Patienten mit welcher Diagnose bei welchen Problemen am meisten von welchen Interventionen profitieren.

Spezielle **Ziele psychoonkologischer Maßnahmen** sind Hilfen bei der Bewältigung invasiver Diagnostik und Therapie, die die psychische Stabilität und damit auch die Compliance für überlebenswichtige Therapien beeinträchtigen, Unterstützung bei der emotionalen Verarbeitung krankheits- und therapiebedingter körperlicher Beeinträchtigungen (sexuelle Probleme, Infertilität, Körperbildänderungen) sowie der Abbau von emotionalem Disstreß bedingt durch krankheits- und behandlungsbedingte Ängste. Ebenso sind Gefühle der Abhängigkeit von längerfristiger medizinischer Behandlung, die Depressivität und Aggression auslösen können, durch psychologische Verfahren zu behandeln. Eklatant ist nach wie vor die **schmerztherapeutische Unterversorgung** des Tumorschmerzpatienten, der sehr häufig keine oder nicht ausreichend Opioide und/oder andere medizinische sowie verhaltenspsychologische Therapien erhält (Larbig et al. 1999).

Das übergreifende Ziel psychoonkologischer Interventionen konzentriert sich somit darauf, eine *optimale Lebensqualität* zu erhalten oder wieder herzustellen. Im Vordergrund steht eine *Stärkung von Copingstrategien,* die sich günstig auf die Krankheitsverarbeitung auswirken, wie Suche nach Information und sozialer Unterstützung, kognitive Neubewertung der Krankheitssituation und positives Denken. Empirischen Daten zufolge wirkt sich besonders der kämpferische Umgang (**„fighting spirit"**) mit der Krankheit günstig auf Krankheitsverlauf und Überlebensdauer aus (Heim 1998; Grulke et al. 1998; Tschuschke et al. 1999).

Das Konzept des „fighting spirit" wurde in Untersuchungen bei erwachsenen Leukämiepatienten bestätigt, die sich einer allogenen Knochenmarktransplantation (KMT) unterzogen. Noch vor den Konditionierungsmaßnahmen nach dem Informed Consent konnten aufgrund eines semi-strukturierten Interviews speziell bei Patienten, die innerhalb eines 5-Jahres-Follow-Ups nach KMT noch lebten, signifikant höhere Werte in einer Skala „fighting spirit" (*„Auflehnung gegen das Schicksal", „Optimismus/Hoffnung", „Eigeninitiative", „Selbstaufwertung" und „Selbstkontrolle"*) gefunden werden im Vergleich zu den Patienten, die im selben Zeitraum verstarben (Tschuschke et al. 1999). Selbst bei Kontrollen von konfundierenden Variablen wie Stadium der Erkrankung zum Transplantationszeitpunkt, ausschließlicher Berücksichtigung HLA-identer Spender, Form der Leukämieerkrankung, soziodemographischer Variablen wie Alter, Geschlecht, Bildung, Familienstand oder psychopathologischer Merkmale (Angst, Depression, Gesamtbeeinträchtigungsscore in der SCL 90-R) und des Ausmaßes sozialer Unterstützung durch Angehörige, Freunde oder des behandelnden Teams diskriminierte nur das Ausmaß des „fighting spirit" zwischen Verstorbenen und Langzeitüberlebenden (Tschuschke et al. 1999).

Interessant ist auch der Befund, daß nur Langzeitüberlebende spontan im Interview subjektives Erleben und Bedeutung von *emotionaler Unterstützung* durch wichtige Bezugspersonen erwähnten, was bei keinem später verstorbenen Patienten der Fall war (Grulke et al. 1998).

**Copingstrategien** führen zur Kontrolle und Abnahme negativer, depressionsverstärkender Gedanken (z. B. „es gibt keine Hoffnung") und Grübelphantasien, zum Rückgang von Passivität und sozialer Isolation sowie zur Lockerung übermäßiger Abwehrmechanismen. Darüber hinaus ist auch eine fundierte Beratung über Ernährung, körperliche Aktivitäten, berufliche Konsequenzen, Empfehlungen von geeigneter Literatur (z. B. Kappauf/Gallmeier 1995; Verres 1994), Informationsbroschüren und Videomaterialien hilfreich. Ein weiteres Ziel späterer rehabilitativer Bemühungen unter Berücksichtigung vorhandener Ressourcen ist die *soziale Wiedereingliederung und Integration* in den familiären und beruflichen Alltag. In der Regel ist im Verlauf der Betreuung eine Abnahme professioneller psychoonkologischer Maßnahmen anzustreben. Mit den Patienten sollte frühzeitig darauf hingearbeitet werden, die Selbsthilfe zu verstärken, um schließlich vom Therapeuten unabhängig zu werden.

Der Einsatz psychoonkologischer Interventionen ist besonders bei **Aids-Kranken** indiziert. Die Verbesserung der antiretroviralen Therapie (Dreifach-Kombination aus zwei reversen Transkriptase-Hemmern und einem Protease-Hemmer) bei HIV-Infektion und die Entwicklung therapeutisch und prophylaktisch wirksamer Medikamente gegen opportunistische Erreger bewirkte bei Aids-Patienten eine zunehmend längere Überlebensdauer als noch vor wenigen Jahren. Mortalität und Morbidität konnten zum Teil um bis zu 75 % gesenkt werden (Pallela et al. 1998). Der Krankheitsverlauf von Aids entspricht damit immer mehr dem einer *schweren chronischen Erkrankung.* Dies führt dazu, daß sowohl Ärzte wie Patienten mit früher kaum auftretenden Krankheitssymptomen, verstärkten medikationsbedingten Nebenwirkungen und multiplen Infektionen konfrontiert werden, die den Krankheitsverlauf komplizieren und vielfältige psychische Probleme hervorrufen. So können verstärkte Tumorschmerzen und vermehrt auftretende hirnorganische Erkrankungen mit Persönlichkeitsveränderungen zu erheblichen Belastungen führen. Es sind vor allem Aids-relevante Tabuthemen wie Formen der Sexualität (Homosexualität, Promiskuität), Drogenabhängigkeit, Sterben und Tod vorwiegend junger Menschen, die vielen klinischen Fachkräften den Zugang zu dieser Patientengruppe erschweren (Ewers 1997). Aids ist damit zu einer enormen Herausforderung für den Psychoonkologen geworden.

Es ist unbestritten, daß **soziale Unterstützung** durch die Familie, durch den Partner, durch Freunde, Kollegen oder Nachbarn eine ganz wesentliche Komponente für ein adäquates Bewältigungsverhalten des Krebskranken darstellt. Da die meist lebensbedrohliche Krebserkrankung für alle Bezugpersonen sehr belastend ist und auf Dauer oft eine Überforderung bedeutet, sollten psychoonkologische Interventionen soweit wie möglich auch *nahestehende Beziehungspersonen* sowie das Behandlungsteam miteinbeziehen. Die psychisch destabilisierende Wirkung durch tägliche Konfrontation mit dem Leiden, permanente Krankenpflege, Übernahme von Verantwortung im familiären und beruflichen Bereich kann die notwendige familiäre Hilfe gefährden. Zahlreiche

Forschungsergebnisse weisen darauf hin, daß nahe Bezugspersonen im Zusammenhang mit der Pflege Schwerkranker psychisch dekompensieren können. Beispielhaft sei eine Untersuchung zitiert, in der Familienangehörige von Leukämiepatienten vor und während einer Knochenmarktransplantation Depressionen, Ängste und streßbedingtes Absinken immunologischer Funktionen aufwiesen (Futterman et al. 1996).

Eine *familienzentrierte professionelle Betreuung* oder spezifische *familientherapeutische Interventionsprogramme* können streßinduzierte Belastungen abbauen und die Familie wieder befähigen, konstruktiv eigene Schwierigkeiten zu bewältigen und somit dem Patienten bessere emotionale Unterstützung zu bieten (Strittmatter 1997). Im Rahmen familientherapeutischer Maßnahmen ist es oft notwendig, überfürsorgliches Verhalten zu reduzieren, um der Gefahr zu begegnen, den Patienten zu entmündigen.

In den letzten Jahren ging zwar eine entscheidende Förderung der Psychoonkologie von verschiedenen Forschungsinitiativen aus, die finanziell u. a. vom Bundesforschungsministerium, der Deutschen Forschungsgemeinschaft, der Deutschen Krebshilfe, der Robert Bosch Stiftung und der Deutschen José-Carreras-Stiftung unterstützt wurden. Allerdings bestehen in Deutschland noch erhebliche Defizite in der *Prävention von Krebs*. Dies betrifft insbesondere die bundesweit unzureichende Inanspruchnahme von Krankenkassen angebotenen *Krebsfrüherkennungsuntersuchungen*. Ebenso ist die psychosoziale Versorgung von Patienten in der Akut-, Primärbehandlung sowie rehabilitativen Nachsorge noch mangelhaft. Die Nachfrage nach psychoonkologischer Betreuung ist groß, das entsprechende Versorgungsangebot ist jedoch aufgrund unzureichender finanzieller Ressourcen im Gesundheitswesen begrenzt. Hinzu kommt, daß das psychosoziale Angebot häufig mit der medizinischen Versorgung konkurriert. Wer die Praktiken klinischer Stellenbesetzungen kennt, weiß, daß in der Regel eine freiwerdende Arztstelle von einem organmedizinisch und nicht psychoonkologisch ausgebildeten Mitarbeiter wieder besetzt wird. Diese Praktiken werden oft mit dem Hinweis begründet, daß die emotionale Basisversorgung aufgrund des günstigen Pflegepersonal-Patienten-Verhältnisses, der Arbeiten des Sozialdienstes, des Klinikseelsorgers sowie des psychiatrischen Konsiliardienstes ausreichend sei (Weis et al. 1998). In den USA sind in den onkologischen Zentren Psychologen regelmäßig Mitglieder des Mitarbeiterstabes.

Psychoonkologische Versorgungseinheiten sollten multidisziplinär ausgerichtet sein, fest etablierte Möglichkeiten des interdisziplinären Austausches in Form von Stationskonferenzen, Fallbesprechungen und begleitender Supervision sowie von Fort- und Weiterbildungsmaßnahmen anbieten. Die Entwicklung von Behandlungskonzepten sowie Fragen der Qualitätssicherung werden in den einzelnen psychoonkologischen Diensten sowie auch in den zuständigen psychoonkologischen Arbeitsgemeinschaften in der Deutschen Krebsgesellschaft (PSO) und in der Deutschen Arbeitsgemeinschaft für Psychoonkologie (DAPO) erarbeitet.

# Literatur

Ewers, M. (1997): Psychosoziale Begleitung von pflegebedürftigen und sterbenden Menschen mit Aids. In: Aulbert, E., Zech, D. (Hrsg.): Lehrbuch der Palliativmedizin. Schattauer, Stuttgart, 392–402

Fawzy, F. I., Fawzy, N. W., Hyun, C. S. (1993): Short term psychiatric intervention for patients with malignant melanoma: effects on psychological state, coping and the immune system. In: The Psychoimmunology of Cancer. Oxford University Press, New York, 681–689

Futterman, A. D., Wellisch, D., Zighelboim, J., Luna-Raines, M., Weiner, H. (1996): Psychological and immunological reactions of family members to patients undergoing bone marrow transplantation. Psychosomatic Medicine 58, 472–480

Grulke, N., Bailer, H., Tschuschke, V., Bunjes, D., Arnold, R., Hertenstein, B., Kächele, H. (1998): Coping strategies, changes in coping intensity during bone marrow transplantation, and relationships with long-term survival results of a prospective study. Psycho-oncology 7 (4) Supplement (1998)

Hartmann, L. C., Schaid, D. J., Woods, J. E., Crotty, T. P., Myers, J. L., Arnold, P. G., Petty, P. M., Sellers, T. A., Johnson, J. L., McDonnell, S. K., Frost, M. H., Jenkins, R. B. (1999): Efficacy of bilateral prophylactic mastectomy in women with a family history of breast cancer. New England Journal of Medicine 340, 77–84

Heim, E. (1998): Coping – Erkenntnisstand der 90er Jahre. Psychotherapie, Psychosomatik, Medizinische Psychologie 48, 321–337

Holland, J. C., Rowland, J. H. (1990): Handbook of Psychooncology. Oxford University Press, New York

Kappauf, H., Gallmeier, W. M. (1995): Nach der Diagnose Krebs – Leben ist eine Alternative. Herder, Freiburg

Keller, M., Heinrich, G., Beutel, M., Sellschopp, A. (1998): Wechselseitige Belastung und Unterstützung bei Paaren mit einem Krebskranken. Psychotherapie, Psychosomatik, Medizinische Psychologie 48, 358–368

Koch, U., Weis, J. (1998): Psychoonkologie in Deutschland. Psychotherapie, Psychosomatik, Medizinische Psychologie, 319–320

Larbig, W. (1998): Psychoonkologische Interventionen – Kritisches Review. Psychotherapie, Psychosomatik, Medizinische Psychologie 48, 381–389

Larbig, W., Fallert, B., de Maddalena, H. (1999): Tumorschmerz. Interdisziplinäre palliative Therapiekonzepte. Schattauer, Stuttgart

Meyer, R. (1999): Prophylaktische Mastektomie. Ein hoher Preis für die Sicherheit. Deutsches Ärzteblatt 13, 572

Pallela, F. J., Delaney, K. M., Moorman, A. C. (1998): Declining morbidity and mortality among patients with advanced human immunodeficiency virus infection. New England Journal of Medicine 338, 853

Spiegel, D., Bloom, J. R., Kraemer, H. C., Gottheil, E. (1989): Effects of psychosocial treatment on survival of patients with metastatic breast cancer. Lancet 2, 888–891

Strittmatter, G. (1997): Einbeziehung der Familie in die Krankenbetreuung und begleitende Familientherapie. In: Aulbert, E., Zech, D. (Hrsg.): Lehrbuch der Palliativmedizin. Schattauer, Stuttgart, 800–829

Tiefensee, J. (1998): Psychische Aspekte prädiktiver genetischer Diagnostik bei Brust- und Eierstockkrebs. Psychotherapie, Psychosomatik, Medizinische Psychologie 48, 369–374

Tschuschke, V., Hertenstein, B., Arnold, R., Denzinger, R., Bunjes, D., Heimpel, H., Kächele, H. (1999): Beziehungen zwischen Coping-Strategien und Langzeitüberleben bei allogener Knochenmarktransplantation – Ergebnisse einer prospektiven Studie. In: Johann, B. (Hrsg.): Transplantationsmedizin. Pabst Scientific Publishers, Lenge-rich, 80–104

Verres, R. (1994): Die Kunst zu leben. Krebsrisiko und Psyche. Piper, München

Weis, J., Koch, U., Matthey, K. (1998): Bedarf psychoonkologischer Versorgung in Deutschland – Ein Ist-Soll-Vergleich. Psychotherapie, Psychosomatik, Medizinische Psychologie 48, 417–424

# Kapitel II
# Verhaltensmedizin bei Krebs: Psychosoziale Aspekte und psychologische Behandlungsmodelle

*Von Wolfgang Larbig und Norbert Grulke,*
*unter Mitarbeit von Dirk Revenstorf*

> „Es ist ein Gesetz im Leben.
> Wenn sich eine Tür vor uns schließt,
> öffnet sich dafür eine andere.
> Die Tragik jedoch ist, daß man am meisten
> nach der geschlossenen Tür blickt
> und die geöffnete nicht beachtet."
>
> *André Gide*

Bösartige Tumoren sind durch unkontrolliertes, expansives, unterschiedlich schnelles Wachstum körpereigener Zellen charakterisiert. Die Invasivität ist mit der Zerstörung von gesundem Gewebe und bei einer Reihe von Krebserkrankungen mit der Ausbreitung in entfernte Organe (Metastasierung) verbunden. Krebs umfaßt über 100 verschiedene Erkrankungsformen, die hinsichtlich ihres biologischen Verhaltens beträchtliche Unterschiede aufweisen. Die einzelnen Krankheitsbilder werden unter der Kategorie „Bösartige Neubildungen" im internationalen Klassifikationssystem der ICD (International Classification of Diseases) der 10. Revision von 1999 unter den Rubriken C00-C97 eingeordnet. Für das subjektive Erleben Krebskranker handelt es sich jedoch trotz enormer Vielfalt um *eine* Erkrankung, so daß in diesem Kapitel nur einige Krebsformen und nicht die Vielzahl der Einzeldiagnosen gesondert berücksichtigt werden.

Internationale epidemiologische Daten belegen, daß Krebs nach Herz-Kreislauferkrankungen die **zweithäufigste Todesursache** ist. In der Bundesrepublik Deutschland starben 1989 170.485 Menschen an Krebs. Dies sind 24,2% aller Todesfälle. 1977 waren es noch 21,7% und 1967 20,1% aller Todesfälle (Dold 1993). Im Kindes- und Jugendlichenalter ist das Auftreten von Tumorerkrankungen selten. Es finden sich in dieser Altersgruppe vor allem Leukämien, maligne Lymphome, ZNS-Tumoren und embryonale Tumoren, während Tumorerkrankungen Erwachsener, die den wesentlichen Anteil der Morbiditätsstatistik ausmachen, fast gar nicht vorkommen (Haas 1993). Ab dem 30. Lebensjahr nimmt bei der Frau und ab dem 40. Lebensjahr beim Mann die Krebserkrankungshäufigkeit allmählich und ab dem 60. Lebensjahr rasch zu (s. Abb. 1).

Aus diesen Daten wird ersichtlich, daß für die deutlich ansteigende Inzidenzkurve von Krebserkrankungen das *Lebensalter* mit deutlicher Krebszunahme

22  Wolfgang Larbig, Norbert Grulke und Dirk Revenstorf

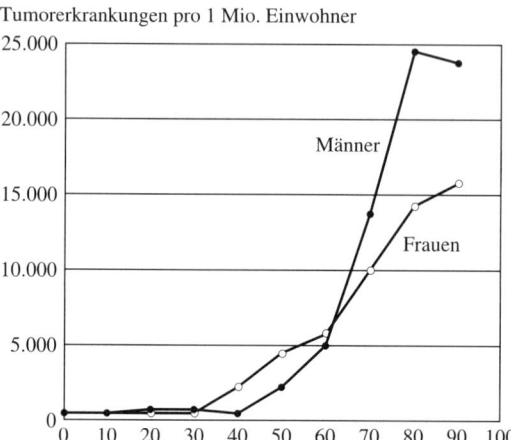

*Abb. 1: Altersabhängigkeit maligner Erkrankungen pro Million Einwohner in Schweden 1963 (aus: Larbig et al. Tumorschmerz 1999, S. 6).*

bei alten Menschen den wichtigsten Faktor darstellt. Dies bedeutet, daß bei möglicher gleichbleibender Krebsgefährdung lediglich ein Wechsel in den erkrankten Altersgruppen und betroffenen Organen zu beobachten ist (Oeser 1979). Die häufig postulierte ständige Zunahme von Krebserkrankungs- und Krebstodesfällen („jeder 4. stirbt an Krebs") ist somit heute umstritten. Wenngleich es fraglich ist, ob die Gesamtzahl der Krebserkrankungen zunimmt, ist die Zunahme karzinogener Faktoren mit entsprechender Zunahme einzelner Krebserkrankungen (vermehrtes Rauchen führt zu Lungenkrebs, erhöhte Sonnenexposition zu Hautkrebs) allgemein anerkannt. Der auffällige Männer-Frauen-Unterschied in den Sterbeziffern (Männer: 245,5/100.000; Frauen: 150/100.000) mit deutlich geringeren Erkrankungsraten bei Frauen bei häufig günstigerem Erkrankungsverlauf wird mit *geschlechtsspezifisch-genetischen Ursachen* in Zusammenhang gebracht. Ob hierbei auch psychologische Faktoren (z. B. weniger Psychopathologie, effektiveres Copingverhalten), die den Krankheitsverlauf beeinflussen können, eine Rolle spielen, ist derzeit noch unklar.

Aus der Morbiditätsstatistik der Krebsregister sind Verschiebungen in den Häufigkeitsveränderungen einzelner Krebserkrankungen festzustellen. So findet sich eine Abnahme der Inzidenz und Mortalität für Magen- und Portiokarzinome, eine Zunahme für Mundhöhlen- und Rachenkrebs bei Männern sowie bei Kolon- und Pankreaskarzinomen, malignem Melanom, Lungenkrebs und Mammakarzinom. Bei gleichbleibender Inzidenz für Rektum- und steigender Inzidenz für Hodenkrebs sinkt jedoch die Mortalität bei beiden Krebsformen.

Die vorliegenden epidemiologischen Daten weisen somit darauf hin, daß *Krebserkrankungen* vor allem *Alterserkrankungen* darstellen. Eine wesentlich verbesserte onkologische Diagnostik sowie erfolgreiche kurative und palliative Behandlungsverfahren haben zur Lebensverlängerung bei Krebspatienten beigetragen und damit das Krebsproblem bei vermutlich gleichbleibender Inzidenz vervielfacht. Die Folgen einer verlängerten Krankheitsdauer im höheren Lebensalter sind *erhöhte Belastungen* und *Einschränkungen der Lebensqualität* bei den betroffenen Patienten und Familienangehörigen.

Die Aufgabe der Verhaltensmedizin besteht darin, Krebskranken und Angehörigen **konkrete psychologische Bewältigungshilfen** anzubieten, um die vielfältigen negativen psychischen und sozialen Folgeerscheinungen der Erkrankung zu beeinflussen. Hierzu gehört auch eine **psychologische Begleitung beim Sterben in der Terminalphase.** Weiterhin können gezielte verhaltenstherapeutische Techniken ungünstige behandlungsbedingte Nebenwirkungen (z.B. Schmerzen, Nausea) reduzieren und damit die Compliance für eine notwendige medizinische Therapie verbessern. Darüber hinaus können Verhaltensweisen, die eine Krebsprävention verhindern, modifiziert werden. Dies kann dadurch erreicht werden, daß im Sinne einer *Primärprävention* die Aufklärung über Risikofaktoren intensiviert wird, um physikalische (z.B. Sonnenexposition) oder chemische (z.B. Rauchen, Alkohol) krebsverursachende Noxen zu verringern oder völlig zu vermeiden. Ein wichtiger Beitrag der Verhaltensmedizin liegt auch darin, die Bereitschaft zu **regelmäßigen Vorsorgeuntersuchungen** für eine Frühdiagnostik zu erhöhen, um präkanzeröse Läsionen rechtzeitig zu erkennen und zu beseitigen, bevor es zur eigentlichen Krebsentwicklung kommt *(sekundäre Prävention).*

Da deutliche Beziehungen zwischen der Auslösung, Aufrechterhaltung und Beeinflussung des Tumorwachstums durch **psychologische Belastung** und **Streß** vermutet werden und da sich in kontrollierten Längsschnittuntersuchungen und verhaltensmedizinischen Interventionsstudien, die in späteren Abschnitten diskutiert werden, Einflüsse psychologischer Prozesse auf den *Krankheitsverlauf* von Krebserkrankungen und auf die *Überlebensrate* nachweisen ließen, wird in dem folgenden Abschnitt näher auf Zusammenhänge zwischen psychischen Reaktionen und Verhalten mit immunologischen Vorgängen und dem Zentralnervensystem eingegangen.

Hinsichtlich der allgemeinen Pathologie und Pathophysiologie maligner Tumoren wird auf die onkologischen Spezialkapitel medizinischer Standardwerke und speziellen Krebslehrbücher verwiesen (z.B. Dold et al. 1993).

## 1. Psychoneuroimmunologie

In dieser Forschungsrichtung werden die Wechselwirkungen zwischen Nervensystem (Felten et al. 1985), Immunsystem und endokrinem System (Shavit et al. 1984) untersucht. Diese Wechselbeziehungen steuern indirekt das Verhalten. Wie andere Körpersysteme sind auch die Immunvorgänge durch psychologische Lernprozesse beeinflußbar (Birbaumer/Schmidt 1996).

## 1.1 Immunsystem

Zum besseren Verständnis der engen Wechselwirkungen zwischen emotionalen Einflüssen auf Nerven- und Immunsystem wird ein kurzgefaßter Überblick über die zelluläre und humorale Organisation des menschlichen Immunsystems gegeben.

Das Immunsystem stellt ein diffuses Zellsystem dar, das im gesamten Körper verteilt ist (Blut, Knochenmark, Milz, Lymphknoten, Leber, Thymus, Tonsillen und Dünndarm/Appendix – Payer'sche Plaques). Es kann somit als größtes Organ des menschlichen Körpers aufgefaßt werden. Die Aufgabe des Immunsystems ist der Schutz des Körpers vor Krankheitserregern (Viren, Bakterien, Parasiten, Pilze), Transplantaten und Neoplasien. Hierzu ist es notwendig, die Eigenschaft „fremd" und „eigen" zu erkennen, um gezielt fremde Stoffe zu eliminieren. Der Immunschutz wird durch ein unspezifisches Abwehrsystem, das sich gegen alle Fremdstoffe (Antigene) richtet (Resistenz) sowie durch spezifische immunologische Abwehrreaktionen gewährleistet.

Wesentliche Zelltypen des angeborenen *unspezifischen zellulären Immunsystems* sind Leukozyten, Monozyten und Makrophagen, die eingedrungene Fremdkörper phagozytieren (zelluläre Abwehr) und dann im Eiter ausgeschieden werden. Auch verschiedene Enzyme (z. B. Lysozym) dienen der unspezifischen Abwehr, indem die Zellwände eindringender Bakterien zerstört werden. Zur ebenfalls angeborenen *humoralen unspezifischen Abwehr* gehören das Komplementsystem und Zytokine wie Interferone oder Interleukine, die als Proteine von Körperzellen rasch gebildet werden, sobald Viren in die Zellen gelangen. Die humorale Abwehr entfaltet sich in Blut und Lymphe. Die Proteine aktivieren die Zellen zur Bildung von Anti-Virus-Proteinen, regen auch die Produktion von Killerzellen unter den weißen Blutkörperchen an, die dann virusinfizierte Zellen und auch verschiedene Tumorarten auflösen. Interferone steigern die zytotoxische Aktivität von Makrophagen, die mittels Phagozytose oder Pinozytose schädigendes Fremdmaterial eliminieren. Sie können, wie auch die **natürlichen Killerzellen (NK-Zellen)** Tumorzellen zerstören. Eine weitere wichtige Eigenschaft der Makrophagen ist die Bildung von Molekülen, die bei der Immunabwehr eine wichtige Rolle spielen, z. B. Enzyme oder verschiedene Komponenten des Komplementsystems, Lymphokine (z. B. Interleukin-1) oder der Tumor-Nekrose-Faktor. An der unspezifischen Abwehr beteiligen sich auch die NK-Zellen. Sie bilden eine eigene Untergruppe und sind weder den B- noch den T-Zellen zuzuordnen. Sie vernichten antigen- und antiköperunabhängig virusinfizierte Zellen und vor allem Tumorzellen ohne vorherige Sensibilisierung. Den NK-Zellen werden somit wichtige Funktionen bei der *Tumorüberwachung* zugeschrieben.

Weiterhin sind Lymphokin-aktivierte Killerzellen zu erwähnen, die nach Stimulation durch Interleukin-2 aus den NK-Zellen oder T-Lymphozyten entstehen. Diese Zellen sind in der Lage, auch NK-resistente Tumorzellen zu vernichten.

Das *spezifische Immunsystem* besteht aus zwei Zelltypen, den B- und T-Zellen. B steht für „bone marrow", während T als Kürzel für „Thymus" eingesetzt wurde. Beide Zellformen sind Lymphozyten, die sich zunächst morphologisch nicht unterscheiden lassen. Sie werden im Knochenmark gebildet. Die T-Lymphozyten wandern dann zur Thymusdrüse, wo sie eine weitere Ausreifung erfahren. Später gelangen die T-Zellen in die sekundären Immunorgane (Mandeln, Wurmfortsatz, Milz, Lymphknoten). Dort vermehren sie sich weiter. Beim erwachsenen Menschen spielt die Thymusdrüse bei den Immunreaktionen kaum noch eine Rolle, da sie sich bis auf unbedeutende Reste zurückgebildet hat. Ihre Funktion wird von den sekundären Immunorganen übernommen. Die T-Lymphozyten sind für die spezifische zelluläre Immunabwehr verantwortlich, während die B-Lymphozyten die Effektorzellen für die humorale Immunität darstellen. Die B-Zellen wandern wahrscheinlich direkt vom Knochenmark in die sekundären Immunorgane oder kreisen im Blut.

Die wesentliche Aufgabe des Immunsystems besteht in der Erkennung von „fremd", um den Organismus vor schädlichen Einwirkungen zu schützen. Fremdkörper, als Antigene bezeichnet, sind vor allem Infektionserreger, Toxine und entartete körpereigene Zellen sowie auch Zellen eines anderen Individuums. Diese Art der Erkennung ist vor allem in der Transplantationsmedizin bedeutsam, da es zur Abstoßung des transplantierten Organs kommt, falls die Immunantwort nicht unterdrückt wurde.

Die T-Zellen als Träger der zellulären Immunabwehr sind für folgende Immunfunktionen verantwortlich:

1. Abwehr von Infektionen
2. Transplantatabstoßung
3. Graft versus Host Disease
4. Tumorabwehr

Kommt ein Antigen (z. B. Viren) erstmals in den Körper, wird eine spezifische *zelluläre Immunreaktion* angeregt. Diese besteht in der Bildung von Antikörpern in den Lymphozyten. Dieser komplexe Vorgang wird im folgenden näher beschrieben.

Zunächst werden Viren von Makrophagen phagozytiert und abgebaut. Hierbei kommt es zur Ablagerung von Virus-Bruchstücken an der Außenmembran der Makrophagen, d. h. diese antigenen Determinanten werden den Lymphozyten präsentiert. Die ruhenden T-Lymphozyten tragen auf ihrer Zelloberfläche Rezeptoren, die den Antikörpern ähnlich sind. Die T-Lymphozyten lagern sich nun mit ihren Rezeptoren an die Antigenbruchstücke auf den Makrophagen an. Über eine verstärkte Produktion von T-Helferzellen wird eine Vermehrung von Lymphozyten angeregt. Diese Zellen tragen den antigenspezifischen Rezeptor auf ihrer Oberfläche, womit sie infizierte Körperzellen erkennen. Sie lagern sich an das Antigen und zerstören die Zellwand der erkrankten Zelle mit

Hilfe von Enzymen. Diese Zelltypen werden T-Killerzellen genannt. Weiterhin entstehen T-Suppressorzellen, die die weitere Bildung der T- und B-Lymphozyten und damit überschießende Immunreaktionen hemmen. Die T-Zellen differenzieren sich auch zu langlebigen T-Gedächtniszellen, die die Antigenstruktur speichern und bei erneuter Infektion mit dem gleichen Erreger eine schnelle Immunantwort bewirken.

Die *humorale Immunreaktion* wird durch das B-Zellsystem gesteuert. An der Oberfläche der B-Lymphozyten sind Immunglobuline verankert als spezifische Rezeptoren für die Antigene. Nach der Zerstörung (Phagozytose) eingedrungener Viren regen wie bei der zellulären Immunreaktion antigene Bruchstücke die Antikörperbildung in den Lymphozyten an. Durch Anlagerung von T-Helferzellen kommt es zur Bildung von B-Plasmazellen, die antigenspezifische Immunglobuline synthetisieren, die als humorale Antikörper an die Umgebung abgegeben werden. Andere B-Zellen entwickeln sich zu B-Gedächtniszellen. Diese Differenzierungsphase wird durch ein kompliziertes Zusammenwirken von B- und T-Lymphozyten aufrechterhalten. Die Bildung von Antigen-Antikörper-Komplexen neutralisiert das Antigen, so daß es seine schädigende Wirkung verliert. Im Gefolge der Immunreaktion werden durch Antikörper im Blutplasma Enzyme aktiviert, die neben den weißen Blutkörperchen diese Zellkomplexe auflösen. Diese Enzyme gehören zum Komplementsystem, das ein Hilfsystem für die Immunreaktion darstellt.

Der wichtigste Unterschied zwischen spezifischer zellulärer und humoraler Abwehr ist der Zeitverlauf der Immunität. Die humorale Abwehr hält Wochen bis einige Jahre an und richtet sich besonders gegen akute Infektionen. Die zelluläre Immunität kann *lebenslang* anhalten und richtet sich gegen langsam ablaufende Infektionen (z. B. Tuberkulose) und *gegen Krebszellen.*

Die Bedeutung des menschlichen Immunsystems hinsichtlich der Entstehung von Krebserkrankungen wird bereits durch die Tatsache dokumentiert, daß verschiedene zytotoxische Zellen antigenunspezifisch (NK-Zellen, Lymphokin-aktivierte Killerzellen, Interferone und Makrophagen) Tumorzellen zerstören. In der Theorie der **Immunüberwachung (,,immunsurveillance hypothesis")** der Tumore, die bereits von Paul Ehrlich konzipiert wurde, wird folgendes postuliert:

1. Das Immunsystem ist normalerweise in der Lage, die Tumorentstehung zu verhindern.
2. Das Entstehen von Tumoren ist dann möglich, wenn diese Immunüberwachung versagt oder geschwächt wird.
3. Es müßte möglich sein, das Immunsystem so zu aktivieren, daß die Immunüberwachung wirksamer wird.

Zahlreiche klinische Beobachtungen sprechen für diese Hypothese. So weisen immunsupprimierte Patienten (z. B. Transplantatempfänger oder AIDS-Patienten) eine erhöhte Tumorfrequenz auf.

## 1.2 Psychologische Einflüsse auf das Immunsystem

Zentrale Fragen in der psychoimmunologischen Humanforschung konzentrieren sich darauf, welche Beziehung zwischen *psychologischen Variablen* und *Immunsystem* bestehen, welche pathophysiologischen Prozesse psychologisch ausgelösten Immunreaktionen zugrunde liegen und ob *psychologisch induzierte Immunitätsänderungen* für das Auftreten von Erkrankungen, insbesondere von Krebs, mitverantwortlich sein können.

Basierend auf frühen Untersuchungen von Metal'nikov (Metal'nikov/Chorine 1926) aus der Schule Pawlows, daß **Immunreaktionen klassisch konditionierbar** sind, haben Ader und Mitarbeiter (1991) in Tierexperimenten diese Entdeckungen repliziert und den Begriff Psychoneuroimmunologie eingeführt. Sie konnten durch Kopplung des immunologisch neutralen Stimulus Saccharinlösung mit dem immunsuppressiven Zytostatikum Cyclophosphamid eine deutliche Reduktion der Antikörperzahl erzielen. Durch weitere Experimente wurde der Nachweis geführt, daß die Immunsuppression nicht, wie zuerst angenommen, Kortikoid-vermittelt war, sondern dann erreicht wurde, wenn der neutrale Reiz kurz vor dem unkonditionierten Reiz (Cyclophosphamid) dargeboten wurde (Ader/Cohen 1993). In zahlreichen Folgeexperimenten ließ sich die *Konditionierbarkeit verschiedener Immunparameter* wie der NK-Aktivität, Lymphozyten-Proliferation, T-Helfer-, Suppressorzellen und Immunglobuline auch beim Menschen demonstrieren (Bovbjerg et al. 1990; Buske-Kirschbaum et al. 1992).

*Streß*

Ergebnisse von Tierversuchen und Untersuchungen am Menschen stimmen darin überein, daß eine bedeutsame Beziehung zwischen psychologischer Belastung (Streß) und Erkrankungen besteht. Der häufig postulierte Zusammenhang zwischen Streß und Tumorwachstum ließ sich in Humanuntersuchungen bisher jedoch nicht eindeutig belegen.

In verschiedenen Laboruntersuchungen konnte gezeigt werden, daß *akute Stressoren* eine *verminderte Immunreaktion* bewirken (Herbert et al. 1994; Manuck et al. 1991). Bereits fünf Minuten nach Einsetzen des Stressors sind Immuneffekte kurzfristig zu beobachten (Herbert et al. 1994). Die meisten immunologischen Parameter gingen nach einer Stunde wieder auf das präexperimentelle Niveau zurück (Kiecolt-Glaser et al. 1992). Lediglich die NK-Aktivität blieb länger (bis zu 48 Stunden) supprimiert. Probanden, die auf Laborstressoren mit hoher autonomer Reagibilität antworteten, hatten auch die deutlichsten Änderungen immunologischer Parameter. Demgegenüber zeigen Menschen mit niedriger sympathischer Aktivation auf akute Stressoren kaum immunologische Änderungen (Manuck et al. 1991). Die pharmakologische Blockade beta-adrenerger Reaktionen nach Stressorexposition mittels Betablocker (Propranolol) verhinderte eine immunologische Streßreaktion im Sinne reduzierter NK-

Zahl und NK-Aktivität sowie verringerter biochemisch provozierter Lymphozytenproliferation durch Mitogene wie Bakterien oder pflanzliche Substanzen
(Benschop et al. 1994; Bachen et al. 1995). Dies spricht dafür, daß die *autonome Reaktionslage* einen *wichtigen Einflußfaktor auf das Immunsystem* darstellt
(Marsland et al. 1995).

Glaser und Mitarbeiter wiesen bei Studenten in Prüfungsphasen verglichen
mit Ferienzeiten eine verminderte zelluläre Immunität und verminderte NK-
Aktivität (Kiecolt-Glaser et al. 1984; Glaser et al. 1986), verminderte Lymphozytenproliferation (Glaser et al. 1985 b; 1987; 1993) und reduzierte Produktion von Interferon nach (Glaser et al. 1986; 1987). In einer interessanten
experimentellen Studie dieser Autoren (Kieholt-Glaser/Glaser 1991) wurde der
Frage nachgegangen, ob physiologische Veränderungen aufgrund von psychologischen Belastungen den Prozeß des **„programmierten Zelltodes"** (Apoptose) beeinflussen können. Hierunter wird ein intrazellulär ablaufender Prozeß
verstanden, bei dem Schäden der Desoxyribonukleinsäure (DNA) z. B. durch
Strahlung oder genetisch verursacht zu einer Selbstzerstörung von Zellen führt
(Thompson 1995). In der Untersuchung zeigten die während eines akademi-
schen Examens entnommenen Lymphozyten im Vergleich zu Meßwerten vor
dem Examen eine eingeschränkte Fähigkeit zur Apoptose. Es wird vermutet,
daß chronischer Streß den Vorgang der Apoptose aufhält, dadurch vermehrt
Gendefekte anfallen, wodurch es schließlich zur Zellentartung und zum Auftreten von Krebsgeschwüren kommen könnte. Ebenso wird angenommen, daß
eine streßbedingte NK-Reduktion den molekular gesteuerten Zelltod blockiert
und damit das Tumorwachstum sowie auch die Entstehung von AIDS über eine
Akkumulation von DNA-Schäden begünstigt.

Die Beziehung zwischen *positiven und negativen Emotionen* mit dem Immunsystem wurde von Stone und Mitarbeitern (1994) untersucht. Alle Probanden
erhielten über die Zeit von 12 Wochen als Antigen eine harmlose Proteinkap-
sel. Sie zeigten bei unangenehmen alltäglichen Ereignissen (z. B. Verlust des
Hausschlüssels) anhand der untersuchten täglichen Speichelproben eine reduzierte (Immunglobulin A), jedoch bei positiven Erlebnissen (z. B. Erreichen
eines Zieles) eine erhöhte Antikörperproduktion. Die Autoren weisen auf den
bedeutsamen Einfluß von positiven Alltagsereignissen und Wohlbefinden auf
die Gesundheit hin. Bestätigt wurden diese Ergebnisse durch Labordaten von
Futterman et al. (1994), der nach Simulation unterschiedlicher Stimmungen bei
positiver Stimmung eine erhöhte Lymphozytenproliferation, nach negativer
Stimmung eine reduzierte Lymphozytenproliferation fand.

Auch *längerfristig wirksame Stressoren* können das Immunsystem beeinflussen. Das Kernkraftwerk von Three Miles Island wurde 1979 Schauplatz eines
ernsten nuklearen Zwischenfalles. Zehn Jahre nach diesem Ereignis konnten
bei den Anwohnern verglichen mit einer Kontrollgruppe höhere Antikörper-
titer gegen Herpesviren als Folge einer geschwächten zellulären Abwehr festgestellt werden (McKinnon et al. 1989). Pflegende Angehörige von Alzheimer-

Patienten, die unter chronischem Streß litten, wiesen höhere Antikörpertiter gegen Herpesviren auf, ohne daß sie sich in anderen Variablen des Gesundheitsverhaltens von einer Kontrollgruppe unterschieden. Bei einem Vergleich von aktiven und ehemaligen Pflegenden, deren Patienten vor zwei Jahren starben, fand sich eine verminderte NK-Aktivität in beiden Gruppen im Vergleich zur Kontrollgruppe (Esterling et al. 1994). Diese Ergebnisse weisen auf langfristige Folgen chronischer Streßbelastungen hin, da veränderte Immunreaktionen auf chronischen Streß auch nach erlebtem Streß fortbestehen können.

Der zentrale psychologisch bedeutsame Faktor bei Belastungssituationen mit nachfolgender Immunsuppression ist aufgrund tierexperimenteller Befunde **subjektiv erlebte Unkontrollierbarkeit und Unvorhersagbarkeit von Streßereignissen**. So wiesen Versuchstiere nach Tumorzellimplantation unter experimentellen Unkontrollierbarkeitsbedingungen (z. B. Hebeldruck beseitigte nicht den Elektroschock) *signifikant schnelleres Tumorwachstum* auf und *starben früher* als die Tiere, die den Schock beenden konnten. Naloxongabe verlangsamte hingegen das Tumorwachstum und beseitigte die NK-Aktivitätsreduktion (Visintainer et al. 1982; Ader et al. 1991). Dies verdeutlicht, daß Endorphine das Tumorwachstum und Metastasenbildung beschleunigen und die NK-Aktivität unterdrücken. Eine Übertragung dieser Befunde auf den Menschen ist aufgrund fehlender empirischer Belege nicht möglich, wenngleich klinische Beobachtungen und Untersuchungen bei depressiven Patienten dafür sprechen, daß *fehlende Kontrolle von Belastungen* sowie *Hilf- und Hoffnungslosigkeit* den Verlauf von Krebserkrankungen ungünstig beeinflussen (Holland/Rowland 1990).

Die oben aufgezeigten Zusammenhänge zwischen Streß und Immunreaktionsänderungen legen die Hypothese nahe, daß verhaltensmedizinische Interventionen mit Hilfe von **streßkontrollierenden Strategien** eine **streßinduzierte Immunschwäche** verhüten könnten. Untersuchungen über streß-reduzierende und damit verbundene immunstärkende Interventionen sind spärlich und inkonsistent. So konnten bei studentischen Examenskandidaten keine Unterschiede in immunologischen Parametern zwischen der Gruppe, die in Entspannungstechniken trainiert wurde, und einer untrainierten Kontrolle festgestellt werden (Kiecolt-Glaser et al. 1986). Andererseits reagierten Altenheimbewohner nach Entspannungstraining im Vergleich zu einer Kontrollgruppe mit einem Anstieg der NK-Aktivität (Kiecolt-Glaser et al. 1985). McGrady et al. (1992) fanden 4 Wochen nach einem Entspannungstraining in der Interventionsgruppe eine erhöhte Lymphozytenproliferation.

## Depression und Angst

In einer gut kontrollierten Studie konnten Schleifer et al. (1989) Immunsuppression bei Depression nachweisen. Insbesondere ältere hospitalisierte Patienten hatten im Vergleich zu Kontrollpersonen deutlich veränderte Werte verschiedener Immunparameter (erniedrigte Lymphozytenproliferation auf Mitogene,

NK-Aktivität, NK-Zahl, B- und T-Helferzellen und Suppressor-Zellen). Diese Resultate wurden von Herbert und Cohen (1993a) mittels Metaanalyse von 40 Studien bestätigt. In prospektiven Untersuchungen zeigten Depressive nach dem *Rückgang der depressiven Symptomatik* in zahlreichen immunologischen Parametern eine *Normalisierung* (Irwin et al. 1992). Allerdings haben Depressive in der Regel ein schlechteres Gesundheitsverhalten. Sie konsumieren mehr Alkohol und Zigaretten, schlafen weniger und betätigen sich körperlich weniger als Nichtdepressive (Grunberg/Baum 1985). In den zitierten Studien wurden allerdings diese Variablen kontrolliert, so daß angenommen wird, daß die beobachtete Immunschwächung depressionsbedingt ist. Angstinduzierte Immuneffekte sind deutlich geringer verglichen mit depressiven Wirkungen auf das Immunsystem. Neben der bereits beschriebenen Studie von Stone et al. (1994) konnten bisher nur in einigen Studien Zusammenhänge zwischen hoher Ängstlichkeit mit verminderter NK-Aktivität (Locke et al. 1984) und verminderter provozierter Proliferation von immunkompetenten Zellen nachgewiesen werden (Linn et al. 1981; Herbert/Cohen 1993 a).

*Soziale Unterstützung*

Zahlreiche prospektive Studien zeigen den Zusammenhang zwischen sozialer Unterstützung und Gesundheit. Menschen mit befriedigenden Sozialkontakten leben im Durchschnitt länger (House et al. 1988). Die verfügbare soziale Unterstützung schützt gegen negative Auswirkungen von Streß (Cohen/Wills 1985). Nach Verlust sozialer Unterstützung, z. B. durch Trennung vom Lebenspartner, zeigt sich eine niedrigere immunologische Reaktionsfähigkeit und erhöhte Infektionsanfälligkeit (Kiecolt-Glaser et al. 1987; 1988). Ältere Personen mit unbefriedigenden Sozialkontakten (Thomas et al. 1985) und Partner von Krebspatienten mit *geringer sozialer Unterstützung* (Baron et al. 1990) wiesen ebenfalls eine *Immunschwächung* auf. In Übereinstimmung dazu sind Ergebnisse von Glaser et al. (1992) an Studenten, die bei ausreichender sozialer Unterstützung eine stärkere Antikörperbildung gegen Hepatitis-Vaccine als ihre einsameren Kollegen aufwiesen.

## 1.3 Immunsystem und Krebs

Immunologische Vorgänge spielen eine wichtige Rolle beim Schutz des Organismus vor malignen Zellneubildungen. Ebenso wird dem Immunsystem eine große Bedeutung bei der Kontrolle von Tumorwachstum und Streuung von metastatischen Zellen zugeschrieben. Wie wir gesehen haben, sind psychologische Faktoren wie Streß, Depression, Angst und fehlende soziale Unterstützung mit Immunsuppression verbunden. Es liegt somit die Vermutung nahe, daß auch psychologische und psychopathologische Faktoren bei der Entstehung und dem Verlauf maligner Erkrankungen beteiligt sind (Anderson et al. 1994). Als Bindeglied zwischen immunologisch-psychologischen Vorgängen und Krebs wird u. a. die **Modulation der NK-Aktivität** angesehen. Die empirische Grundlage hierfür bilden tierexperimentelle Befunde über die Beeinflussung der NK-Aktivität durch psychologische Parameter (Herbert/Cohen 1993 a, b) mit gleichzeitigem Auftreten verstärkter Metastasierung bei unterdrückter NK-Aktivität (Gorelik/Herbermann 1986). Allerdings ist zu berücksichtigen, daß mit dem Sammelbegriff Krebs ganz verschiedene Malignome unterschiedlichster Genese und Krankheitsverläufe zusammengefaßt werden. Es ist somit anzunehmen, daß psychologische und immunologische Faktoren bei manchen Malignomen bedeutsam sind, bei anderen nicht (Holland 1990 a). Ebenso können diese Faktoren in den verschiedenen Krankheitsphasen wie Tumorentstehung, Wachstum und Metastasierung unterschiedlich stark involviert sein (Sklar/Anisman 1981).

Weiter oben wurde darauf hingewiesen, daß Depression mit erniedrigten Immunparametern verbunden ist. Darüber hinaus wird im klinischen Schrifttum die Bedeutung depressiver Erkrankung für das Auftreten von Krebs diskutiert. Allerdings sind die Resultate klinischer Studien sehr uneinheitlich.

2000 Probanden, die im MMPI auf der *Depressionsskala hohe Werte* zeigten, hatten nach 17 und 20 Jahren ein *doppelt so hohes Krebsrisiko* als weniger Depressive (Shekelle et al. 1981; Persky et al. 1987). Diese Effekte waren unabhängig vom Gesundheitsverhalten, Diagnose und Lokalisation des Krebses. Bestätigt wurden diese Ergebnisse von Grossarth-Maticek et al. (1983; 1985), die für Probanden mit länger bestehender Hoffnungslosigkeit und Depression ein erhöhtes Krebsrisiko entdeckten. Auch war Depression mit dem Anstieg von Tumormarkern (Levy et al. 1985) im Krankheitsverlauf und kürzeren Überlebenszeiten nach der Diagnose korreliert (Derogatis et al. 1979; Weisman/Worden 1975). Andere Studien fanden jedoch keine Korrelationen zwischen klinischer Depression, Krebsinzidenz und -mortalität (Hahn/Petitti 1988; Kaplan/Reynolds 1988; Zonderman et al. 1989).

Hinsichtlich des Zusammenhanges von sozialer Unterstützung und Krebs zeigten einige Studien, daß Krebskranke mit *guter Verfügbarkeit von sozialer Unterstützung eine bessere Prognose* hatten (Levy et al. 1985). Besonders wiesen *jüngere Frauen* längere Überlebenszeiten auf (Funch/Marschal 1983; Weisman/Worden 1975). Hinweise, daß bei Frauen soziale Isolation mit Krebsinzidenz und -mortalität in Zusammenhang steht, ließen sich bei Männern nicht feststellen (Reynolds/Kaplan 1990). Dies legt die Vermutung nahe, daß Frauen mehr von sozialer Unterstützung profitieren, diese aber auch eher benötigen.

Individualtypische Persönlichkeitsfaktoren wie unterschiedliches Bewältigungsverhalten hinsichtlich der Krebserkrankung haben möglicherweise einen Einfluß auf den Krankheitsverlauf von Krebserkrankungen. In einer prospektiven Studie konnte Greer (1991) frühere Ergebnisse an Patientinnen mit nichtmetastasierendem Brustkrebs bestätigen (DiClemente/Temoshok 1985; Dean/Surtees 1989). Er untersuchte den Einfluß von spezifischen Bewältigungsmechanismen auf Überlebenszeiten und Rezidivhäufigkeit. Patientinnen, die ihrer Krankheit mit *kämpferischer Einstellung oder Verleugnung* begegneten, hatten eine bessere Prognose als Patientinnen, die ihre Krankheit stoisch hinnahmen oder mit Hilflosigkeit reagierten. In Übereinstimmung stehen neuere Ergebnisse aus einer prospektiven Studie von Tschuschke et al. (1996; 1999), in der gefunden wurde, daß *kämpferische Einstellung* von hoher prognostischer Relevanz für die Überlebenszeit von Leukämiepatienten nach einer Knochenmarktransplantation sind.

Aufgrund der hohen Schwankungsbreite des Zeitpunktes des eigentlichen Krankheitsausbruches bei der HIV-Infektion sowie der hohen Variabilität der einzelnen Krankheitsphasen und Symptomatik wird vermutet, daß AIDS nicht nur durch organische Faktoren (wiederholte HIV-Exposition, zusätzliche interkurrente Infektionen, Ernährung, Medikation) bedingt ist. Vielmehr wird angenommen, daß auch psychologische Variablen die Resistenz gegenüber dem HIV-Virus beeinflussen.

Prospektive Studien über den Einfluß von Streß und Depression auf den Verlauf der AIDS-Erkrankung sind inkonsistent und weisen methodische Schwächen auf. Burack und Mitarbeiter (1993) stellten bei homosexuellen HIV-positiven *depressiven Männern* im Verlauf von fünf Jahren einen deutlich erhöhten Abfall von T-Helferzellen, die als bedeutsamer prognostischer Indikator für AIDS gelten, im Vergleich zur Kontrollgruppe nichtdepressiver AIDS-Patienten fest. Lyketsos et al. (1993) konnten diese Befunde nicht replizieren. In einer anderen Untersuchung fanden sich bei HIV-positiven Männern mit *Partnerverlust* starke Anstiege krankheitsspezifischer Immunmarker (Serum Neopterin) sowie eine verringerte Lymphozytenproliferation nach Mitogenstimulation. Diese Studien sind problematisch, da die Baselinewerte für Streß und Depression als Prädiktoren für den Langzeitverlauf der Erkrankung unterschiedlich waren, sich über die Zeit als nicht stabil erwiesen haben und eher psychosoziale Triggerfaktoren in der Zeit des Krankheitsausbruches untersucht werden sollten (Cohen et al. 1995).

## 2. Risikofaktoren

### 2.1 Lebensgewohnheiten

Obwohl bisherige Kenntnisse zur Ätiologie und Pathogenese maligner Tumoren noch sehr unzureichend sind, ist es unbestritten, daß genetische, chemisch-physikalische (z.B. Umweltnoxen, energiereiche Strahlung) sowie medizinische (z.B. Viren, Hormone) Faktoren wesentliche Variablen für die Krebsentstehung darstellen. Ebenso weisen Ergebnisse der psychoonkologischen Forschung darauf hin, daß *psychologische Einflußfaktoren* für den *Verlauf von Krebserkrankungen* eine Rolle spielen, wenngleich psychologische Einflüsse als weniger bedeutsam angesehen werden als z.B. chemische Karzinogene (u.a. Arsen, Asbest, Nitrosamine, Tabakrauch, Teer). Die mögliche kausale Bedeutung psychologischer Wirkfaktoren für die Krebsentstehung ist nach wie vor sehr umstritten und empirisch bisher nicht hinreichend belegt.

Ein wesentliches Ziel der *primären Krebsprävention* ist die Verhinderung der Krebsentwicklung durch Verringerung oder Ausschaltung krebsverursachender Noxen (Hermanek 1993). Ebensowichtig ist die *Sekundärprävention*. So ist z. B. die bisher selten in Anspruch genommene *Früherkennung* des häufigen Dickdarmkrebses (1989 in der BRD fast 25.000 Tote) bei beschwerdefreien Personen möglich, wenn die empfohlenen Richtlinien einer jährlichen digitalen rektalen Untersuchung ab dem 40. Lebensjahr, eines jährlichen Stuhlbluttestes ab dem 50. Lebensjahr und einer Koloskopie alle 3–5 Jahre ab dem 50. Lebensjahr durchgeführt werden. Hierdurch könnte die Dickdarmletalität um ca. 85 % gesenkt werden (Gnauck 1991).

In dem multifaktoriellen Geschehen der Krebsentstehung ist zwar das Alter als der größte Risikofaktor nicht zu beeinflussen (Dold 1993). Karzinogene Lebensgewohnheiten, die das Krebsrisiko erhöhen, werden jedoch auch durch Verhaltensvariablen beeinflußt. Es sind deshalb, wie einleitend bereits betont, verhaltensmedizinische Interventionen im Sinne von Beratung, Aufklärung und Motivierung zur Inanspruchnahme von Krebsvorsorgeuntersuchungen sinnvoll. Mit Hilfe dieser Maßnahmen können durch *veränderte Lebensgewohnheiten* Risikofaktoren gemieden und durch Vorsorgeuntersuchungen die Krebsentstehung verhütet werden.

Präventive Maßnahmen können allerdings nicht jede Krebsform verhüten, aber es kann das Krebsrisiko entscheidend verringert werden. Aus Tabelle 1 wird deutlich, in welchem Ausmaß bestimmte Umweltfaktoren an den Krebstodesfällen beteiligt sind. Der größte Anteil ist auf *Tabakgenuß und Nahrungsmittel* sowie auf Infektionen zurückzuführen. Hieraus wird offensichtlich, welche Bedeutung präventive Maßnahmen zur Änderung karzinogener Lebensweisen haben.

*Tabelle 1: Anteil von Umweltfaktoren an Krebstodesfällen in Prozent (nach Doll/Peto 1981)*

| Variable | Prozentsatz aller Krebstoten | |
|---|---|---|
| | wahrscheinlichste Schätzung | Bandbreite glaubhafter Schätzung |
| Tabak | 30 | 25–40 |
| Alkohol | 3 | 2–4 |
| Nahrungsmittel | 35 | 10–70 |
| Sexualbereich | 7 | 1–13 |
| Arbeitsplatz | 4 | 2–8 |
| Luftverschmutzung | 2 | >1–5 |
| geophysikalische Faktoren | 3 | 2–4 |
| Infektionen | 10 | 1–7 |

Zu den wesentlichen problematischen Verhaltensweisen, die für Entstehung und Verlauf von Krebserkrankungen mitverantwortlich sind, zählen u. a. Rauchen, Alkoholkonsum, Sexualverhalten, Ernährungsgewohnheiten und Exposition mit physikalisch-chemischen Faktoren.

*Rauchen*

Zahlreiche retrospektive Studien haben die enge dosisabhängige Beziehung von Rauchen mit Lungenkrebs und anderen Krebsformen aufgezeigt (Doll/Peto 1978). So ließ sich klar belegen, daß ca. 20 Jahre nach Beginn des Zigarettenrauchens die Häufigkeit von *Lungenkrebs* drastisch zunahm. Dies betrifft zunehmend auch mehr Frauen, die seit 1920, als das Rauchen auch bei ihnen populär wurde, inzwischen häufiger an den Folgen von Lungenkrebs als an Mammakarzinom sterben. Rauchen ist bei mehr als 30 % der jährlichen Krebstoten die wichtigste Ursache. Eine *konsequente Tabakabstinenz würde 90 % der Lungenkrebserkrankungen verhindern* (USDHHS 1986). Ein epidemisches Auftreten von Lungenkrebs ist in den nächsten 20 – 30 Jahren auch in den Entwicklungsländern zu erwarten, in denen insbesondere Zigaretten mit hohem Teergehalt in der Werbung angepriesen werden.

Nicht nur Zigarettenrauchen, sondern jede andere Form des Tabakkonsums (z. B. Pfeifen- oder Zigarrenrauchen, Verwendung von Kau-, Schnupftabak sowie Kauen von Betelnüssen) ist verbunden mit einem erhöhten Risiko, an oralen Krebsformen im Bereich der sogenannten Rauchzonen (Lippen-, Zungen-, Mundhöhlen-, Larynx- und Hypopharynxkarzinom) sowie an Lungen-, Ösophagus-, Nieren-, Blasen- und Pankreaskrebs zu erkranken. Erhöhte Krebsraten bei *Jugendlichen* verdeutlichen, daß inzwischen auch bei bis zu 12 % in dieser Altersgruppe (12 – 18 Jahre) vermehrt Nikotinabusus betrieben wird (USDHHS 1986). Auch ist die Wechselwirkung von Rauchen mit anderen Risikofaktoren zu beachten. So kann z. B. die Asbestexposition in bestimmten Berufsgruppen bei Arbeitern, die gleichzeitig rauchen, das Risiko erhöhen, an einem Mesotheliom oder Lungenkrebs zu erkranken. Bei Frauen, die regelmäßig Kontrazeptiva einnehmen, erhöht Rauchen die Gefahr, einen Schlaganfall zu erleiden sowie ein Zervixkarzinom zu bekommen.

Neben der Anzahl täglich gerauchter Zigaretten sowie dem Ausmaß des Nikotin- und Teergehaltes spielt auch das *emotionale Ausdrucksverhalten* (Mimik, Gestik, verbale Äußerungen) vermutlich eine wichtige Rolle (Kissen/Rao 1969) an der Intensivierung karzinogener Tabakwirkungen. Da neben dem Defizit an adäquaten Äußerungen von Gefühlszuständen zahlreiche andere psychologische und soziale Faktoren das Rauchen aufrechterhalten – wie Angst, Depression, Streß, Ärger sowie soziale Deprivation – sind *verhaltensmedizinische Raucherentwöhnungsprogramme,* die mit Hilfe verhaltenstherapeutischer Techniken diese Faktoren modifizieren, häufig indiziert. So können im Rahmen eines Streß-, Ärger- und Angstmanagements gezielte Selbstkontrollmethoden auf der kognitiven Ebene oder durch ein Selbstsicherheitstraining auf der Verhaltensebene dem Patienten Strategien zur besseren Bewältigung psychischer Belastungssituationen vermittelt werden. Über den erfolgreichen Einsatz verhaltensmedizinischer Therapieansätze bei Rauchern liegen zahlreiche kontrollierte Untersuchungen vor (Bellak et al. 1982; Orleans 1985).

*Alkohol*

Exzessiver Alkoholkonsum soll die Entstehung von Mund-, Pharynx-, Larynx-, Ösophagus- und möglicherweise auch Pankreaskrebs begünstigen. Ebenso ist bei der Genese des Leberkrebses der Alkoholkonsum ein wichtiger karzinogener Faktor, der über die Entstehung einer Lebercirrhose das Auftreten des hepatozellulären Karzinoms begünstigt. Das *Krebsrisiko* wird *drastisch erhöht* durch *gleichzeitigen Tabakkonsum*. Die synergistischen potenzierenden Effekte beim Abusus beider Genußmittel betragen das 15fache für die Entstehung oraler Krebserkrankungen (Rothman/Keller 1972). Vermutlich besitzt Alkohol indirekte karzinogene Wirkungen. Chronischer Alkoholkonsum führt zu einseitiger Ernährung und damit verbundenem Vitaminmangel, was auf Dauer Membranschädigungen bewirkt, so daß die Vulnerabilität für Karzinogene, u. a. durch Tabakrauch, erhöht wird. Besonders gefährlich sind höherprozentige Spirituosen, weniger der Genuß von Wein und Bier, wenngleich exzessiver Bierkonsum das Risiko für Darm- und Blasenkrebs erhöht. Rotwein scheint aufgrund des hohen Gehaltes an Gerbsäure, der Likör Curacao aufgrund des Gehaltes an Crotonester (aus Blättern und Stengeln des Rizinusstrauches) als Co-Karzinogene für die Entstehung des Speiseröhrenkrebses verantwortlich zu sein. Diese Krebserkrankung wird bevorzugt bei Personen mit *niedrigem sozioökonomischen Status* gefunden. Wahrscheinlich sind hier Unter- bzw. Fehlernährung und auch schlechte Mundhygiene als Co-Faktoren bedeutsam (Hermanek 1993).

Es ist somit auch in der Prävention von Alkoholismus eine *verbesserte Aufklärung* und damit *intensivierte Krebsvorsorge* indiziert, wobei die *Verhaltensmodifikation von Alkoholismus* ein wichtiges präventives Hilfsmittel darstellt (Bellak et al. 1982). Bei der psychologischen Führung und Beratung von Tumorpatienten während der Chemo- und Radiotherapie ist zu beachten, daß Tabak- und Alkoholkonsum strikt zu meiden sind, da z. B. während der Strahlentherapie mögliche lokale toxische Strahlenreaktionen im Pharynxbereich verstärkt werden können mit den Folgen behinderter Nahrungsaufnahme und verschlechtertem Allgemeinzustand, was wiederum den Krankheitsverlauf der Tumorerkrankung ungünstig beeinflußt.

*Ernährung*

Übergewicht sowie falsche, d. h. besonders einseitige Ernährung erhöhen das Karzinomrisiko. Doll und Peto (1981) wiesen darauf hin, daß bestimmte Ernährungsgewohnheiten *(bevorzugt erhöhte Fettaufnahme)* und Übergewicht für 35 % der Krebstoten verantwortlich zu machen sind (s. Tabelle 1). Dies betrifft vor allem Karzinome des Endometriums, der Mammae, Gallenblase, des Ovars, der Prostata und des Dickdarms. Es wird vermutet, daß das erhöhte Krebsrisiko besonders bei einigen Karzinomen der Frau (Brust- und Endometriumkrebs) im Zusammenhang mit der Fehlernährung liegt. Erhöhte Östrogenmengen, die sich in vermehrten Fettdepots ablagern, sollen hierbei eine Krebsentstehung begünstigen. In einer prospektiven Studie fand sich bei Frauen mit metastasierendem Brustkrebs eine negative Korrelation zwischen der Höhe des Fettverzehrs und der Überlebenszeit. Eine Reduktion des Fettverzehrs auf 20 % der Gesamtenergiezufuhr steigerte die Aktivität der natürlichen Killerzellen signifikant (Kasper 1991).

Verhaltenstherapeutische Programme sind in der Behandlung des Übergewichtes und zur *Korrektur falscher Ernährungsgewohnheiten* erfolgreich und somit auch hinsichtlich der Prävention oder indirekten Beeinflussung des Verlaufes von Krebserkrankungen indiziert (Pudel 1982). Zu beachten ist eine *fettarme oder fettfreie Diät* sowie abwechslungsreiche faserstoffhaltige Kost (nicht mehr als 30 % Fett und 20 % Eiweiß).

## Sexualverhalten

*Frühe Schwangerschaft* reduziert das Risiko des Auftretens von Brustkrebs, vermutlich aufgrund verringerter Prolaktinwerte während der Schwangerschaft. *Späte oder keine Schwangerschaft* hingegen erhöhen das Krebsrisiko (Musey et al. 1987). Ein relativ erhöhtes Krebsrisiko im Analbereich ist zu erwarten bei sexuellem Analverkehr (Darling et al. 1987). Eine hohe Korrelation ergibt sich zwischen frühem Beginn sexueller Aktivitäten sowie promisken Sexualverhalten mit dem Auftreten von Cervixkarzinom. Die Inzidenzrate dieser Krebserkrankung ist besonders hoch in den unteren Sozialschichten. Innerhalb der letzten Jahrzehnte ist allerdings die Häufigkeit des Cervixkrebses wahrscheinlich aufgrund frühzeitiger Diagnose und verbesserter Hygiene deutlich zurückgegangen. Eine Krebsprävention im sexuellen Bereich besteht im *Vermeiden von Geschlechtsverkehr in sehr jungem Alter,* in einer *Einschränkung der Zahl der Sexualpartner* sowie in der Verwendung von *Kondomen* (wichtig auch in der AIDS-Prophylaxe).

## Sonnenbestrahlung

Die häufige und langandauernde Sonnenbestrahlung ist besonders bei Kindern und hellhäutigen Personen (blonde oder rote Haare) ein bedeutsamer Risikofaktor für Hautkrebs vor allem an häufig der Sonneneinstrahlung ausgesetzten Körperteilen (Gesicht, Arme, Hände). Der wichtigste ätiologische Faktor für die Entstehung von Hautkrebs ist das **ultraviolette Licht.** Dies gilt für die epithelialen Hautkrebse wie das Basaliom, das Plattenepithelkarzinom und das Melanom. Die beiden ersteren Krebsformen treten überwiegend an lichtexponierten Körperstellen (Kopf, Hals, Schultern, Arme) auf und metastasieren fast nie (Basaliom) oder erst relativ spät (Plattenepithelkarzinom; Schaart et al. 1993). Epidemiologische Statistiken weisen auf eine *Verdreifachung der Inzidenz* epithelialer Hautkrebse in den letzten 15 Jahren hin. In äquatornahen Ländern mit erhöhter Sonnenexposition oder in Australien mit erheblicher Abnahme der Ozonschicht in der Stratosphäre liegen die Inzidenzraten deutlich höher (Garbe/Orfanos 1989). Veränderte Freizeitgewohnheiten mit erhöhter Sonnenexposition sind vermutlich dafür verantwortlich, daß auch in Deutschland die epithelialen Hautkrebse stark zugenommen haben. Sie stehen in Deutschland an 2. Stelle aller bösartigen Neubildungen, nur noch übertroffen bei Männern durch Lungenkrebs und bei Frauen durch Brustkrebs.

Besonders wichtig ist die *Krebsvorsorge beim malignen Melanom*, da es als eines der bösartigsten Tumoren gilt und bereits bei sehr kleinem Tumorvolumen Metastasen setzen kann und dann nur noch selten heilbar ist (Garbe 1994). Das Melanom tritt gehäuft im Alter von 20–40 Jahren auf und kann bei gezielter Prävention in mehr als 80 % der Fälle vermieden werden. So können in einer ärztlichen Exploration Informationen über Ausmaß der Sonnenexposition, Anzahl der Sonnenbrände vor dem 20. Lebensjahr, Benutzung künstlicher Bräunungsstrahler (u. a. Solarien) gewonnen werden, die als Risikoindikatoren für die Entwicklung maligner Melanome bedeutsam sind. In der Regel genügt eine regelmäßige *(mindestens einmal jährlich)* einfache *Ganzkörper-Inspektion* eines erfahrenen Dermatologen. In dieser Untersuchung können aufgrund spezifischer Melanomvorläufer (Anzahl von Pigmentmalen wie melanozytärer, atypischer Nävi und aktinischer Lentigines) oder typischer morphologischer Merkmale bereits bestehender Melanome mit hoher Treffsicherheit Risikopersonen in einem frühen Stadium erfaßt und, falls notwendig, behandelt werden, in dem das maligne Melanom noch sicher heilbar ist (Garbe 1995).

Diese Erkrankung gilt somit als ein besonders gutes Beispiel dafür, daß eine erfolgreiche Früherkennung von Risikopersonen die Melanomentwicklung verhindern kann. Angesichts der oben geschilderten dramatischen weltweiten Zunahme der epithelialen Hautkrebse und des malignen Melanoms ist somit eine *intensive Aufklärungsarbeit* in der Öffentlichkeit über den gesicherten Zusammenhang zwischen Freizeit- und beruflich bedingter Sonnenexposition und daraus resultierender erhöhter Hautkrebsgefährdung notwendig. Auch hier kann verhaltensmedizinisch orientierte Beratung Änderungen von Verhaltensweisen anregen, so daß eine Konfrontation mit karzinogenen Bedingungen vermieden wird. Einfache Schutzmaßnahmen wie die Verwendung von Handschuhen, Hüten, Sonnenschutzmitteln (hohe UV-B-Schutzfaktoren) sowie das Vermeiden von Sonnenbrand und Solarien sind effektive hautkrebsverhütende Maßnahmen (Schaart et al. 1993).

## 2.2 Psychologische Risikofaktoren

Persönlichkeitseigenschaften sowie frühkindliche belastende Erfahrungen, Bewältigungsverhalten und Abwehrmechanismen werden vor allem in der psychoanalytisch orientierten Literatur in Beziehung gesetzt zur Entstehung und zum Verlauf von Krebserkrankungen. In einer Vielzahl von retrospektiven Studien wurden für Krebskranke angeblich typische psychologische Variablen einer *Typ C-Persönlichkeit* zugeordnet, die mit erhöhtem Krebsrisiko verbunden sind und durch extreme *Verdrängungs- und Verleugnungsmechanismen* sowie ausgeprägte Kontrolle emotionalen Ausdrucksverhaltens gekennzeichnet sind (Bahnson 1986; Todd/Magarey 1978).

Ergebnisse anderer retrospektiver Untersuchungen fanden bei Krebspatienten ein gehäuftes Auftreten von Depressivität und Hoffnungslosigkeit, ausgelöst durch streßverursachende Lebensveränderungen und Verlustereignisse (Lehmann et al. 1978; Jacobs/Charles 1980). Alle retrospektiven Studien und Querschnittsuntersuchungen wurden wegen erheblicher methodischer Schwächen kritisiert. Ein zentraler Kritikpunkt ist, daß keine endgültigen Aussagen hinsichtlich eines Einflusses von überdauernden Verhaltensdispositionen auf Krebserkrankungen getroffen werden können, da die beschriebenen Persönlichkeitsveränderungen eine *mögliche Folge und nicht Ursache* der Krebserkrankungen sind und aufgrund fehlender psychometrischer Daten vor Krankheitsausbruch keine Vergleiche zwischen psychologischen Faktoren vor und nach Krankheitsbeginn möglich sind. Darüber hinaus ist zu vermuten, daß die häufig beschriebenen *Abwehrstrategien* weniger oder gar *nicht von kausaler Bedeutung* für Krebserkrankungen sind, sondern eine *positive Bewältigungsform* der unheilbaren Krankheit darstellen, die sich möglicherweise sogar günstig im Sinne längerer Überlebenszeiten auswirkt. Hierauf weisen klinische Daten u. a. von Pettingale und Mitarbeitern, die im folgenden vorgestellt werden, nachdrücklich hin (1985). Weitere methodische Probleme betreffen fehlende Kontrollgruppen, keine Erfassung von Risikofaktoren wie Rauchen oder genetische Merkmale aus der Familienanamnese (Fox/Newburry 1984).

Ergebnisse von Längsschnittuntersuchungen bestätigen Ergebnisse einiger retrospektiver Studien (Jacobs/Charles 1980) und auch tierexperimentelle Daten über *gelernte Hilflosigkeitseffekte auf Immunsuppression* (Henry & Stevens 1977; Riley et al. 1981), daß Depression, Ängste, Isolation, Hoffnungslosigkeit und Hilflosigkeit in Beziehung zum erhöhten Krebsrisiko stehen. In verschiedenen prospektiven Untersuchungen wurde versucht, psychologische Daten vor der Diagnosestellung einer Krebserkrankung für eine bessere Prognose zu erheben. Bei Patientinnen mit Cervix- und Mammakarzinom ergaben Interview- und Fragebogendaten erhöhte prämorbide Werte für Ängste und pessimistische Einstellungen (Schmale 1981; Goodkin et al. 1986). Shekkele und Mitarbeiter (1981) untersuchten über einen Zeitraum von 17–20 Jahren 2020 gesunde amerikanische Arbeiter. Die Autoren fanden bei jenen Personen, die an ganz unterschiedlichen Krebserkrankungen starben, einen *signifikanten Anstieg in De-*

*pressionsscores* des MMPI im Vergleich zu Kontrollpersonen ohne Krebs. Risikofaktoren wie Alter, Rauchen, Alkoholkonsum, familiäres Auftreten von Krebs zeigten in beiden Studien zwischen den untersuchten Gruppen keine Unterschiede. Diese Befunde ließen sich in anderen psychometrischen Erhebungen replizieren (Grossarth-Maticek et al. 1985; Persky et al. 1987).

Prospektive Untersuchungen an Medizinstudenten über 10 Jahre erbrachten bei den Studenten, die später an Krebs erkrankten, vermehrt eine emotionale Distanz zu den Eltern in der Kindheit im Vergleich zu Patienten mit kardiovaskulären Symptomen (Duszynski et al. 1981).

Ähnlich großes wissenschaftliches Interesse wie an den Fragen zur möglichen kausalen Bedeutung psychologischer Faktoren für Krebserkrankungen konzentriert sich darauf, ob psychologische Einflüsse auf die Prognose von Krebserkrankungen nachweisbar sind (Fox/Newberry 1984). Dieses Interesse wurde u. a. durch tierexperimentelle Befunde geweckt, in denen gezeigt wurde, daß aktuelle Streßbelastungen zu Hilflosigkeit und damit zur Immunsuppression und erhöhtem Tumorwachstum führen (Riley et al. 1981; Maier et al. 1982). Aufsehen erregten auch Berichte von Patienten, die eine Krebserkrankung überlebten, daß der *ausgeprägte „Wille zu leben"* möglicherweise zur *„Stärkung" des Immunsystems* und damit zur Hemmung des Krebswachstums beiträgt (Holland 1990 b). Bekannt ist, daß die Tumorprogression durch vielfältige hormonelle Einflüsse moduliert wird, ebenso wie auch emotionale Faktoren endokrine Reaktionen beeinflussen. Es erscheint somit möglich, daß über psychoneuroendokrinologische Mechanismen die Immunkompetenz modifiziert und damit das Tumorwachstum verändert werden kann (Lippman 1985).

Weisman und Worden (1975) führten bei 35 Patienten mit verschiedenen Krebserkrankungen (Mamma-, Cervix-, Colon-, Lungen-, Magenkarzinom und Lymphomen) klinische Studien zur Überlebenszeit durch. Mit Hilfe von Fragebögen und halbstandardisierten Interviews zeigte sich, daß Patienten mit *längerer Überlebenszeit gute soziale Beziehungen* aufwiesen, sich um medizinische und psychologische Hilfen bemühten, ihre Erkrankung ernst nahmen, jedoch keine Anzeichen von Ärger oder Depression auftraten. Patienten mit kurzer Überlebenszeit waren jedoch durch unbefriedigende soziale Beziehungen, besonders in der Terminalphase, durch *vermehrte psychiatrische Störungen*, u. a. Depression, Pessimismus, geringere Compliance, und dem *Wunsch zu sterben* charakterisiert. Derogatis et al. (1979) fanden bei 35 Frauen mit Mammakarzinom in fortgeschrittenen Stadien (Stadium III und IV) anhand einer Symptomcheckliste (SCL-90), daß Patientinnen mit längerer Überlebensdauer (> 1 Jahr) ein *ausgeprägteres emotionales Ausdrucksverhalten*, besonders von negativen Emotionen wie Ärger aufwiesen als Patientinnen mit einer kürzeren Überlebensdauer (< 1 Jahr). Diese erwiesen sich als weniger kooperativ und weniger klagsam. Eine akzeptierende und *kämpferische Einstellung* hinsichtlich ihrer Krankheitsbewältigung zeigten Melanompatienten. Diese günstigen Prognostika korrelierten negativ mit der Anzahl der befallenen Lymphknoten (Rogentine et al. 1979).

In systematischen klinischen Untersuchungen der Arbeitsgruppe von Greer (1991) über 15 Jahre wurde bei Frauen mit Brustkrebs das *kämpferische Bewältigungsverhalten* („fighting spirit") im Umgang mit der Krebserkrankung beschrieben, das möglicherweise einen bedeutsamen Einfluß auf *längere Überlebenszeiten* hat. In einer homogenen Stichprobe von Mammakarzinompatientinnen ergaben Interviewdaten, die drei Monate nach Mammaamputation erhoben wurden, daß signifikant mehr Frauen mit kämpferischem Umgang mit ihrer Krankheit fünf und zehn Jahre überlebten, jedoch deutlich weniger Frauen mit Krankheitsverleugnung, Unterdrücken negativer Affekte und stoischem Akzeptieren der Krankheit. Die Gruppe von Frauen mit hohen Scores für Hoffnungslosigkeit und Hilflosigkeit zeigten die kürzesten Überlebenszeiten (Pettingale et al. 1985). Fehlende Befunde über die Anzahl befallener Lymphknoten, der geringe Umfang der Stichprobe sowie auch fehlende Angaben darüber, wie lange die initial gemessenen Copingstrategien über die Jahre eingesetzt wurden, erlauben nur eine zurückhaltende Beurteilung dieser Daten.

In methodisch zukunftsweisenden Studien von Sandra Levy wurden neben medizinischen und psychologischen Variablen auch *immunologische Parameter (natürliche Killerzellen-Aktivität)* gemessen. Es wurden Frauen mit Brustkrebs prospektiv nach einer Mammaamputation und drei Monate später untersucht. Es erwies sich die NK-Aktivität als bedeutsamer Prädiktor für die Anzahl befallener regionaler Lymphknoten. 51 % der Varianz der NK-Aktivität wurde mit psychologischen Variablen wie mangelhafte Anpassung an die Erkrankung, fehlender sozialer Unterstützung, Müdigkeit und depressiver Symptomatik erklärt. Bei Patientinnen mit erhöhter Anzahl befallener Lymphknoten fanden sich deutlich erniedrigte Werte der NK-Aktivität (Levy et al. 1987).

Diese aufgezeigten psychoimmunologischen Wechselwirkungen zwischen zentralnervösen Variablen und NK-Aktivität (Herberman 1982) im Zusammenhang mit Änderungen des Tumorwachstums ließen sich in Untersuchungen bei Gesunden bestätigen. Hier konnte bei Medizinstudenten unter psychischen Belastungen (Prüfungsstreß, Einsamkeit) ebenfalls eine deutlich erniedrigte NK-Aktivität festgestellt werden (Kiecolt-Glaser et al. 1984; Heisel et al. 1986). Irwin und Mitarbeiter (1987) untersuchten in drei Gruppen von Frauen die NK-Aktivität und Untergruppen von T-Zellen. Frauen zeigten in Erwartung des Todes resp. nach dem Tod ihres an Lungenkrebs erkrankten Partners eine signifikant erniedrigte NK-Aktivität und signifikante Veränderungen der T-Helfer- und Suppressorzellen im Vergleich zu Kontrollpersonen (Frauen mit länger zurückliegendem Verlust, Frauen ohne Verlusterlebnis).

Die Ergebnisse der referierten Längsschnittuntersuchungen demonstrieren, daß psychologische Einflüsse auf den Verlauf und die Überlebensrate von Krebserkrankungen von Bedeutung sind. *Aktives „kämpferisches" Bewältigungsverhalten* hat *positive Effekte auf verlängerte Überlebensraten*, während *Hilflosigkeit und Hoffnungslosigkeit, Depression, fehlende soziale Unterstützung* verbunden mit Partnerschafts- und Sexualproblemen sich negativ auf das

Krankheitsgeschehen mit *verringerter Überlebenszeit* auswirken. Diese Befunde verdeutlichen somit nachhaltig, daß eine Modifikation dieser Variablen durch *verhaltensmedizinische Interventionen* notwendig ist. Darüber hinaus kann in vielen Fällen zur Krebsprävention auch eine verhaltensmedizinische Beeinflussung von Verhaltensweisen, die das Krebsrisiko erhöhen, indiziert sein (Eysenck 1987).

## 3. Krankheits- und behandlungsbedingte Nebenwirkungen

Krankheits- und behandlungsbedingte Begleitsymptome von Krebserkrankungen betreffen insbesondere Schmerzen sowie Übelkeit und Erbrechen, die auch in Form belastender antizipatorischer Nebenwirkungen das Befinden des Patienten, die Compliance und damit den Krankheitsverlauf erheblich negativ beeinflussen können. Diese Krankheitsprobleme werden, da sie bisher z. T. gut untersucht wurden, in den folgenden Abschnitten ausführlicher beschrieben.

### 3.1 Krebsschmerzen

*Inzidenz von Krebsschmerzen*

Epidemiologische Untersuchungen belegen hohe Prävalenzraten für Tumorschmerzen (Foley 1979). Die Ergebnisse stützen anekdotische und klinische Beobachtungen (Twycross/Fairfield 1982), daß Knochentumore und metastatische Knochenprozesse am häufigsten (85 %), Lymphome (15 %) und Leukämien (5 %) selten mit Schmerzen verbunden sind (s. Tab. 2).

*Tabelle 2: Anzahl und prozentuale Häufigkeit der Schmerzpatienten in einigen Diagnosegruppen mit Krebsschmerzen aus einem Gesamtkollektiv von 540 Tumorpatienten (Foley 1979)*

| Diagnose | Anzahl der Schmerzpatienten | Schmerzhäufigkeit (%) |
|---|---|---|
| Mamma | 46 | 52 |
| Lunge | 30 | 45 |
| Knochen | 6 | 85 |
| Mund | 12 | 80 |
| Genitalbereich | 20 | 40 |
| Urogenitalbereich | | |
|    männlich | 10 | 75 |
|    weiblich | 14 | 70 |
| Lymphome | 4 | 20 |
| Leukämie | 1 | 5 |

In einer Studie an 532 Patienten mit unterschiedlichen Krebsformen fand Bonica Häufigkeiten von 71 % bei Lungenkrebs, 72 % bei Pankreaskarzinom, 56 % bei Prostatakrebs und 56 % bei Cervixkarzinom. Die mittlere Schmerzhäufigkeit aller vier Krebsformen lag bei 64 % (Greenwald et al. 1982). Ähnliche bzw. z.T. höhere Prävalenzraten fanden sich in einer Studie mit 667 Krebspatienten (Daut/Cleeland 1982). Im terminalen Stadium litten 74 % an Tumorschmerzen.

Entgegen der häufigen Annahme, daß Tumorschmerzen häufig oder fast ausschließlich in der terminalen Phase eintreten, erbrachten zusammenfassende Befunde von Bonica überraschende Resultate. Er fand heraus, daß **20–50 %** der Krebspatienten bereits in **frühen Phasen** der Krankheit, sogar zum Zeitpunkt der Diagnosestellung an Tumorschmerzen leiden (vor allem bei Hirntumoren). Ca. **55 % –95 %** leiden im **Terminalstadium** (im Mittel 75 %) an Schmerzen (s. Tab. 3). Extrapoliert auf die amerikanische Bevölkerung kann vermutet werden, daß 1986 1,1 Millionen US-Amerikaner und *weltweit 8,8 Millionen* Krebserkrankte an Schmerzen litten (Bonica 1990).

Der Task Force Report der American Medical Association und des Public Health Service (Cleeland/Tearnan 1986) belegt hohe Häufigkeitsangaben auch für medizinisch behandelte Krebsschmerzen, die trotz therapeutischer Maßnahmen nur unzureichend oder überhaupt nicht gelindert werden können (Coyle/Foley 1987). So traten nach chirurgischen Eingriffen noch Schmerzen bei 85 % der Patienten mit Lungenkarzinom, bei 100 % mit Pankreaskrebs, bei 57 % mit Prostatakrebs und bei 70 % mit Cervixkarzinom auf. Nach Chemotherapie fanden sich noch Schmerzen bei 60 % mit Lungenkarzinom, bei 50 % mit Prostatakrebs (Greenwald et al. 1982). Vergleichbare hohe Prozentwerte ließen sich nach radiologischer Therapie feststellen (Foley 1979; Turnbull 1979; Ventafridda et al. 1985; Bonica 1985).

Die Ausnahmestellung der Tumorschmerzen beruht im Vergleich zu benignen chronischen Schmerzkrankheiten in dem außerordentlich bedrohlichen Charakter der zugrundeliegenden Krebserkrankung. Saunders (1979) spricht von *„totalen Schmerzen"*, die sämtliche Lebensbereiche durchdringen. Tolstoj schreibt in der Erzählung „Der Tod des Iwan Iljitsch", daß dieser sich von Krebsschmerzen überwältigt fühlte, als er die fehlenden Zukunftsaussichten und zunehmende Sinnlosigkeit seines Lebens erkannte. Für viele Krebskranke ist die Erkrankung mit starken und quälenden Schmerzen assoziiert. Sie stellen gleichzeitig ein Signal für den fortschreitenden bösartigen Erkrankungsprozeß dar und

*Tabelle 3: Weltweite Tumorschmerzhäufigkeit in verschiedenen Krankheitsphasen (weltweit 8,8 Millionen Tumorschmerzpatienten)*

| Krankheitsphase: | früh | generell | spät |
|---|---|---|---|
| Prozent Tumorschmerzen: | 20–50 | 50 | 55–95 |

tragen somit zur weiteren psychischen Destabilisierung des Patienten bei. Ängste, Depression und Verzweiflung werden intensiviert, so daß dieser *Teufelskreis* von *Schmerz – Angst – Depression* zur **Chronifizierung** des Schmerzgeschehens beiträgt.

Eine häufig geforderte Intensivierung therapeutischer Maßnahmen bei Tumorschmerz ergibt sich aus den hohen Inzidenzraten, dem subjektiven Leiden, der Verschlechterung der Lebensqualität und aufgrund hoher Behandlungskosten (Bonica 1990).

## *Klassifikation chronischer Krebsschmerzen*

Nicht jeder Tumorschmerz ist Ausdruck einer Tumorprogression. Es werden vier Formen chronischer Krebsschmerzen unterschieden: 1. direkt tumorbezogene Schmerzen; 2. indirekt tumorbezogene Schmerzen einschließlich paraneoplastischer Syndrome; 3. diagnostisch und therapeutisch induzierte Schmerzen; 4. durch psychologische Faktoren begünstigte Schmerzen. Viele Patienten weisen mehrere Schmerzursachen auf.

1. Der chronische, meist persistierende, *direkte tumorbezogene Schmerz (60–80%)* wird häufig durch infiltratives Tumorwachstum oder Folgeerscheinungen der Expansion hervorgerufen: u. a. Ischämie, Nekrosen, Myogelosen, Spontanfrakturen (z. B. durch metastatische Prozesse). Diese Tumorschmerzen beruhen auf einer Schädigung folgender schmerzsensibler Strukturen: 60% das Skelettsystem (bei Karzinom der Prostata, Mamma, Schilddrüse, Lunge, Niere) mit Kiefergelenkschmerzen, Halswirbelschmerzen, Becken-, Beinschmerzen; das Nervensystem (Kompression peripherer Nerven z. B. beim Pancoast Tumor; cerebrale Metastasen – diffuse Kopfschmerzen); Hohl- und parenchymatöse Organe (z. B. durch Kapselspannung diffuse dumpfe Bauchschmerzen); Blut- und Lymphgefäße (z. B. Vena cava Syndrom mit Lymphangitis, Oedem – Brust- und Kopfschmerzen); Kopf- und Halseingeweide (z. B. Kopf- und Nackenschmerzen).

2. *Indirekte tumorbezogene Schmerzen (ca. 10%)* können durch vom Tumorgeschehen verursachte Begleiteffekte (Entzündung oder karzinomatöse Neuropathien) herrühren. Begleiterkrankungen, die nicht direkt mit dem neoplastischen Prozeß zusammenhängen, können als sog. paraneoplastisches Syndrom zu erheblichen Schmerzzuständen führen (Dermatomyositis, Polymyositis mit Muskelschmerzen, rheumatische Erkrankungen mit Gelenkschmerzen, Gerinnungsstörungen mit schmerzhafter Thrombophlebitis; Bonica 1990).

3. *Diagnostisch und therapeutisch induzierte Krebsschmerzen (15–20%)*. Sie können nach palliativer und kurativer chemotherapeutischer und radiologischer Behandlung auftreten. Diese Schmerzen beruhen auf neurotoxischen, organtoxischen und gewebstoxischen Folgeschäden (Peterson/Popkin 1980; Schreml 1984). Die zytostatische Chemotherapie führt oft zu weiteren Nebenwirkungen wie Übelkeit, Erbrechen, Oesophagitis (Mallory-Weiss-Syndrom), Cystitis

(Blasenspasmen) und Neuropathie, die besonders zwischen dem 11. und 20. Tag nach der Chemotherapie zu beobachten sind. Durch die radiologische Behandlung und Chemotherapie wird das Auftreten einer *schmerzhaften Mucositis* (Mund- und Rachenbereich) begünstigt. Eine Fibrose in der Umgebung von Nervenplexus kann einige Monate bis zu 20 Jahren nach der Bestrahlung vorkommen. Bestrahlungsbedingte Plexusläsionen können zu schweren neuropathischen Schmerzsyndromen führen. Eine weitere schwere Nebenwirkung ist die chronische Myelopathie mit intensiven Schmerzen, in Form akuter Parästhesien nach 4–5 Wochen, als diffuse Muskelatrophie mit motorischer Schwäche der unteren Extremitäten nach 3–26 Monaten oder als akute progressive Myelopathie mit Para- oder Quadriplegie innerhalb weniger Tage nach der Bestrahlung aufgrund eines arteriellen Verschlusses. Als Spätkomplikation können sich 20 Jahre nach einer Bestrahlungstherapie periphere Nerventumoren in den ursprünglich bestrahlten Nervenplexus entwickeln, die brennende Nervenschmerzen verursachen (Bonica 1990).

Nach tumorchirurgischen Maßnahmen können postoperative Schmerzsyndrome auftreten mit erheblicher Chronifizierungstendenz bei unzureichender Schmerztherapie. Z. B. treten häufig brennende Schmerzen nach einer Ablatio mammae wegen Mammakarzinom auf, die in den Schulter-, Achsel- und Thoraxbereich ausstrahlen. Häufige Schmerzsyndrome entwickeln sich nach radikaler „neck dissection" mit brennenden, lanzinierenden Schmerzen im Hals-Nacken-Bereich. Es kann auch zu krampfartigen oder brennenden Phantomschmerzen nach einer Amputation kommen.

4. Hinsichtlich des schmerzinduzierenden Einflusses *psychologischer Faktoren* bei Krebserkrankungen ist aus der Literatur zu entnehmen, daß Kontrollierbarkeit, kognitive Verarbeitung sowie mangelhafte Streßbewältigung, Angst, Depression und Neurotizismus deutliche Zusammenhänge mit der Schmerzwahrnehmung aufweisen (Bond 1979; Levy et al. 1985; Chapman et al. 1985). Vermutlich wird diese jedoch eher durch andere Aspekte der Krebserkrankung wie Unheilbarkeit, erwarteter Tod, Medikation, Beeinträchtigung allgemeiner Aktivitäten und Lebensqualität verstärkt (Holland und Massie 1985).

## 3.2 Antizipatorische Nebenwirkungen

Neben direkt durch Chemo- oder Radiotherapie ausgelösten Begleiteffekten wie Übelkeit und Erbrechen bestehen antizipatorische Nebenwirkungen ebenfalls aus Übelkeit, Erbrechen, Ängsten und depressiven Reaktionen. Diese Nebenwirkungen werden jedoch nicht direkt der antineoplastischen Medikation oder Strahlentherapie zugeschrieben, sondern entstehen durch weiter unten beschriebene Lernprozesse. Da diese psychologisch bedingten Symptome bereits vor der Therapie auftreten können, werden sie als antizipatorische Nebenwirkungen bezeichnet.

Diese psychologischen Nebenwirkungen können die Patienten ähnlich stark belasten wie die Tumorerkrankung selbst. Sie sind häufig intensiver und dauern länger an als die posttherapeutischen, eigentlich pharmakogen bedingten Nebenwirkungen (Übelkeit, Haarausfall, Stomatitis, Appetitlosigkeit, Anorexie, Resistenzminderung gegenüber Infektionen, Pruritus und Tumorschmerzen). Gravierende somatische Komplikationen der antizipatorischen Symptome können die Folge sein:

• Dehydrierung
• Elektrolytstörungen
• Metabolische Alkalose
• Mangelernährung, Vitaminmangel
• hämorrhagische Schleimhautläsionen im Magen-Ösophagus Bereich (Mallory-Weiss-Syndrom)
• Wund-Dehiszenz
• Nierentoxizität

Die körperlichen Folgen antizipatorischer Nebenwirkungen haben einen negativen Einfluß auf die Behandlungsbereitschaft von Tumorpatienten, die deswegen eine lebensnotwendige Therapie vorzeitig abbrechen können. Auch wurden depressive Reaktionen mit Suizidalität sowie muskulären Verspannungen und Schmerzen beschrieben (Laszlo/Lucas 1981; Harris/Cantwell 1986). Antizipatorische Nebenwirkungen sind im Gegensatz zu pharmakologisch verursachten Nebenwirkungen durch antiemetische Medikation schwer oder gar nicht beeinflußbar (Burish et al. 1987; Ludat/Riess 1991; Morrow 1985; 1992).

Die Häufigkeit des Auftretens *postchemotherapeutischer Übelkeit und Erbrechen* wird auf ca. *70–80%* der Patienten trotz antiemetischer Medikation eingeschätzt (Morrow 1985; 1992). Antizipatorische Nebeneffekte werden aufgrund einer Gesamtstichprobe von mehr als 4000 Patienten von jedem 4. erwachsenen Krebspatienten berichtet. Für Kinder liegen hierzu bisher keine Daten vor. Es wird vermutet, daß diese hohen Prävalenzraten möglicherweise durch eine intensivere und länger andauernde Zytostatika- und Strahlenbehandlung verursacht werden, da aufgrund häufig verabreichter Antiemetika die radiologischen und chemotherapeutischen Maßnahmen besser vertragen werden. Dies ermöglicht den Einsatz aggressiverer Therapieregimes (Morrow 1992).

Postchemotherapeutische Übelkeit und Erbrechen aufgrund einer Chemo- und Radiotherapie entsteht durch zytotoxische Schädigung enterochromaffiner Zellen in der Darmschleimhaut, was zur Freisetzung von Serotonin (5-HT) führt. Dieses stimuliert 5-HT$_3$-Rezeptoren an vagalen Nervenendigungen in der Darmwand und Chemorezeptoren-Trigger-Zone (CTZ; Area postrema des Hirnstammes). Im Brechzentrum als übergeordneter Schaltstelle wird dann der Brechakt über somatoviszerale Efferenzen reflektorisch ausgelöst. Eine selektive Blockade der 5-HT$_3$-Rezeptoren in der CTZ und an Vagusafferenzen durch Serotoninantagonisten (z.B. Ondansetron) blockiert Übelkeit und Erbrechen. Es wird vermutet, daß über kortikale und limbische Verbindungen zum Brechzentrum (dorsolaterale Kerne der Formatio reticularis) auch psychologische Faktoren (z. B. Angst, frühere Erfahrungen) sowie visuelle und olfaktorische Reize antizipatorische Übelkeit und Erbrechen hervorrufen (Borison/McCarthy 1983; Zamboni/Jungi 1989).

Folgende **Prädiktoren** weisen auf ein erhöhtes Risiko für die Entwicklung antizipatorischer Nebenwirkungen hin: Alter unter 30 Jahre (besonders bei weiblichen Patienten), Abwehrhaltung, Angst, Alkoholkonsum, häufige Reisekrankheiten, Schwangerschaftserbrechen, Unverträglichkeit von verschiedenen Nahrungsmitteln (Ingle et al. 1984; Burish und Burish 1986; Nerenz et al. 1986; Redd et al. 1987; Jacobson et al. 1988; Morrow 1992). Situative und behandlungsspezifische Bedingungen, langandauernde Infusionen mit stark emetogenen Chemotherapeutika und Mehrbettzimmer (Imitationslernen) fördern Häufigkeit und Schwere antizipatorischer Symptome. Sie korrelieren mit der Stärke postchemotherapeutischer Übelkeit und Anzahl durchgeführter Behandlungszyklen (Andrykowski et al. 1995; Dolgin et al. 1985; Morrow 1992).

Für die Entstehung und Aufrechterhaltung antizipatorischer Nebenwirkungen wird ein *assoziativer Lernprozeß* im Sinne einer *klassischen Konditionierung* diskutiert (Morrow 1992). Wie aus Abb. 2 hervorgeht, folgt pharmakologischen bzw. radiologischen Behandlungen (z. B. Chemotherapie als unkonditionierter Reiz/UCS) in Gegenwart von neutralen Reizen, die mit dem Behandlungssetting verbunden sind (z. B. Krankenschwester, Anblick der Klinik oder einer Spritze, Gedanken, Gefühle – konditionierte Reize/CS), postchemotherapeutische Übelkeit und Erbrechen (unkonditionierte Reaktion/UCR). Nach Paarung neutraler Reize (CS) mit der Applikation von Chemotherapeu-

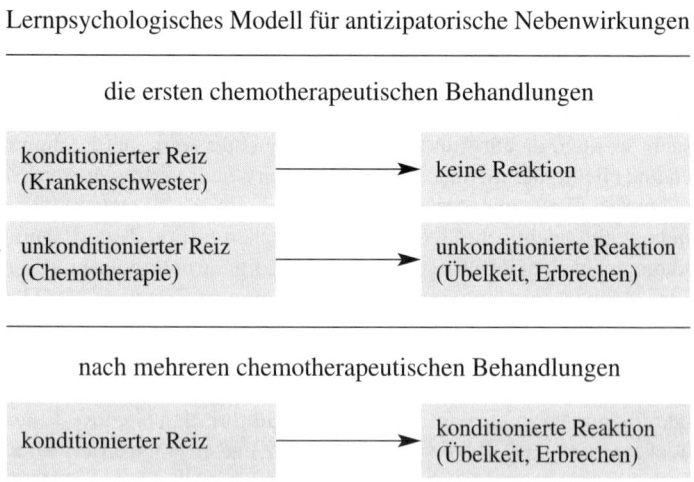

Abbildung 2: *Erläuterungen siehe Text (aus: Larbig et al. 1999, S. 157)*

tika in wiederholten Behandlungszyklen werden die CS zum Auslöser für Übelkeit und Erbrechen (konditionierte Reaktionen) auch ohne erneute medizinische Therapiemaßnahmen. Die durch zeitliche Paarung neu gebildete UCS-CS-Verbindung kann kognitive Reize einbeziehen, so daß bereits die Erwartung einer angekündigten Behandlung antizipatorische Nebenwirkungen hervorrufen kann. So können Tumorpatienten bereits mit Übelkeit und Erbrechen reagieren, wenn sie an eine bevorstehende Behandlung denken (Vorstellungen von der Klinik, Krankenschwester, Arzt) oder diese durch ein Telefonat der Klinik angekündigt wurde.

Alle oben diskutierten Prädiktoren fördern die Konditionierung und damit die Häufigkeit antizipatorischer Nebenwirkungen (Kvale/Hugdahl 1994). Sie können auch als konditionierte Reaktion besonders schnell auf ekelerregende Geruchs- und Geschmacksreize entstehen. Röntgenstrahlen oder Chemotherapeutika reizen Geschmackssensoren und deren zentrale Verschaltung, so daß die Patienten eine ausgeprägte Geschmacksaversion gegen alles entwickeln, was mit der Behandlung zusammenhängt. Im Unterschied zur klassischen Konditionierung genügen bei der *konditionierten Geschmacksaversion* nur eine oder wenige Darbietungen eines Geruchs- und/oder Geschmacksreizes (CS) mit der Chemotherapie (UCS), um eine konditionierte Übelkeitsreaktion (CR) auszulösen. Auch können die Nebenwirkungen bei CS-UCS-Intervallen von Stunden auftreten. Es liegen Berichte vor, daß noch ein Jahr oder länger nach Absetzen der Chemotherapie durch den Geschmack oder Geruch von Nahrungsmitteln, die die Patienten während der chemotherapeutischen Behandlung zu sich genommen hatten, Nausea ausgelöst wurde. Ebenso ist bekannt, daß Antiemetika (z. B. Cannabinoide), die zum Zeitpunkt des Erbrechens gegeben wurden, zum CS für Übelkeit und Erbrechen wurden (Kutz et al. 1980).

Eine optimale Behandlung dieser behandlungsbedingten Nebenwirkungen umfaßt neben antiemetischer, antimikrobieller und analgetischer Medikation supportive verhaltenspsychologische Interventionen. Kann posttherapeutische Übelkeit und Erbrechen verhindert werden, ist die Gefahr der Ausbildung antizipatorischer Nebenwirkungen gering. Es ist generell ratsam, Antiemetika (u. a. Metoclopramid, Triflupromazin, Haloperidol), Benzodiazepine, Corticosteroide sowie *Serotoninantagonisten* wie *Ondansetron oder Tropisetron* ½ – 1 Stunde vor Beginn einer chemotherapeutisch/radiologischen Behandlung präventiv zu verabreichen, um Konditionierungen zu vermeiden.

Viele Patienten, die bereits während des ersten Behandlungszyklus Übelkeit und Erbrechen angeben, leiden meist auch während der folgenden Behandlung an den therapiebedingten Nebenwirkungen. Diese klinischen Beobachtungen sprechen für ein **präventives Vorgehen** zur Verhütung antizipatorischer Nebenwirkungen vor Einsatz von Chemo- oder Bestrahlungstherapie speziell bei Patienten mit den oben beschriebenen Prädiktoren. Das Ziel ist, die Assoziationsbildung zwischen Klinikreizen und der Chemotherapie/Bestrahlung abzuschwächen oder zu verhindern. Hierfür sind folgende präventive Maßnahmen zu empfehlen: Wechsel der klinischen Umgebung während der Therapie (verschiedene Räume, Wechsel des Personals), Applikationszeiten (Wochentag, Tageszeit) sowie auch Anfahrtswege zur Klinik regelmäßig zu verändern. Weiterhin ist es ratsam, Wartezeiten vor Beginn der zytotoxischen Behandlung kurz zu halten, um die Zeit für eine Konditionierung abzukürzen.

Ein erheblicher Nachteil der Antiemetika ist die fehlende Wirksamkeit bei antizipatorischen Nebenwirkungen sowie zusätzliche Nebenwirkungen (u.a. Sedierung, dystonische Symptome) und gelegentlich auftretende paradoxe symptomverschlimmernde Effekte. Dies führte dazu, ergänzende verhaltenspsychologische Interventionen frühzeitig zur Therapie und Prävention zytotoxischer und antizipatorischer Nebenwirkungen einzusetzen.

Bisher liegen zahlreiche Befunde kontrollierter Untersuchungen zur Anwendung von Hypnose, progressiver Muskelrelaxation, systematischer Desensibilisierung, Biofeedback und kognitiver Ablenkungstechniken vor (Carey/Burish 1988). Mit Hilfe dieser psychologischen Behandlungstechniken sollen die Patienten lernen, spezifische angstauslösende Situationen im Zusammenhang mit der Chemo- und Strahlentherapie zu bewältigen, subjektive und soziale Beeinträchtigungen durch posttherapeutische Nebenwirkungen abzubauen sowie das körperliche Erregungsniveau zu reduzieren.

In klinischen Untersuchungen an der Universität Tübingen (Obermeier 1994) fanden sich in einer Stichprobe von 162 Krebspatienten mit ausreichender antiemetischer Therapie (Ondansetron) eine Reihe in diesem Kapitel beschriebener Prädiktoren für antizipatorische Nebenwirkungen. In der Gruppe mit zytotoxischen Nebenwirkungen litten im Vergleich zu Patienten ohne Nebenwirkungen 80 % bereits vor dem aktuellen Chemotherapiezyklus an Übelkeit und Erbrechen. Diese Patienten waren jünger, ängstlicher vor Erkrankungen und ärztlichen Behandlungen, depressiver, mit geringerer Lebenszufriedenheit und gehemmtem Bewältigungsstil hinsichtlich ihrer Erkrankung. Verabreichte Zytostatika wiesen ein größeres emetogenes Potential auf als wichtige Voraussetzung für die Entstehung konditionierter Nebeneffekte. Weiterhin wurden klinisch relevante, konditionierte kognitive Reize identifiziert wie Gedanken an den bevorstehenden Klinikaufenthalt, an das Legen der Infusion, an aversive Geschmacksempfindungen während der Infusion, die als Prädiktoren für antizipierte Übelkeit gelten.

## 4. Information und Aufklärung

Detaillierte Information und Aufklärung über die Krebserkrankung bilden eine wichtige Voraussetzung für ein befriedigendes Arzt-Patienten-Verhältnis, auf dessen Basis gezielte verhaltensmedizinische Interventionen möglich sind (Larbig 1976). Information und Aufklärung unheilbarer Krebskranker und deren Angehöriger sind aus zwei Gründen bedeutsam:

1. Die rasch fortschreitende Entwicklung der Medizin mit daraus resultierender längerer Überlebensdauer und gehäuften, teilweise neuartigen Komplikationen führt zu starken psychischen Belastungen für alle Beteiligten.
2. Eine stärkere Verlagerung der Behandlung und Pflege von Krebspatienten sowie von Sterben und Tod aus dem vertrauten Binnenraum der Familie in Krankenhäuser und Pflegeheime.

Amerikanischen Literaturberichten zufolge gab es vor ca. 30 Jahren in bis zu 90 % der Fälle überhaupt *keine Aufklärung* über die Krebsdiagnose. Als Folge zunehmender medizinischer Informationen bei Patienten und aufgrund der Erkenntnis, daß einige Krebsformen gut behandelbar sind, längere Überlebenszeiten aufweisen oder sogar auch heilbar sind, kam es dann zu einem deutlichen Wandel in der Aufklärungspraxis. Statistische amerikanische Erhebungen ergaben, daß 1977 nur noch ca. 10 % der Patenten nicht über ihre Erkrankung aufgeklärt wurden (Holland 1990a). So setzte sich allmählich entsprechend den Ergebnissen der internationalen psychoonkologischen Gesellschaft weltweit die Auffassung durch, daß jeder Patient ein Recht auf individuelle Aufklärung hat (Holland 1990a). Diese Entwicklung wurde verstärkt durch klinische Erfahrungen, daß bei einer *offeneren Kommunikation* zwischen Arzt und Patient das Vertrauen und gleichzeitig die Compliance für die lebensnotwendige invasive Diagnostik und Therapie von Krebserkrankungen verbessert wurde.

Gründe für die unzureichende Aufklärungsarbeit liegen u. a. darin, daß ein in der therapeutischen Gesprächsführung geschulter Arzt nicht zur Verfügung steht, der längere Gespräche mit dem Patienten riskiert. Zudem haben die im klinischen Routinebetrieb beschäftigten Ärzte nicht die notwendige Zeit. Oft wird auch befürchtet, daß bei zu konfrontativer Aufklärung verdrängte existentiell beunruhigende Probleme mobilisiert werden, die dann in therapeutisch orientierten Gesprächen bearbeitet werden sollten. Hinzu kommen Bedenken seitens der Ärzte, daß Mitteilungen über Diagnose und Prognose schwere psychologische Folgeerscheinungen wie Ängste, Hoffnungslosigkeit, Depression oder Suizid auslösen können. Der häufig angenommene Suizid nach Aufklärung wurde allerdings bisher selten exakt belegt. Bereits in älteren Untersuchungen (Oken 1961), in denen Selbstmorde über einen Zeitraum von 17 Jahren in Minnesota erfaßt wurden, fand sich lediglich ein Fall, der direkt auf die Information über eine Krebserkrankung beziehbar war.

Weitere Gründe für die oft mangelhafte Aufklärung sind Ängste bei Ärzten und Pflegepersonal, die durch Unbehandelbarkeit und Tod als *Widerspruch zum medizinischen Perfektionismus* mobilisiert werden. Vorzeitiger Rückzug vom Schwerkranken kann die Folge sein, um nicht andauernd mit der eigenen ärztlichen Unfähigkeit konfrontiert zu werden (Holland 1990a). Das Bemühen um ärztliche Aufklärung kann jedoch Kommunikationshemmungen abbauen. Eine offene Kommunikation verhindert, daß der Arzt mit dem Klinikpersonal und

Angehörigen ein Geheimnis gegenüber dem Patienten hat. Wird nicht aufge-klärt, besteht die Gefahr, daß der Patient seine Diagnose zufällig aus Kran-kenakten oder während der Visite erfährt.

Einfühlsame Arzt-Patienten-Gespräche können das Ausmaß krankheitsbe-dingter Belastungen durch *Stärkung des individuellen Bewältigungsverhaltens* und *der emotionalen Stabilität* des Betroffenen positiv beeinflußen und damit die Anpassung an die Krankheit und Folgen der Behandlung fördern. Dagegen können vom Arzt zurückgehaltene, falsche oder zu spät übermittelte Informa-tionen sich nachteilig auf die Krankheitsbewältigung auswirken. Auf Wunsch der Patienten sollten auch die *Angehörigen* in Aufklärungsgespräche mitein-bezogen werden. Allerdings ist in Vorgesprächen sicherzustellen, ob zwischen Patient und Angehörigen eine tragfähige, emotionale Beziehung besteht.

Die Aufklärung umfaßt Mitteilungen über Diagnose, Therapie und Prognose. Betroffene können je nach Themenschwerpunkt sehr unterschiedlich reagieren. So gibt es Krebskranke, die präzise Informationen über die Diagnose, nicht je-doch über die Therapie oder Prognose wünschen (Blanchard et al. 1988).

*Diagnosemitteilung:* Fast alle Krebspatienten wollen ihre Diagnose wissen (de Maddalena 1993; 1996). Die Diagnose sollte von einem vertrauten Haus-arzt in ruhiger Atmosphäre und offener, angstfreier Haltung mitgeteilt werden. Eigene Ängste und Verzweiflung spiegeln oft den Zustand der Patienten. Es sollte dem Patienten die Möglichkeit gegeben werden, selbst Inhalte und zeit-lichen Umfang des Gesprächs zu steuern. Voraussetzung für Gespräche ist, daß die soziale und psychologische Situation der Patienten bekannt ist, um abzu-schätzen, welche Informationen zumutbar sind. Es ist empfehlenswert, Infor-mationen über die Krebsdiagnose mit einem Behandlungsplan zu koppeln, der optimistisch und mit Überzeugung dargestellt werden sollte. Das Gespräch mit dem Patienten sollte sich, falls notwendig, über mehrere Sitzungen erstrecken. Mitteilungen über die Behandlung sollten mögliche körperliche (z. B. Schmer-zen), kognitiv-emotionale Beeinträchtigungen (negative Gedanken, Ängste) und das *Aufzeigen von Bewältigungsmöglichkeiten* umfassen. Diese Vorgehensweise reduziert Ängste. Ebenso hat sich bewährt, Informationen über die Erkrankung *sprachlich verständlich,* ohne euphemistische Umschreibungen zu geben. Auch ist es hilfreich, bei der Diagnoseeröffnung die subjektiven Krankheitsvorstel-lungen durch die Verwendung des Begriffes „Krebs" zu aktualisieren, so daß weitere ärztliche Informationen und Maßnahmen auf der Grundlage dieser er-sten Mitteilungen verarbeitet werden.

*Aufklärung über Therapiemöglichkeiten:* In die Therapieplanung sollten Pa-tienten hinsichtlich der Vor- und Nachteile verschiedener Behandlungsmöglich-keiten miteinbezogen werden, so daß die Patienten sich mitverantwortlich fühlen können (Verres 1986; 1990). Informationen über sexuelle Folgeprobleme der Erkrankung und operative Pozeduren sollten angesprochen werden. So treten beim Prostatakarzinom nach operativ bedingter Verletzung autonomer Nerven-äste sehr häufig meist reversible Erektionsschwächen auf. Nach einer „neck dissection" wegen eines Kehlkopfkarzinoms kommt es zu erheblicher Behinderung der Sprechfähigkeit, so daß in der Zeit der Rehabilitation das Erlernen der Ösophagussprache aufgrund des erforderlichen intensiven Trainings eine hohe Motivation erfordert. Fehlt ausreichende Information, können soziale Ängste, verringertes Selbstwertgefühl und depressive Reaktionen diesen Lernprozeß deutlich beeinträchtigen. Irrationale Ängste löst oft die Strahlentherapie aus. Hierzu gehören allgemeinverständliche Erklärungen über Sicherheitsstandards verwendeter Bestrahlungsgeräte, z. B. beim häufig benutzten Linearbeschleuniger, ebenso Mitteilungen über akute Nebenwirkungen (Durchfälle, Bauchschmerzen, Übelkeit, Miktionsbeschwerden) und Spätreaktionen (Verhärtung und Verfärbung der Haut, Darmentzündung mit Durchfällen; Sautter-Bihl/Bamberg 1995).

*Aufklärung über die Prognose:* Während die Krebsdiagnose meist vorbehaltlos mitgeteilt werden kann, ist das Gespräch über die Prognose eher auf die Krankheitssituation und *individuellen Bewältigungsressourcen* abzustimmen. Weisman und Worden (1975) kommen aufgrund zahlreicher Gespräche mit Schwerkranken zu dem Schluß, daß unabhängig von der Art und dem Stadium der Krebserkrankung (TNM-Klassifikation*) nahezu jeden Patienten existentielle Überlegungen und Fragen nach der Krankheitsprognose bewegen. Diese Fragen beziehen sich auf die Auseinandersetzung mit der eigenen Endlichkeit, auf den ungewissen Zeitpunkt des eigenen Todes, aber auch auf Fragen nach einer sinnvollen Gestaltung des verbleibenden Lebenszeitraumes und nach der Zukunft der Familienangehörigen.

Syrjala (1993) diskutiert ein interessantes Informationsmodell zur psychologischen Vorbereitung auf diagnostische und therapeutische Prozeduren. Hierbei wird zwischen der zeitlichen, sensorischen und prozeduralen Information unterschieden. Übergeordnetes Ziel ist, die bevorstehende Belastungssituation zu verstehen, zu akzeptieren und damit zu kontrollieren.

Die Aufklärung hinsichtlich einer **zeitlichen Perspektive** bezieht sich auf Zeitpunkt und Dauer der Belastung. Sie ist leichter zu tolerieren, wenn das baldige Ende bekannt ist. Die Bewältigung wird auch erleichtert, wenn der Ablauf kommender Eingriffe in *kleine Zeitfragmente zergliedert wird.* Beispielsweise kann die Knochenmarkentnahme, bezogen auf die Dauer der Schmerzen, in folgende Zeitsegmente unterteilt werden: Lokalanästhesie ca. 30 Sekunden, Druckschmerz durch die Aspirationsnadel ca. 5 Sekunden, das Ansaugen des Knochenmarks nochmals 10 Sekunden. Durch dieses Vorgehen wird bereits in Antizipation der Untersuchung die Dauer des schmerzhaften Eingriffes stark abgekürzt. In der übrigen Zeit sind dann keine Schmerzen zu erwarten.

**Sensorische Informationen** beinhalten Mitteilungen über körperliche Reaktionen mit Hilfe *vertrauter sensorischer Deskriptoren.* Selbst unangenehme Ereignisse werden als weniger bedrohlich erlebt, wenn sie mit vertrauten Be-

---

*  T = Tumorgröße, N = Anzahl befallener regionärer Lymphknoten, M = Metastasen.

griffen charakterisiert sind. Vage Begriffe sollten vermieden werden, da sie den Patient verunsichern, so daß er die bevorstehende Erfahrung schlechter einschätzen kann. Es ist hilfreich, sensorische Informationen mit einem *Lächeln* zu verbinden, um zu signalisieren, daß zukünftige Belastungen zu meistern sind. **Prozedurale Informationen** umfassen präzise Mitteilungen über den äußeren Ablauf des erwarteten Eingriffes. Hilfreich sind auch Angaben über Bewältigungstechniken bei unangenehmen medizinischen Prozeduren (Suls/Wan 1989).

In jedem Fall sind gegensätzliche Aufklärungsmodi zu vermeiden, die entweder durch direkte, unverhüllte Konfrontation über die infauste Prognose zu psychischen Belastungen führen können oder durch offensichtliches Verschweigen wesentlicher Details quälendes Mißtrauen, innere Unruhe und Spannungszustände bewirken können.

Prognosemitteilungen sollten somit weder die *Hoffnung* des Patienten auf Besserung zerstören, noch *unrealistische Erwartungen* wecken. Aussagen wie „Sie haben nur noch wenige Monate zu leben", oder „Sie haben Krebs, der sich bereits sehr verbreitet hat, so daß keine Hilfe mehr möglich ist" rufen nur Hoffnungslosigkeit, Depression sowie tiefe Verzweiflung hervor. Sie behindern auch die Durchführung lebensverlängernder medizinischer Maßnahmen und damit den gesamten Heilungsprozeß. Genauere Angaben von Überlebenszeiten können wie ein Todesurteil empfunden werden (Holland 1990 a). In der Regel ist es nicht möglich, Auskunft über die verbleibende Lebenszeit zu geben, obwohl Patienten oft darüber präzise Angaben wünschen (Tage, Wochen, Monate). Angaben über den zu erwartenden Todeszeitpunkt sind deshalb ungünstig, da die Krankheit einen anderen Verlauf nehmen kann als ursprünglich erwartet. Ärzte wecken keine unrealistischen Hoffnungen, wenn sie unheilbar Kranken deutlich machen, daß es ungewöhnliche Krankheitsverläufe gegeben hat und alles getan wird, den Verlauf günstig zu beeinflussen (Verres 1990).

Grundsätzlich ist vom Arzt einzuschätzen, ob der Patient bewußt an einer Aufklärung interessiert ist und sie verkraften kann. Es gibt auch eine *Grenze der Aufklärungspflicht.* Spingarn (1982) weist darauf hin, daß der Wunsch des Patienten respektiert werden sollte, nicht aufgeklärt zu werden oder nur Teilaspekte der Wahrheit zu wissen. Dies kann besonders für ältere Patienten mit Ängsten und Depression zutreffen, die die Diagnosemitteilung sehr fürchten. Hier kann es ratsam sein, *dosiert,* nicht unvorbereitet zu informieren. Bei fortgeschrittener schwerer Krankheit kann es im Sinne eines angemessenen Sterbens indiziert sein, die Abwehrhaltung des Patienten zu stützten. Dies bedeutet also *keine Aufklärung um jeden Preis.* Die schützende Verdrängungshaltung kann oft die einzige Möglichkeit sein, das terminale Krankheitsstadium und das Sterben zu ertragen, zumal dann, wenn wie sehr häufig keine zusätzliche psychotherapeutische Sterbehilfe geleistet wird. Max Scheler (1933) spricht in diesem Zusammenhang von der *„vitalen Zweckmäßigkeit"* bzw. *„sozialen Notwendigkeit" der Todesverdrängung.*

Es ist sinnvoll, Bemühungen um Aufklärung bei Krebskranken mit einer *kontinuierlichen ärztlich-psychologischen Betreuung zu koppeln*. Den Patienten aufzuklären und ihn danach allein zu lassen in der Erwartung, er werde sich selbst mit der Diagnose und ungewissen Prognose abfinden, bedeutet oft eine Überforderung. Intuitive Aufklärungsarbeit ist bereits psychologische Therapie am unheilbaren Kranken.

## 5. Psychologische Diagnostik

Vor einem gezielten verhaltensmedizinischen Therapieeinsatz sind neben der medizinischen Diagnostik psychodiagnostische Verfahren angezeigt. Diese bestehen aus einer quantitativen und qualitativen Erfassung der Symptomatik (z. B. Messung der Schmerzintensität) sowie aus der klinisch-psychologischen Diagnostik (u. a. Interview, Fragebogen). Hierbei wird das Problemverhalten auf allen Verhaltensebenen analysiert sowie in einer *Verhaltens- und funktionalen Bedingungsanalyse* Antezedenzen und Konsequenzen der Verhaltensprobleme dokumentiert. Diese umfangreiche Diagnostik dient der Klassifikation von Verhaltensproblemen bei Krebserkrankungen, der *differentiellen Indikation für verhaltensmedizinische Interventionen* sowie der *Evaluation des Therapieerfolgs*.

In der folgenden Liste ist eine Auswahl verschiedener psychometrischer Instrumente wie Skalen und Fragebogen zur Erfassung von körperlichen und psychischen Symptomen bei Krebserkrankungen zusammengestellt, die häufig zur Diagnostik und Behandlungskontrolle bei der psychologischen Behandlung von Krebspatienten verwendet werden.

*Skalen und Fragebogen zur Erfassung psychologischer Faktoren bei Krebserkrankungen*

**Andere körperliche und psychische Beschwerden**
- Beschwerden-Liste (B-L) (v. Zerssen/Koeller 1976)
- Symptom Checklist 90 (SCL-90-R) (Franke 1995; Derogatis 1989)

**Angst**
- State-Trait-Angstinventar (STAI) (Laux et al. 1981)

**Depression**
- Allgemeine Depressions Skala (ADS) (Hautzinger/Bailer 1991)
- Beck-Depressions-Inventar (BDI) (Hautzinger et al. 1994)
- Depressivitäts-Skala (DS) (v. Zerssen 1986b)                    →

**Krankheitskontrollattribution**

- Fragebogen zur Erhebung von Kontrollüberzeugungen zu Krankheit und Gesundheit (KKG) (Lohaus/Schmitt 1989)
- Fragebogen zur Erfassung gesundheitsbezogener Kontrollüberzeugungen (FEGK) (Ferring/Filipp 1989)

**Krankheitsverarbeitung**

- Trierer Skalen zur Krankheitsbewältigung (TSK) (Klauer/Filipp 1993)
- Berner Bewältigungsformen (BEFO) (Heim et al. 1991)
- Freiburger Fragebogen zur Krankheitsverarbeitung (FKV) (Muthny 1989)

**Lebensqualität**

- EORTC Quality of Life Questionnaire (QLQ C-30) (Sprangers et al. 1993)
- Karnofsky Performance Scale (KPF), Karnofsky-Index (Karnofsky et al. 1948)
- Lebensqualitäts-Index nach Spitzer (Rohde et al. 1984)

## 6. Psychologische Interventionen

Die Mitteilung, an einer Krebserkrankung zu leiden, ruft beim betroffenen Patienten und seinen Angehörigen ungleich intensivere Belastungsreaktionen hervor als die jeder anderen Krankheitsdiagnose. Derartige Reaktionen bestehen in starken Ängsten vor Einsamkeit, vor dem Verlust von Familie und Freunden, vor Identitätsverlust (Entstellung bzw. Auflösung des eigenen Körpers), vor Verlust der Selbstkontrolle sowie vor Schmerzen und anderen unangenehmen behandlungsbedingten Nebenwirkungen (Birbaumer/Larbig 1986). In den einzelnen Phasen der Anpassung an die Krebserkrankung wie initialer Verarbeitung der Diagnose, Bewältigung operativer Eingriffe und Rezidive sowie schließlich der Konfrontation mit Sterben und Tod sind neben der Realitätserfassung *Abwehr- und Verdrängungsstrategien* wichtige Hilfsmittel für die Krankheitsbewältigung. Diese können allerdings für erhebliche Kommunikationshemmungen verantwortlich sein (Weisman/Worden 1975).

Vielfältige krankheitsbedingte Belastungen wecken in vielen Krebspatienten ein starkes Bedürfnis nach psychosozialer Unterstützung. Psychotherapeutische Interventionen sind geeignete Maßnahmen, Krebspatienten in ihrer Auseinandersetzung und Anpassung an die lebensbedrohliche Erkrankung unter *Respektierung und eventueller Stabilisierung* individueller Abwehrmechanismen zu unterstützen. Die dabei angewandten psychotherapeutischen Methoden richten sich sowohl nach der Art der Beschwerden der Patienten als auch nach den Erfahrungen und der theoretischen Orientierung der Therapeuten. Bevorzugt werden in der Psychoonkologie multimodale Vorgehensweisen, die sowohl *tiefenpsychologisch* orientierte Techniken, *gesprächstherapeutische* Ansätze sowie *verhaltenstherapeutische Interventionen* umfassen. In der Regel bevorzugen die Therapeuten verschiedener Schulen oft in sehr ähnlicher Weise handlungsorientierte Vorgehensweisen, auch wenn eine symptomorientierte Ausrichtung dem therapeutischen Grundverständnis mancher Therapieschulen (wie z. B. der psychoanalytischen Behandlungsausrichtung) zu widersprechen scheint. Handlungsorientierte Techniken werden jedoch meist als ein Baustein, kombiniert mit verschiedenen anderen Verfahren, eingesetzt. Dies gilt vor allem für psychoanalytisch arbeitende Therapeuten, aber auch für Verhaltenstherapeuten, die Krebspatienten ein breites Spektrum psychotherapeutischer Ansätze anbieten. Dieses reicht, wie bereits erwähnt, von einzelanalytischen, behavioralen bis zu familientherapeutischen Ansätzen psychodynamischer oder lerntheoretischer Genese, die an der Modifikation von Kommunikations- und Beziehungsmustern ansetzen.

Psychotherapeutische Interventionsmethoden stellen bei Krebskranken immer nur **ergänzende supportive Maßnahmen dar** und sind kein Ersatz für medizinische Verfahren. Dies liegt eindeutig in der Natur der malignen Grunderkrankung begründet, da alle Behandlungsbemühungen gegen den fortschreitenden Krankheitsprozeß und der damit verbundenen Verschlechterung des gesamten Körperzustandes ankämpfen. Die psychologischen Verfahren werden in enger Absprache mit der medizinischen Therapie durchgeführt.

**Therapeutische Ziele** sind eine Verminderung negativer Affekte wie Verunsicherung und Entfremdungsgefühle, Angst vor medizinischer Therapie, Isolation, Verlassenheit sowie eine Minimierung von Fehlinformationen und daraus resultierenden Mißverständnissen. Darüber hinaus ist oft die Kontrolle behandlungsbedingter Beschwerden wie Schmerzen, allgemeiner Ängste, Hilf- und Hoffnungslosigkeit, depressiver Verstimmungen, sowie antizipatorischer Nebenwirkungen wie Übelkeit und Erbrechen indiziert. Für die Behandlung dieser Beschwerden ist es empfehlenswert, behaviorale Methoden mit einzubeziehen. Weitere Ziele sind eine Erhöhung der Selbstverantwortung des Patienten für sein Wohlergehen sowie eine Verbesserung der Compliance mit der notwendigen medizinischen invasiven Diagnostik und Therapie.

Die psychotherapeutische Behandlung weist einige Vorteile gegenüber der medikamentösen Behandlung auf: Sie hat keine unerwünschten Nebenwirkungen und ist flexibel bei verschiedenen Problembereichen einsetzbar. Diese Verfahren bewirken in der Regel schnell meßbare Veränderungen. Die Patienten sind selbst aktiv und erwerben Kompetenzen, die auch in anderen Lebensbereichen eingesetzt werden können. Das häufige Fehlen schwerwiegender depressiver Verstimmungszustände und anderer reaktiver psychiatrischer Störungen erweist sich als günstig in der Anwendung psychologischer Interventionen. Dies gilt besonders für die ersten Erkrankungsphasen, in denen reaktive psychopathologische Störungen *bei weniger als der Hälfte der Patienten* auftreten (Massie/Holland 1990).

Im folgenden werden verschiedene psychotherapeutische Interventionsmethoden bei Krebspatienten, untergliedert in edukative, individual-, gruppenpsychotherapeutische und verhaltenstherapeutische Verfahren sowie Ergebnisse dieser Untersuchungen vorgestellt (Holland/Rowland 1990; Fawzy et al. 1995). Die Verfahren wurden bisher bevorzugt bei psychosomatischen Erkrankungen, nichtmalignen Schmerzsyndromen, Ängsten, sexuellen Funktionsstörungen und anderen Verhaltensproblemen erfolgreich angewendet (Larbig 1982; Larbig et al. 1999). In diesen Interventionsstudien bestimmten psychopathologische Auffälligkeiten, unzureichende Krankheitsbewältigung mit körperlichen Beeinträchtigungen und ausgeprägten vegetativen Symptomen, Inaktivität und sozialer Rückzug sowie psychosoziale Konflikte die Indikation für eine psychologische Behandlung. Positive Therapieeffekte schlugen sich in einer *verbesserten Lebensqualität* sowie in der *Linderung von Tumorschmerzen* und *anderen krankheits- und behandlungsbedingten Symptomen* nieder. Allerdings wurden diese Symptomänderungen nicht in allen Untersuchungen präzise dokumentiert. Bisher gibt es nur wenige methodisch einwandfreie psychotherapeutische Studien bei Krebskranken, die sich experimentell mit der psychotherapeutischen Modulation psychologischer Variablen während der Krebserkrankung beschäftigen.

## 6.1 Edukative Methoden

Edukative Interventionen beziehen sich vorrangig auf **Informationen** und eine **Vermittlung von Bewältigungsreaktionen** mit der Krankheit und geplanten Therapie, die sich im Gegensatz zur oben dargestellten Information und Aufklärung durch die behandelnden Ärzte in einem gesprächstherapeutischen Rahmen über einen längeren Behandlungszeitraum erstrecken.

Durch dieses therapeutische Vorgehen wird die bedrohliche Perspektive der Krankheitssituation im Sinne einer **Neubewertung** entschärft.

Untersuchungsergebnisse zeigen, daß Patienten selten Informationen über ihre Krankheit und medizinische Behandlung erbitten, obwohl sie dies eigentlich wünschen. Vielmehr vertreten sie oft die Auffassung, daß der Arzt Entscheidungen über die Therapie selber fällt. Patienten und Familienangehörige stellen deshalb meist auch keine Fragen, die die eigene Erkrankung betreffen (Beisecker/Beisecker 1990). Untersuchungen zu Einstellungen über Information und Aufklärung nach einer Mammaamputation zeigen, daß Chirurgen **Gespräche** mit einem einfühlsamen und verständnisvollen Arzt als wichtigste, *schriftliche Materialien* als zweitwichtigste Informationsquelle halten. Für Patienten sind eher Broschüren wichtig. Danach rangieren Gespräche mit anderen Patienten, Beratungen mit dem medizinischen Pflegepersonal, Informationen durch Videos, schließlich an letzter Stelle Gespräche mit einem verständnisvollen Arzt (Messerli et al. 1980). Dies verdeutlicht, daß es für kommunikationsbereite Ärzte notwendig ist, die Initiative zu ergreifen und Patienten über ihre Krankheit zu informieren sowie auf Fragen einzugehen.

Jacobs et al. (1983) untersuchten die Wirkung ausführlicher Information bei Patienten mit Morbus Hodgkin mit Hilfe von detaillierten Broschüren über die Krankheit und die Therapie einschließlich therapiebedingter Nebenwirkungen. Nach drei Monaten erhöhte sich in der Interventionsgruppe die Akzeptanz für therapeutische Maßnahmen. Sie zeigte weniger Angst und Depressivität im Vergleich zur Kontrollgruppe ohne diese Informationen. Diese Ergebnisse ließen sich bezüglich des Faktors Angst von Ali und Khalil (1989) durch ein 30-bis 60minütiges Gespräch replizieren.

## 6.2 Individuelle psychotherapeutische Interventionen

*Emotionale* und *soziale Unterstützung, Beratung* und *Empathie* gelten als *zentrale therapeutische Hilfsmittel psychotherapeutischer Verfahren.* In einer Untersuchung von Capone et al. (1980) erhielten Patientinnen mit Malignomen im gynäkologischen Bereich zu Beginn der medizinischen Behandlung eine individuelle beratende psychotherapeutische Intervention über vier Sitzungen. Im weiteren Therapieverlauf erhöhten sich die beruflichen und auch sexuellen Aktivitäten. Nach drei Monaten hatten sie signifikant weniger emotionale Störungen und fühlten sich weniger sozial isoliert als Kontrollgruppenpatientinnen. In anderen Studien mit individueller psychotherapeutischer Beratung unterschiedlicher Dauer (3 – 12 Monate) ließ sich eine Reduktion negativer Affekte erzielen. Die Patienten wurden erfolgreich dazu motiviert, aktiver die verbleibende Lebenszeit zu nutzen (berufliche und Freizeitaktivitäten, Sozialkontakte) und wiesen eine bessere Compliance auf, was zur Verbesserung der allgemeinen Lebensqualität führte (Gordon et al. 1980; Linn et al. 1982). Sie wiesen weniger emotionalen Streß (Worden/Weisman 1984; Forester et al. 1985) auf und setzten effektivere Bewältigungsstrategien und Problemlösetechniken hinsichtlich belastender krankheits- und therapiebedingter Symptome im Vergleich zur medizinischen Kontrollgruppe ein (Worden/Weisman 1984). Nach einer neueren Studie von Greer et al. (1992) und Moorey et al. (1994) profitierten 174 Krebspatienten von kurzen, über 8 Wochen andauernden adjuvanten, individuell zugeschnittenen problemorientierten kognitiv-behavioralen Übungen (u. a. Veränderung negativer angstverstärkender Kognitionen). Sie litten signifikant *weniger unter Streß,* hatten *weniger psychopathologische Symptome wie Angst und Depression,* äußerten *kaum Gefühle der Hilflosigkeit* und waren charakterisiert durch eine *kämpferische Einstellung* gegenüber der Krankheit. Diese Resultate blieben *stabil* im Katamnesezeitraum *von 1 Jahr nach Therapieende.*

Grossarth-Maticek et al. (1984) erreichten in einer Therapiestudie von 20 Therapiesitzungen bei 98 Mammakarzinompatientinnen mit regionalem Lymphknotenbefall mittels psychotherapeutischer Thematisierung traumatischer Erfahrungen in der frühen Kindheit eine deutliche Verlängerung der Überlebenszeiten von 9,4 Monaten im Vergleich zu psychologisch unbehandelten Kontrollpersonen.

## 6.3 Psychotherapeutische Gruppeninterventionen

Vor ca. 20 Jahren wurden erstmals Berichte über psychotherapeutische Gruppen-
interventionsstudien bei Krebspatienten veröffentlicht. Weisman et al. (1980)
verglichen bei Patienten mit heterogenen Krebsdiagnosen ein ambulantes, strukturiertes, edukatives Informationsprogramm plus Entspannungstraining mit
einer Warteliste. Die Patienten erlebten die Gruppengespräche, die sich auf
die Bewältigung der Krankheit, alltägliche Probleme und daraus resultierende
negative Folgen (Angst, Depression, soziale Isolation) konzentrierten, als stüt-
zend und hilfreich. Die Patienten zeigten bei der 6-Monats-Katamnese *Verbesserungen der Bewältigungsfertigkeiten* bezüglich der Krebserkrankung und
kommunikativer Fähigkeiten. Andere Forschergruppen kamen mittels psychotherapeutischer Gruppeninterventionen zu vergleichbaren Resultaten (Johnson
1982; Vachon et al. 1982; Telch/Telch 1986; Cunningham/Tocco 1989).
Gruppeninterventionen wirkten sich positiv auf das Wissen über die Krebs-
krankheit und Therapie, auf Angst (Johnson 1982; Heinrich/Schag 1985; Clain
et al. 1986) und Depression (Clain et al. 1986) aus. In einer Studie von Cella
et al. (1993) gaben die beteiligten Patienten an, daß das Erleben einer Grup-
pengemeinschaft und die gegenseitige Unterstützung die hilfreichsten Faktoren
der Intervention darstellten.

Spiegel et al. (1981; 1989) verglichen in einer methodisch gut kontrollierten
prospektiven Studie eine psychotherapeutische Gruppentherapie mit einer Kontrollgruppe, die lediglich eine unspezifische psychologische Unterstützung erhielt (s. auch ausführlicher Kapitel 3). Patientinnen mit metastasierendem
Mammakarzinom wurden zufällig der Interventionsgruppe (N=50) oder der Kontrollgruppe (N=36) zugeteilt. Die Experimentalgruppen bestanden aus 7 bis 10
Patientinnen. Sie trafen sich wöchentlich 90 Minuten für die Dauer eines Jahres. Darüber hinaus bestand die Möglichkeit, sich auch längerfristig über die
Therapiedauer von 1 Jahr an den Gruppensitzungen zu beteiligen. Die Gruppen
wurden von trainierten Psychiatern oder Sozialarbeitern und einer Patientin, die
sich in Remission befand, geleitet. Jede Sitzung wurde supervidiert. Die Grup-
penstruktur war kollegial. Es bestand ein hoher Zusammenhalt. Es gab wenig
Konfrontation, und alle Gruppenmitglieder dienten untereinander als Bewälti-
gungsmodell. Sie telefonierten miteinander und besuchten sich auch gegensei-
tig in der Klinik. Gesprächsinhalte in den Experimentalgruppen betrafen Diskussionen über Tod und Sterben, damit verbundene familiäre Probleme, kom-
munikative Schwierigkeiten mit Ärzten und der Behandlung sowie die
gemeinsame Planung einer effektiveren Lebensgestaltung in der verbleibenden
Lebenszeit.

Es wurden an vier Meßzeitpunkten während der Therapie verschiedene Fragebögen zur subjektiven Krankheitskontrolle, allgemeinen Stimmung, Coping,
Angst und Vermeidung vorgelegt. Patienten, die über 1 Jahr an den Gruppen
teilnahmen, profitierten deutlich von der Behandlung. Sie litten *signifikant we-*

*Tabelle 4: Durchschnittliche Überlebenszeiten in Monaten (Mittelwerte mit Standardabweichungen)*

| Überlebenszeiten | Kontrollgruppe | Interventionsgruppe |
|---|---|---|
| Studienbeginn bis Tod | 18,9 (10,8) | 36,6 (37,6) |
| Erstdiagnose bis Tod | 81,2 (53,9) | 94,6 (61,0) |
| erste Metastase bis Tod | 43,2 (20,5) | 58,4 (45,4) |

*niger an Angst, Depressionen, Schmerzen, Müdigkeit,* waren *weniger unkonzentriert* und zeigten *adäquate Copingstile* im Umgang mit der Krankheit im Vergleich zur Kontrollgruppe. In einer 10-Jahres-Katamnese ergaben sich retrospektiv signifikant unterschiedliche Überlebenszeiten zwischen beiden Gruppen. In der Experimentalgruppe lebten die Frauen im Mittel noch **36,2 Monate** nach Therapieende, während in der Kontrollgruppe im Mittel die Frauen bereits nach **18,9 Monaten** starben. Die **durchschnittliche Überlebenszeit** war somit in der psychologischen Interventionsgruppe um **ca. 18 Monate länger** (s. Tab. 4).

Die Autoren vermuten als wesentliche psychologische Faktoren für die Lebensverlängerung die *soziale Gruppenunterstützung,* die *verbesserte Compliance* für die medizinische Therapie, *besseres Gesundheitsverhalten* und *vermehrte Aktivitäten* (vgl. Tschuschke 1996).

In einer kontrollierten Gruppenstudie von Fawzy et al. (1994) wurden Melanompatienten mit einer ausschließlich medizinisch behandelten Kontrollgruppe verglichen (s. auch ausführlicher Kapitel 4). Die über 6 Wochen andauernde Behandlung mit wöchentlichen Therapiesitzungen von 1,5 Stunden beinhaltete *edukative Komponenten,* ein *Streßbewältigungsprogramm,* geleitete *Imaginationen* und Anleitungen zur *Selbsthypnose,* eine Vermittlung *aktiver Bewältigungsstrategien* im Umgang mit der Erkrankung und *supportive sozial stützende Maßnahmen* (Informationsbroschüren über die Krankheit, Therapie und mögliche Nebenwirkungen) innerhalb und außerhalb des Gruppensettings. Das **Streßmanagement** bestand aus mehreren Elementen: Schaffung von Streßbewußtsein, Vermeidung oder Veränderung von Streßquellen, Neubewertung von Stressoren und Erlernen von Entspannungstechniken (progressive Muskelrelaxation mit Phantasiereisen oder Selbsthypnose) mit Aufforderung zum täglichen Gebrauch. Mit einfachen Übungen wurden passiv-vermeidende Copingstile identifiziert und alternative aktive behaviorale oder kognitive Bewältigungsstrategien trainiert. Die Notwendigkeit von psychologischer Unterstützung wurde thematisiert und durch das Gruppensetting realisiert. Während der Behandlung wurde darauf geachtet, die erlernten psychologischen Techniken gezielt im Alltag einzusetzen. Zusätzlich wurden die Patienten motiviert, auf verschiedene *präventive Maßnahmen* wie keine Sonnenexposition, Sonnenschutzcreme und schützende Kleidung zu achten. Die Autoren berichteten hinsichtlich verschiedener psychopathologischer Variablen wie Angst, Depression, Müdigkeit, erhöhter Anspannung signifikante Verbesserungen im Vergleich zur Kontrollgruppe. Darüber hinaus wurden in der Experimentalgruppe *signifikant häufiger* Bewältigungsstrategien auf den verschiedenen Verhaltensebenen (behavioral, kognitiv) eingesetzt. Nach Therapieabschluß zeigten auch die **immunologischen Parameter** (Lymphozytenzahl, NK-Zahl, Alpha-Interferon induzierte NK-Zytotoxizität) eine signifikante Zunahme.

In Übereinstimmung mit Daten von Pettingale et al. (1985) und Spiegel et al. (1989) unterschieden sich bei der 6-Jahres-Katamnese beide Gruppen signifikant hinsichtlich der Remissions- und Überlebensrate. In der Experimentalgruppe gab es bei 7 von 34 Patienten eine Remission sowie 3 Todesfälle gegenüber 13 Remissionen und 10 Todesfälle bei den 34 Kontrollpatienten. Es fanden sich signifikante Korrelationen zwischen der **Zunahme aktiven Copingverhaltens mit höheren Überlebensraten.**

### 6.4 Verhaltenspsychologische Interventionen bei Tumorschmerzen

Epidemiologische Daten belegen die Bedeutung des Schmerzproblems bei Krebserkrankten. Schätzungen auf der Basis angloamerikanischer Daten ergaben für die **BRD ca. 300.000 Krebsschmerzpatienten** (Zimmermann/Seemann 1990). Nach neueren WHO-Schätzungen werden in zivilisierten Ländern nur ca. **50 %** der Tumorpatienten schmerztherapeutisch ausreichend versorgt, nur **10 %** in den Entwicklungsländern (Patt 1993). Trotz großer Fortschritte in der medizinischen Therapie sprechen jedoch je nach Art des Primärtumors nur ca. **50 %** der Tumorpatienten auf die medizinische Schmerztherapie an (Cleeland/Tearnan 1986). Die **häufige Therapieresistenz** spricht für zusätzliche verhaltenspsychologische Behandlungsmethoden. Dies entspricht auch den Forderungen des „WHO Cancer Control Programs" (1984–89), das neben der Prävention und der frühen Entdeckung von Krebserkrankungen als drittes Ziel eine effektive multidisziplinäre Schmerztherapie fordert (Cleeland/Tearnan 1986; s. eine ausführliche Darstellung der multidisziplinären Tumorschmerzbehandlung in Larbig et al. 1999).

Da bei allen Tumorerkrankungen das Ausmaß der Schmerzen und anderen Nebenwirkungen in erster Linie von der Krankheitsentwicklung, der Progredienz des Tumorgeschehens, diagnostischen und therapeutischen Maßnahmen bestimmt wird, liegt das Behandlungsziel verhaltenspsychologischer Maßnahmen in einer *verbesserten Schmerzkontrollfähigkeit,* einer *Linderung zytotoxischer und antizipatorischer Nebenwirkungen* und *psychologischen Belastungsreaktionen* (Depressivität und Ängste), einer Hilfe für allgemeine Probleme der Krankheitsbewältigung sowie in einer positiven Beeinflussung der *Compliance* für notwendige medizinische Diagnose- und Therapieverfahren. Dies kann zur allgemeinen Verbesserung der Lebensqualität beitragen. Hinsichtlich der Tumorschmerztherapie kann im Vergleich zu benignen Schmerzerkrankungen nicht erwartet werden, daß eine psychologische Therapie, wie z. B. bei der Migräne, zur vollständigen Remission der Schmerzen führt. Behaviorale Interventionen lassen sich entsprechend den drei Verhaltensebenen unterteilen in

1. kognitive Therapieansätze auf der subjektiv-verbalen Ebene,
2. aktivierende (operante) Maßnahmen auf der motorisch-verhaltensmäßigen Ebene (u. a. Mimik, Gestik, Haltung, Schonbewegungen und Medikation),
3. Entspannung, Hypnose und Biofeedback auf der physiologischen Ebene (z. B. erhöhte muskuläre, vaskuläre Streßreaktionen).

Die verhaltenspsychologische Behandlung weist einige vorteilhafte Besonderheiten gegenüber der medikamentösen Behandlung auf: Sie hat keine unerwünschten Nebenwirkungen, ist flexibel bei verschiedenen Problembereichen einsetzbar (Schmerzen, antizipierten Nebenwirkungen) und kann von Personen mit unterschiedlichem beruflichem Hintergrund durchgeführt werden (Ärzten, Psychologen, Sozialpädagogen, Krankenpflegepersonal). Diese Verfahren bewirken in der Regel schnell meßbare Veränderungen. Die Patienten sind selbst aktiv und erwerben Kompetenzen, die auch in anderen Lebensbereichen eingesetzt werden können.

In der verhaltenspsychologischen Behandlung von Tumorschmerzen sind eine Reihe von Besonderheiten zu beachten, die in anderen Bereichen der Verhaltensmedizin nicht bedeutsam sind. So beinhaltet z. B. die Behandlung benigner Schmerzen Ziele, die für die Behandlung maligner Schmerzen oft nicht gelten:

(1) Verringerung oder Beseitigung von Schmerzbeobachtung und Schmerzberichten,
(2) Erhöhung des körperlichen Aktivitätsniveaus und
(3) Absetzen analgetischer oder anderer palliativer Medikation.

Ad (1): Obwohl ständige Schmerzberichte oft zum Rückzug von Bekannten und Familienmitgliedern führen, ist es wichtig, den Patienten zu ermutigen, Schmerzen mitzuteilen, da sie eine Veränderung des Krankheitszustandes signalisieren können. **Genaue Schmerzberichte** sind außerdem für eine adäquate analgetische Dosierung wichtig.

Ad (2): Liegt eine progressive maligne Erkrankung vor, sind *aktivierende Maßnahmen* oft *kontraindiziert*. So besteht aufgrund metastatischer Prozesse im Skelettsystem, besonders in der Wirbelsäule, aufgrund erhöhter körperlicher Aktivität eine erhebliche Frakturgefahr.

Ad (3): Der wichtigste Unterschied zwischen der Behandlung maligner und benigner chronischer Schmerzen bezieht sich auf das **Medikationsverhalten.** Eine Reduktion von Analgetika ist oft ein Behandlungsziel bei chronischen nichtmalignen Schmerzen aufgrund der Gefahr der psychischen und körperlichen Abhängigkeit bei langfristiger Medikamenteneinnahme. Bei Tumorschmerzen ist eine Reduzierung der Analgetika *meist nicht indiziert*. Im Gegenteil ist die langfristige Verordnung z. B. von **Opioiden** oft notwendig, um therapeutisch sonst schwer zu beeinflussende Tumorschmerzen zu lindern. Auch sollten die Patienten ermutigt werden, Analgetika mit Nachdruck zu fordern (Schulung der sozialen Kompetenz).

Bisher liegen nur wenige kontrollierte Untersuchungen über langfristige Erfolge verhaltensmedizinischer Behandlungsverfahren bei Tumorschmerzen vor. Im folgenden wird die Effektivität verhaltensmedizinischer Interventionen bei Krebspatienten am Beispiel der Therapie von Schmerzen und antizipatorischen Nebenwirkungen demonstriert.

## Operante Verfahren

Bei Krebsschmerzpatienten sind operante Verfahren angezeigt, wenn die funktionale Bedingungsanalyse zeigt, daß *psychologische und soziale Faktoren* bei der *Aufrechterhaltung oder Verschlimmerung der Schmerzen* eine wesentliche Rolle spielen (Ahles 1987). Operante Studien wurden bisher bei Krebsschmerzen noch kaum durchgeführt.

Operante Verfahren konzentrieren sich, im Gegensatz zu anderen psychologischen Verfahren, nicht primär auf eine Schmerzreduktion (Fordyce 1976). Ziele in der operanten Behandlung chronischer Tumorschmerzen sind der *Abbau schmerzverstärkender Konsequenzen* sowie der *Aufbau schmerzhemmenden Verhaltens*. Auf diese Weise können Schmerzreaktionen reduziert und schmerzbedingte Einschränkungen aufgehoben werden. Ein weiteres wichtiges Ziel ist eine *Verbesserung sozialer Beziehungen* einschließlich häufig auftretender Sexual- und Partnerschaftsprobleme unter Einbezug des Partners. Durch den Abbau sozialer Ängste und Unsicherheiten verlieren die Schmerzen ihre bisherige Vermeidungsfunktion. Eine Erhöhung des Aktivitätsniveaus ist, wie bereits oben betont, nicht generell indiziert. Es kann z. B. durch gezielte körperliche Aktivierung im Rahmen *krankengymnastischer Übungen* eine Verbesserung der Beweglichkeit und Kräftigung der Muskulatur angestrebt werden. Allerdings muß zuvor abgeklärt werden, ob bestimmte Aktivitäten kontraindiziert sind (z. B. Gefahr von *Knochenbrüchen bei Metastasenbildung*). Ein operantes, krankengymnastisches Übungsprogramm zur körperlichen Aktivierung wird beispielhaft bei einem Patienten mit Kehlkopfkrebs, der nach Tumoroperation und Strahlenbehandlung unter chronischen Schmerzen im Bereich von Hals, Nacken und Schultern litt, demonstriert (s. Abb. 3). Der Aktivitätsanstieg wurde durch Quotenpläne für körperliche Übungen sowie durch positives Feedback und verbales Lob gefördert. Mit Hilfe eines Vertrages wurden die Ziele im voraus festgelegt.

*Rechte Seite:*
*Abbildung 3: Operantes, krankengymnastisches Übungsprogramm zur Kräftigung der Schulter-Nacken-Muskulatur (Die Zahlen in Kästchen = Anzahl der Wiederholungen pro Übung).*

## Übungsprogramm zur Kräftigung der Schulter-Nacken-Muskulatur

**Vertrag:** Hiermit verpflichte ich mich zu dem Versuch, mein Tagesziel im Übungsprogramm zu erreichen. Wenn ich meine Tagesziele erreiche, werde ich mich jedesmal selbst belohnen. Wenn es es nicht schaffe, werde ich mich jedesmal selbst bestrafen.

Meine Steigerung in der 1. Woche beträgt: nach 3 Tagen 1 zusätzlicher Übungsdurchgang

| Datum und Uhrzeit | Tagesziel Übung 1: abwechselnd mit rechter und linker Hand zum Hinterkopf greifen | Tagesziel Übung 2: Schultern nach oben ziehen und wieder fallen lassen | Tagesziel Übung 3: Schultern vorwärts und rückwärts kreisen | Tagesziel Übung 4: Kopf nach rechts und nach links drehen | Tagesziel Übung 5: Kopf in den Nacken und auf die Brust drücken | Tägliche Belohnung | Tägliche Bestrafung | Ergebnis: wenn Sie Ihre Tagesziele erreicht haben |
|---|---|---|---|---|---|---|---|---|
| Montag, 15. November 10 Uhr | 3 | 5 | 5 | 4 | 2 | eine extra Tasse Kaffee | keine Zeitung lesen | |
| Dienstag, 16. November 10.15 Uhr | 3 | 5 | 5 | 4 | 2 | heißes Schaumbad | kalte Dusche | |
| Mittwoch, 17. November 10 Uhr | 3 | 5 | 5 | 4 | 2 | ein leckerer Nachtisch nach dem Mittagessen | keine Vorspeise | |
| Donnerstag, 18. November 10.30 Uhr | 4 | 6 | 6 | 5 | 3 | eine neue Zeitschrift kaufen | kein Fernsehen | |
| Freitag, 19. November 10.45 Uhr | 4 | 6 | 6 | 5 | 3 | Spätfilm im Fernsehen anschauen | um 21 Uhr zu Bett gehen | |
| Samstag, 20. November 10 Uhr | 4 | 6 | 6 | 5 | 3 | bis 9 Uhr ausschlafen | um 7 Uhr aufstehen | |
| Sonntag, 21. November 11 Uhr | 4 | 6 | 6 | 5 | 3 | 10 DM für neue CD zurücklegen | die Toilette putzen | |

**Bonus:** Wenn ich an allen sieben Tagen meine Ziele erreiche, belohne ich mich mit einem Blumenstrauß

Ich verpflichte mich, mein Übungsprogramm jeden Tag um 10 Uhr zu beginnen

Schmerzhemmende Wirkungen aktivitätssteigernder Übungen beruhen auf einer:

- Abnahme des Vermeidungs- und Schonverhaltens und damit verbundener negativen Verstärkung;
- Zunahme des sozialen Wirkungsfeldes und der damit einhergehenden positiven Verstärkung;
- antidepressiven Wirkung durch Ablenkung von den Schmerzreizen;
- körperlichen Konditionsverbesserung;
- Normalisierung des Schlafes (Birbaumer/Larbig 1986; Wittchen et al. 1989; Larbig et al. 1999).

Bei manchen Schmerzpatienten ist nicht Inaktivität, sondern **Überaktivität** für das Auftreten oder die Zunahme von Schmerzen verantwortlich. In diesem Fall werden Patienten angeleitet, *Ruhephasen im Tagesablauf* einzuplanen. Zur erfolgreichen Umsetzung dieser Maßnahme kann es auch notwendig sein, übertriebene Leistungsansprüche mit Hilfe *kognitiver Techniken* („kognitive Umstrukturierung") zu reduzieren.

Generell ist es sinnvoll, zu Beginn aktivierender Maßnahmen klare Ziele zu verabreden, um Überforderungen zu vermeiden. Es sollten körperliche Fähigkeiten so gefördert werden, daß sie nicht durch Schmerzen blockiert werden. Man unterscheidet **Kurz- und Langzeitziele.** Krebspatienten mit ungewisser Zukunft konzentrieren sich zunächst auf kurzzeitige Tagesziele, da langzeitige Ziele oft mit Versagen und Enttäuschung verbunden sind. Langzeitziele können dann bei erfolgreichem Fortgang der Therapie diskutiert werden, um dem Patienten neue *Perspektiven* zu eröffnen.

Positive Erfahrungen mit kurzen täglichen körperlichen Aktivitäten bilden die Basis für spätere längere Ausflüge. Zunehmende Bewegungsübungen sollten spezifisch verstärkt werden: „Wenn ich 15 Min. spazieren gehe, kann ich anschließend ausruhen." Im Rahmen eines Selbstverstärkungsprogramms mit zunehmender Aktivität können Kurzzeitziele allmählich verändert werden, indem bisher vermiedene Aktionen (z. B. „täglich zwei Stunden am Schreibtisch zu arbeiten") mit angenehmen Tätigkeiten („täglich mehr Zeit mit meinen Enkeln zu verbringen") gekoppelt werden.

Operante Therapieprogramme umfassen auch die Kontrolle der Medikation. Hierbei ist darauf zu achten, Medikamente, insbesondere Opioide, in der Schmerztherapie **zeit- und nicht schmerzkontingent** in fixierten Abständen vor Auftreten von Schmerzen zu verabreichen, so daß psychologische Konditionierungseffekte und damit die *Suchtgefahr* vermieden wird. Es kann hierdurch eine **kontinuierliche Schmerzfreiheit** erreicht werden. Gleichzeitig wird durch dieses Medikationsverhalten die Selbständigkeit und eigene Kontrollfähigkeit des Patienten verbessert. Als Orientierungshilfe haben sich in der schmerztherapeutischen Versorgung der Tumorpatienten **Stufenpläne** (s. Tab. 5) mit wenigen Medikamentengruppen bewährt, die in der Regel für eine effektive Tumorschmerzbehandlung ausreichen (WHO 1986; Larbig et al. 1999).

*Tabelle 5: Medikamentöser Stufenplan beim Tumorschmerz (A = Analgetikum; ASS = Acetylsalicylsäure)*

| Indikation (Schmerzstärke) | Medikamente | Dosis/oral (mg/d) |
|---|---|---|
| *1. Stufe:* | *peripheres A.* | 4–6 Std |
| leicht bis mäßig | ASS, Paracetamol | 500–1000 |
| konstant | Metamizol | 750–1000 |
| | Diclofenac | 100– 200 |
| *2. Stufe:* | *periph. A. + Opioid* | 4–6 Std |
| mittel bis stark | Nedolon (Codein) | 30– 100 |
| | Paracetamol | 500–1000 |
| *3. Stufe:* | *starkes Opioid* | 4–6 Std |
| sehr stark | Temgesic | 0,6– 4,8 |
| | Morphin ret. | 20–60 |
| | | 8–12 Std |

Der bürokratische Umgang mit den inzwischen zwar gelockerten, aber nach wie vor aufwendigen Bestimmungen des *Betäubungsmittel-(BtM)-Rechtes* stellt bei den Ärzten nach wie vor ein großes Hemmnis für häufigere BtM-Verordnungen dar. Der beschränkende Einfluß dieser Vorschriften (u. a. spezielle Genehmigung zum Verschreiben der BtM-Rezepte, besondere BtM-Rezeptformulare, Beachten täglicher Höchstmengen) hat dazu geführt, daß die Ärzte sehr zurückhaltend und vorsichtig Opioide verordnen. Unberechtigte Befürchtungen hinsichtlich einer **Suchtgefahr** und **Atemdepression** sind weitere Faktoren dafür, daß Opioide bei oft unerträglichen Krebsschmerzen nicht oder nur unzureichend verordnet werden. Eine inadäquate Schmerzmitteleinnahme kann mit Hilfe eines *Schmerztagebuches* leicht festgestellt werden. Ergibt die Analyse des Schmerztagebuchs, daß

– Schmerzmittel unregelmäßig eingenommen werden,
– der Patient Schmerzmittel erst dann einnimmt, wenn die Schmerzen schon sehr stark sind,
– der Patient versucht, die Schmerzmitteleinnahme so lange hinauszuzögern, bis die Schmerzen nicht mehr auszuhalten sind,

dann sollte die Schmerzmitteleinnahme modifiziert werden. Der Patient wird dann unterwiesen, Medikamente nicht erst nach dem Auftreten bzw. der Zunahme der Schmerzen einzunehmen, sondern regelmäßig nach einem **festgesetzten Zeitplan**. Bei der oralen Schmerztherapie sollte nach dem Prinzip der *Antizipation* die nächste Medikamentenapplikation bereits vor dem Rückgang der Analgesie erfolgen, bevor der Patient erneut ein Medikament wünscht (Klaschik 1994).

Operante Behandlungen sollten *nahe Bezugspersonen* in die Behandlung miteinbeziehen, da sie die wichtigsten Verstärker darstellen. Zuwendung ist ein wichtiger positiver Verstärker für Schmerzverhalten, hat jedoch auch wie jeder Trost oder Zuspruch eine schmerzhemmende Funktion, die abhängig ist von der Erklärung, die sich der Patient über die Ursache der Zuwendung macht. Erfolgt Zuwendung nicht zeitlich kontingent auf Schmerzäußerungen, sondern auf *Bewältigungsversuche* (Entspannung, Aktivität, Humor), kommt es nicht zum operant konditionierten Schmerzanstieg. Auf diese Weise werden selbständige Aktivitäten angeregt und gleichzeitig verhindert, daß die Patienten in kindliche Abhängigkeit zur Familie geraten (Bloom et al. 1978). Wie bereits angesprochen, sollten Krebsschmerzpatienten beim Auftreten „neuer" Schmerzen angeregt werden, diese *frühzeitig mitzuteilen,* da sie meist eine Veränderung des Krankheitsprozesses signalisieren. Auf diese Weise können rechtzeitig medizinische Maßnahmen zur Schmerztherapie eingeleitet werden.

Maßnahmen zur Förderung der *sozialen Kompetenz* bestehen darin, belastende Gefühle offen auszudrücken, Wünsche und Bedürfnisse gegenüber nahen Angehörigen direkt zu äußern sowie auch Klinikpersonal und andere Bezugspersonen um Hilfe zu bitten. Darüber hinaus ist es oft notwendig, das soziale Netz zu erweitern.

Neben operanten Aktivitätsprogrammen ist eine *koninuierliche Information* über das Krankheitsgeschehen, über geplante medizinisch-therapeutische Maßnahmen und damit über Möglichkeiten notwendig, direkt den Behandlungsverlauf zu beeinflussen. Auf diese Weise führt eine umfassende soziale Unterstützung zur deutlichen Reduktion von Hilf- und Hoffnungslosigkeit, zur Verbesserung des subjektiven Befindens und der Compliance auch für unangenehme medizinische Prozeduren.

Operante Maßnahmen können in ihrer Effektivität beeinträchtigt werden, wenn der ständige Umgang mit Tumorpatienten auf Dauer psychisch belastend wird. Dies kann zur Demotivation, d. h. zum „Burnout-Syndrom" (Überlastungssyndrom) führen (s. weiter unten Abschnitt 11, S. 82).

*Kognitiv-verhaltenstherapeutische Ansätze*

Ausgangspunkt für kognitive Therapieziele ist die Annahme, daß Schmerzpatienten aufgrund der Hilflosigkeit und Unkontrollierbarkeit im Umgang mit Schmerzen negative Erwartungen hinsichtlich ihrer Fähigkeit haben, selbst etwas gegen die Schmerzen tun zu können. Besonders Krebsschmerzpatienten erleben häufig, daß sie von der Hilfe durch Familienmitglieder, Freunde und Behandlungspersonal abhängig sind. Die zunehmende *Abhängigkeit* wirkt belastend und verstärkt Gefühle fehlender Kontrolle über eigene Lebensumstände. Allgemeine Therapieziele:

- Abbau von Hilflosigkeit und Ängsten, dem Schmerz ausgeliefert zu sein,
- Aufbau von Vertrauen in die eigene Kompetenz,
- Vermittlung von Bewältigungsfertigkeiten,
- Förderung der Eigenaktivität und Selbstkontrolle,
- Verbesserung der Schmerzbewältigung, d. h. Verbesserung der Lebensqualität trotz Schmerzen,
- Abbau von intensiven Durchhaltestrategien trotz Schmerz,
- Stärkung von Hoffnung und Zuversicht.

Ein weiterer Schwerpunkt kognitiver Therapieansätze liegt darin, *bereits vorhandene Bewältigungsstrategien zu verstärken* und zu erweitern sowie motorische Verhaltensweisen, Kognitionen (z. B. negative Gedanken, Erwartungen und *negative Selbstinstruktionen,* Angst vor schmerzbedingtem Kontrollverlust und körperlicher Entstellung) und Emotionen zu verändern, die schmerzauslösend bzw. schmerzverstärkend sind. Dies kann erreicht werden, indem der Patient lernt, seine Aufmerksamkeit vom Schmerz auf andere, positiv besetzte kognitive Inhalte zu lenken (McCaul/Malott 1984). Hierbei werden *positive, schmerzinkompatible Gedanken* und *Vorstellungen* bildhafter Art meist in Kombination mit Entspannungsverfahren zur Schmerzinhibition benutzt (Frommberger/Wichmann-Dorn 1993).

Jay et al. (1986) und Varni et al. (1986) entwickelten ein umfangreiches kognitives Behandlungsprogramm für krebskranke Kinder zur Schmerzbehandlung während schmerzhafter medizinischer Therapien, das u. a. Modellfime, Atemtechniken, positive Verstärkung und geleitete Imagination beinhaltete. Dieses Programm wurde in einer kontrollierten Studie bei krebskranken Kindern überprüft und erzielte signifikante Reduktionen des Schmerzverhaltens während einer Knochenmarkpunktion im Vergleich zu Kontrollgruppen (Varni et al. 1986). In einer Therapiestudie bei Brustkrebspatientinnen ließen sich mit Hilfe kognitiver Techniken Angst sowie die Kortisolspiegel im Harn erfolgreich reduzieren (Davis 1986; Fawzy et al. 1995).

Übereinstimmend mit diesen Ergebnissen stehen Befunde einer vergleichenden Therapiestudie bei verschiedenen Krebserkrankungen (u. a. Brustkrebs, Tumoren der Kopf-Hals-Region, Leukämien). Es ließen sich durch kognitiv-verhaltenspsychologische Maßnahmen mit 1 – 2 wöchentlichen Sitzungen über die Dauer von 3 – 5 Monaten affektive Symptome (Angst und Depression), Übelkeit und Schmerzen im Vergleich zur medizinischen Kontrollgruppe deutlich reduzieren (Larbig/Miltner 1996).

*Kognitive Ablenkungstechniken* eignen sich auch zur Therapie chemotherapeutisch induzierter körperlicher Nebenwirkungen. Ziel aktiver Ablenkungsstrategien ist ähnlich wie bei der Hypnose eine verstärkte Konzentration auf positive Reize (angenehme Vorstellungsbilder, Musik hören) und Aktivitäten (z. B. Videospiele), die während der Chemotherapie durchgeführt werden können. Die Patienten sollen auf diese Weise lernen, sich von unangenehmen Empfindungen und potentiellen konditionierten Reizen abzulenken. Wie an 41 meist jugendlichen Patienten im Vergleich zur Kontrollgruppe gezeigt werden konnte, resultierte eine erfolgreiche Ablenkung in klinisch bedeutsamer *Reduktion von antizipatorischer Nausea* und *Angst* (Redd et al. 1987).

Bekannt wurden unkontrollierte Untersuchungen von Simonton und Simonton (1975), in denen Krebspatienten zur Schmerzlinderung Entspannungsübungen und intensive visuelle Vorstellungsbilder verwendeten wie z. b.: Krebszellen sind „etwas Neutrales, Schwaches, Ungeordnetes, sie zerbröckeln".

Bei der Strahlentherapie wurden *Visualisierungen* verwendet, z. B.: Strahlen beinhalten „Millionen von Energiekügelchen". Bei der chemotherapeutischen Behandlung wurden Vorstellungen benutzt wie: Die Chemotherapie ist „ein Gift", weiße Blutkörperchen sind „sehr stark und angriffslustig". Während dieser Visualisierung stellt sich der Patient z. B. vor, daß wilde Tiere (weiße Blutkörperchen) die Krebszellen vernichten. Diese Vorstellungsbilder sollen die Überzeugung eigener erfolgreicher Kontrolle über die Krebserkrankung verstärken. Bisher gibt es keine klinisch-empirischen Belege für die Behauptung, daß mit Hilfe derartiger gezielter Imaginationen ein Rückgang der Krebserkrankung bewirkt wurde.

## Entspannungstraining

Das Entspannungstraining stellt eine psychologische Basistherapie in der verhaltenstherapeutischen Schmerzbehandlung dar, wobei Trainingsinstruktionen zur *aktiven An- und Entspannung* der Skelettmuskulatur gegeben werden. Oft wird auch die verkürzte progressive Muskelentspannung ohne Muskelanspannung durchgeführt (Bernstein/Borkovec 1990). Mittels geleiteter meditativer Selbstinstruktionen kann die **physiologisch-vegetative Desaktivierung** vertieft werden. Die Entspannung reduziert auf der physiologischen Ebene:

- muskuläre Verspannungszustände (Senkung des Muskeltonus),
- vegetative Erregungszustände (u. a. Senkung der Herzfrequenz, des Blutdrucks, der Atemfrequenz),
- Nebenwirkungen der Chemotherapie und verbessert die Kontrolle über antizipierte Ängste, Übelkeit und Erbrechen.

Entspannungsverfahren beeinflussen auch die kognitiv-emotionale Ebene des Schmerzgeschehens:

- Abnahme von Angst,
- Ruhe, Gelassenheit und allgemeines Wohlbefinden,
- Ablenkung vom Schmerz,
- Gefühl der Kompetenz, Abnahme des Gefühls von Hilflosigkeit.

Darüber hinaus wird durch gezielte Muskelentspannung der **Schmerz-Spannungs-Zirkel** unterbrochen. Indikationen für Entspannungsverfahren sind Wechselwirkungen zwischen Schmerzen und muskulären Anspannungen. Sehr häufig wird als Entspannung die **progressive Muskelrelaxation** (PMR) und das **autogene Training** (AT) eingesetzt. Die PMR eignet sich besser bei chronischen Schmerzproblemen. Sie ist leichter und schneller erlernbar, verlangt keine suggestiven Fähigkeiten und eignet sich für die aktuelle Streß- und Schmerzbewältigung im Alltag besonders gut, da sie schnell abrufbar ist. Darüber hinaus ist die Wirksamkeit der PMR bei chronischen Schmerzproblemen empirisch besser abgesichert als beim AT. Praktische Einführungen ins AT finden sich bei Florin (1978) und Kleinsorge (1991). Im folgenden wird die PMR näher dargestellt.

Die progressive Muskelrelaxation (auch: progressive Muskelentspannung, Jacobson-Training) wurde von dem amerikanischen Physiologen und Internisten Edmund Jacobson entwickelt. Die heutige Form der PMR orientiert sich an Vorschlägen von Bernstein und Borkovec (1990). Sie ruft als **„körpernahes"** **Verfahren** bei chronischen Schmerzpatienten meist eine hohe Akzeptanz hervor. Im Vordergrund des Trainings steht die schrittweise An- und Entspannung von Muskelgruppen. Die Aufmerksamkeit wird auf unterschiedliche Empfindungen während der Anspannung und Entspannung gelenkt. Die systematische An- und Entspannung wird zu Beginn der Übungen auf maximal 16 Muskelgruppen angewendet. Im folgenden Schema wird die Abfolge der Muskelgruppen wiedergegeben.

*Reihenfolge der Anspannung in den Muskelgruppen bei der progressiven Muskelrelaxation*

**Arme**
- rechte Faust ballen
- rechter Ellbogen beugen, Oberarm anspannen
- rechter Arm ausstrecken, Oberarm anspannen

Dieselben Übungen anschließend mit dem linken Arm durchführen, für Linkshänder ist die Reihenfolge der Arme umgekehrt.

**Gesicht und Nacken**
- Augenbrauen heben, Stirn anspannen
- Augen zusammenkneifen, Nase rümpfen
- Zähne aufeinanderbeißen, Mundwinkel nach hinten ziehen, Zunge gegen den Gaumen drücken
- Kopf nach hinten in den Nacken drücken, Nackenmuskeln anspannen
- Kinn gegen die Brust drücken, Halsmuskeln anspannen

**Schultern, Brust, Bauch, Rücken, Gesäß**
- Schultern nach hinten ziehen
- Schultern nach vorne ziehen
- ein hohles Kreuz machen, Schultern nach hinten ziehen, Gesäß anspannen
- einen runden Rücken machen, Schultern nach vorne ziehen, Bauch einziehen, Gesäß anspannen

→

**Beine**

• rechter Oberschenkel anspannen
• rechter Fuß in Richtung Gesicht ziehen
• rechter Fuß strecken, den Fuß nach innen drehen, Zehen beugen

Dieselben Übungen anschließend mit dem linken Bein durchführen, für Linkshänder ist die Reihenfolge der Beine umgekehrt.

**Beendigung**

„Zur Beendigung der Entspannungsübung zählen Sie rückwärts von 4 bis 1:

• bei 4 bewegen Sie Füße und Beine
• bei 3 bewegen Sie Hände und Arme
• bei 2 bewegen Sie Kopf und Hals
• bei 1 öffnen Sie die Augen."

Wenn der Patient gelernt hat, sich zu entspannen, werden die 16 Muskelgruppen zunächst auf 7, später auf 4 Muskelgruppen reduziert. Hierdurch lernt der Patient, sich zunehmend rascher zu entspannen. Während der PMR konzentriert der Patient seine Aufmerksamkeit zusätzlich auf die **Atmung.** Hierzu eignen sich folgende Instruktionen:

„Atmen Sie leicht und ruhig. Atmen Sie tief ein und langsam aus. Konzentrieren Sie sich auf die Entspannung beim Ausatmen."

Der Patient wird instruiert, bei jedem Ausatmen ein von ihm ausgewähltes Signalwort für Entspannung, z. B. „Ruhe", „ruhig", „entspannt", lautlos zu sich zu sagen:

„Nun sagen Sie, ganz im Stillen und nur für sich, mit jedem Ausatmen Ihr Entspannungswort: ‚… Ruhe … Ruhe … Ruhe …'."

Der Therapeut wiederholt das Signalwort mehrmals zeitgleich mit der Ausatmung des Patienten. Schließlich übernimmt er durch Selbstinstruktion die Kopplung von Signalwort und Ausatmen. Wenn der Patient gelernt hat, sich mit Hilfe des Signalwortes zu entspannen, kann er es als *konditionierten Entspannungsreiz* in *alltäglichen Schmerz-, Anspannungs- oder Angstsituationen* anwenden. Diese **konditionierte** bzw. **differentielle Entspannung** ist eine geeignete Methode, mit Hilfe eines individuellen Signals eine sofortige Entspannungsreaktion zur **aktuellen Streßbewältigung** auszulösen. Dieses Verfahren erleichtert auch den Transfer in den Alltag.

   Chronische Schmerzpatienten sollten während der PMR darauf achten, die Muskelgruppen *nur leicht anzuspannen,* um keine muskulär bedingten Schmerzen hervorzurufen. **Schmerzhafte Muskelgruppen** sollten nicht in die PMR miteinbezogen werden. Initiale Unruhe, ablenkende Gedanken, Schmerzzunahme, Schwindel, Muskelspasmen, Einschlafen, Husten oder Niesreiz werden häufig von Schmerzpatienten berichtet. Die Ursache liegt oft darin, daß Außenreize während der Entspannung stärker in den Hintergrund treten mit der Konsequenz einer intensiveren Fokussierung der Aufmerksamkeit auf den eigenen Körper und auf schmerzhafte Körperregionen. Hierauf ist der Patient vor Beginn der Entspannungsübungen vorzubereiten.

Regelmäßiges tägliches Üben der PMR mit Hilfe von Tonbandkassetten bietet eine gute Voraussetzung für schmerzlindernde Effekte, wenngleich diese in der Regel nicht sofort, sondern erst nach einigen Tagen zu erwarten sind. Hilfreich ist die *Assoziation der Entspannung mit schmerzauslösenden Situationen oder Gedanken,* um auf diese Weise deren Einfluß auf das Schmerzgeschehen zu verringern. Entspannungsverfahren sind auch bei akuten Schmerzen, muskulären Verspannungen sowie Erwartungsängsten vor diagnostischen oder therapeutischen Eingriffen indiziert (Cobb 1984).

Regelmäßiges PMR-Training kann bei Krebspatienten mit zu starken Schmerzen, körperlicher Schwäche und Konzentrationsstörungen problematisch sein (Bayuk 1985; Cobb 1984). In diesen Fällen sind imaginative Verfahren bzw. Hypnose indiziert. Komplikationen können bei niedrigem Blutdruck, Atem-, Herzerkrankung oder Stoffwechselstörungen auftreten.

Die Effizienz des Entspannungstrainings wurde bei chronischen Schmerzproblemen in vielen Untersuchungen belegt (Flor 1991; Frommberger/Wichmann-Dorn 1993). Entspannungsverfahren sind bei Krebspatienten indiziert, wenn Erwartungsängste vor diagnostischen oder therapeutischen Verfahren (z. B. Chemotherapie) Nebenwirkungen wie Schmerzen, Übelkeit oder Erbrechen hervorrufen, wobei antizipatorische Ängste zu verstärkten Muskelverspannungen führen können (Cobb 1984). Kontrollierte Gruppenstudien belegen für diese Methode im Vergleich zu verschiedenen Kontrollbedingungen bei Krebspatienten signifikante und klinisch bedeutsame Auswirkungen auf Häufigkeit, Dauer und Intensität von *Nausea und Erbrechen,* sowie auf *Angst, Depression und Nahrungsaufnahme.* Gute Effekte ließen sich vor allem dann erzielen, wenn die Entspannung während und nach chemotherapeutischen Infusionen durchgeführt wurde (Carey/Burish 1988; Burish et al. 1991). Positive Langzeiteffekte ließen sich bei 86 Krebspatienten mit behandlungsbedingten Nebenwirkungen über einen Follow-up-Zeitraum von 6 Monaten mit Hilfe von Entspannung und Ablenkungstechniken erreichen (Baider et al. 1994). Bei körperlich erschöpften Krebspatienten mit starken andauernden Schmerzen sind regelmäßige Entspannungsübungen oft schwierig durchführbar, so daß in diesen Fällen kognitive Ablenkungstechniken oder Hypnose angezeigt sind (Bayuk 1985; Cobb 1984).

## Biofeedback

Beim Biofeedback handelt es sich um ein Verfahren zur willentlichen Kontrolle physiologischer Vorgänge, die normalerweise **nicht bewußt** ablaufen. Patienten lernen mit Hilfe elektronischer Hilfsmittel und einer verständlichen *opti-*

*schen oder akustischen Rückmeldung* über den Erfolg einer erreichten Veränderung spezifischer physiologischer Prozesse (z. B. Muskelspannung, Blutdruck, Herzfrequenz oder elektrische Hirnaktivität) symptomrelevante physiologische Vorgänge in die gewünschte Richtung (z. B. Desaktivierung) zu beeinflussen. Bei Krebspatienten kann dieses Verfahren indiziert sein, da es aufgrund kontingenter Verstärkung den *Glauben an die eigene Kontrollfähigkeit* bestimmter Körperbereiche wiederherstellt. In einigen Biofeedbackuntersuchungen zur Kontrolle antizipatorischer Nebenwirkungen wurde die Hauttemperatur der Hand bzw. die Frontalis-Muskelaktivität im Stirnbereich als Indikator sympathikotoner Aktivierung verwendet. Die Patienten sollten zunächst lernen, die Temperatur zu erhöhen bzw. den Muskeltonus zu reduzieren. Auf diese Weise ließ sich eine allgemeine Desaktivierung in Antizipation und während der Chemo- bzw. Radiotherapie erreichen. Die Ergebnisse zeigen im Vergleich zu Kontrollgruppen eine signifikante Abnahme der Häufigkeit, Dauer und Intensität von *Nausea, Erbrechen und Angst* (Lyles et al. 1982; Cannici et al. 1983; Carey/Burish 1988).

In der Behandlung von Tumorschmerzen gibt es bisher nur wenig kontrollierte Biofeedbackstudien, u. a. von Fotopoulos und Mitarbeiter (1979; 1983) bei terminalen Krebsschmerzpatienten. In dieser Untersuchung erzielte die kombinierte Anwendung von **EMG- und EEG-Theta-Biofeedback** innerhalb von 20 Sitzungen bei Patienten durch Kontrolle über den **Theta-Rhythmus** eine signifikante Schmerzreduktion. Allerdings ließ sich eine Generalisierung der Schmerzkontrolle in der häuslichen Umgebung nur bei zwei Patienten demonstrieren. In einer Follow-up-Studie erreichten drei Patienten mit Hilfe von EMG- und PGR-Biofeedback eine Reduktion der Analgetika sowie zwei Patienten eine Schmerzreduktion im Alltag (Fotopoulos et al. 1983). Obgleich diese Untersuchungen keine Kontrollgruppen verwendeten, ist zu berücksichtigen, daß positive Effekte auftraten, obwohl es sich um schwerkranke und gegenüber anderen Schmerztherapieverfahren resistente Patienten handelte.

Bei Brustkrebspatientinnen ließ sich mit Hilfe des EMG-Biofeedbacks und Ablenkungstechniken Angst reduzieren sowie immunologische T-Zellen-Parameter wie *NK-Aktivität und Anzahl der Lymphozyten* im Blutplasma deutlich erhöhen. Darüber hinaus fanden sich starke Anstiege in der Skala zur Messung des kämpferischen Umganges mit der Krebserkrankung („fighting spirit"; Gruber et al. 1993).

*Systematische Desensibilisierung*

Dieses klassische verhaltenstherapeutische Verfahren eignet sich besonders gut zur Behandlung antizipatorischer Nebenwirkungen, da es sich unmittelbar aus dem oben beschriebenen *Konditionierungsmodell zur Entstehung antizipatorischer Symptome* ableiten läßt. Mit dieser Behandlungsmethode wird der Lernprozeß, d. h. die Assoziation zwischen Klinikreizen (potentielle CS) und der

Zytostatikabehandlung (UCS) verhindert. Grundlage der Behandlung ist das Erlernen eines systematischen Entspannungstrainings. Danach wird der Patient schrittweise immer stärker angstauslösenden Reizen (z. B. allmähliches Annähern an das Krankenhaus, Klinikreize, Chemotherapie) ausgesetzt. Hierdurch soll der Patient lernen, durch Angst- und Aversionsreize ausgelöste somatische, emotionale und kognitive Reaktionen mit Hilfe der Entspannung zu reduzieren und zu kontrollieren. Ziel dieser Methode ist im Sinne einer **Gegenkonditionierung,** daß die bisher angstauslösenden Reize zum Auslöser für Entspannungsreaktionen werden. Die vorliegenden Gruppenstudien belegen diesem Verfahren ähnlich erfolgreiche Wirkungen vergleichbar der Hypnose und Entspannung (Morrow 1992).

In einer Behandlungsvariante kann als sogenannte *Überschattung* mittels zusätzlicher konkurrierender CS die Konditionierung abgeschwächt oder blockiert werden. Hierzu dient ein *intensiver, neuartiger Geruchs- oder Geschmacksreiz als Überschattungsreiz.* Dieser soll anstelle der Klinikreize mit der Zytostatikagabe (UCS) assoziiert werden. Es ist ratsam, die Überschattungsreize im Laufe der Behandlungszyklen zu wechseln. Diese Methode scheint auch die oft zu beobachtende konditionierte Nahrungsmittelaversion bei Tumorpatienten zu verhindern (Stockhorst et al. 1991).

## Hypnose

Hypnose ist die älteste und eine häufig untersuchte psychologische Technik zur Beeinflussung von Schmerzen, antizipatorischen Nebenwirkungen, emotionalem Disstreß und Ängsten. Es werden verschiedene Induktionstechniken angewendet. Der Fokus dieser Methode richtet sich oft darauf, aversive Empfindungen bei Schmerzen, Übelkeit und Brechreiz aus dem Bewußtsein auszublenden und statt dessen die Aufmerksamkeit auf angenehme Körperempfindungen und positive Vorstellungsbilder zu richten. Bereits nach wenigen Trainingssitzungen kann neben der Häufigkeit auch die Dauer und Intensität von Übelkeit und Erbrechen signifikant reduziert werden. Dies wirkt sich meist positiv hinsichtlich einer verbesserten Nahrungsaufnahme sowie verbesserter sozialer Beziehungen aus (Redd et al. 1982; Zeltzer et al. 1983).

Beim akuten Schmerz zielt die Hypnose häufig darauf ab, Angst und Schmerzen, die mit bestimmten medizinischen Eingriffen (z. B. Knochenmarkpunktion) verbunden sind, zu reduzieren. Mit Hilfe *schmerzbezogener oder problemorientierter Suggestionen* soll eine Veränderung des Schmerzerlebens erreicht werden. Der analgetische Effekt tritt während der Hypnose ein und ist meist auf die Dauer der Hypnose begrenzt (Barber 1977; 1982).

Beim chronischen Tumorschmerz wird mit Hilfe von **Analgesie-Suggestionen** versucht, im schmerzhaften Körperteil die Schmerzempfindung zu blockieren. Es wird über Zwischenschritte wie Kühle und Kribbeln das Vorhandensein schmerzunverträglicher Gefühle (Taubheit, Wärme, Leichtigkeit, Schwere)

oder das Fehlen jeglicher Empfindung suggeriert (Hoppe 1990). Ein Standard-
verfahren ist die *Handschuhanästhesie,* in dem Taubheit und damit Analgesie
in der Hand induziert wird und diese auf den schmerzenden Körperteil übertragen wird.

Bei der sensorischen *Substitution* der Schmerzempfindung durch andere
Empfindungen wird die Schmerzempfindung durch eine andere erträglichere
Empfindung (Kälte, Kribbeln, Jucken) ersetzt. Erickson (1959) schildert in einer Kasuistik bei einer terminalen Brustkrebspatientin die erfolgreiche Transformation starker Brustschmerzen in stechenden Juckreiz. In einer anderen Fallbeschreibung demonstriert er eine andere hypnotische Technik, die *Verschie-
bung* der Schmerzwahrnehmung auf eine andere weniger schmerzhafte
Körperstelle. Hierdurch erreichte er bei einem Patienten mit metastasierendem
Prostatakarzinom, die Schmerzen in der Hand zu konzentrieren, so daß er seinen übrigen Körper als schmerzfrei erlebte. Die Wahl des Schmerzortes vermittelte ein Erlebnis der Kontrolle über den Schmerz, was vermutlich zur
Schmerzlinderung beitrug.

Andere Hypnosetechniken sind die *Umdeutung* von Schmerzen in weniger
aversive sensorische oder affektive Schmerzqualitäten, sowie die *Dissoziation*
der Körperwahrnehmung, in dem eine Trennung vom eigenen Körper oder von
schmerzhaften Körperteilen suggeriert wird.

Zur hypnotischen Behandlung von Tumorschmerzen liegen nur wenige gut
kontrollierte systematische Studien vor (Ament 1982; Barber/Gitelson 1980;
Koerner 1977). In der Literatur wird berichtet, daß in 20–50 % der Fälle von
Krebsschmerzen Erfolge erzielt wurden. Diese Aussagen basieren nur auf anek-
dotischen und unkontrollierten Studien (Noyles 1981). Bei therapieresistenten
Tumorschmerzen im Finalstadium berichtet Butler (1955) bei 5 von 12 schwerkranken Patienten über eine deutliche Schmerzlinderung durch suggestive Techniken. Die Analgetikaeinnahme ließ sich ebenfalls reduzieren. Bei 3 Patienten
konnten die Schmerzmittel abgesetzt werden. Trotz zunehmender Verschlechterung des Allgemeinzustandes profitierten die Patienten hinsichtlich einer Verbesserung der Stimmung und psychosozialer Funktionen. Kellerman et al.
(1983) setzten erfolgreich Hypnose kombiniert mit Entspannung bei jugendlichen Krebspatienten während schmerzhafter medizinischer Prozeduren ein.
Ebenso erzielten Lea und Mitarbeiter (1960) bei 5 von 9 Tumorpatienten durch
Hypnosetechniken eine wesentliche Schmerzlinderung. In einer umfangreichen
Therapiestudie bei 73 Tumorschmerzpatienten im Alter von 17–70 Jahren ließ
sich bei 30 Patienten nach Hypnose ein guter bis sehr guter Erfolg erreichen.
Die analgetischen Suggestionen bewirkten Stunden bis zu 1 Monat Schmerz-
reduktionen (Cangello 1961).

Bei 24 tumorerkrankten Kindern und Jugendlichen war die Hypnosebehandlung hinsichtlich der Bewältigung schmerzhafter Knochenmarkpunktionen bei 19 hochsuggestiblen Patienten erfolgreich (Hilgard/Hilgard 1983). In
einer bereits beschriebenen kontrollierten Untersuchung mit multiplem Grup-

pendesign bei 54 Frauen mit Mammakarzinom zeigte sich in der Hypnosegruppe (1 Sitzung pro Woche mit Anleitung zur Selbsthypnose) im Vergleich zu Kontrollgruppen (ausschließlich medizinische Therapie, supportive unspezifische gesprächspsychotherapeutische Interventionen) eine signifikant effektivere Schmerzbewältigung in 4- und 13-Monats-Katamnesen (Spiegel/Bloom 1983; s. auch ausführlicher in Kapitel 3). Jay und Mitarbeiter (1986) wendeten ein Behandlungsprogramm mit Verstärkung, Imagination, Modellernen, Atemübungen und Verhaltenstraining bei 10 pädiatrischen Patienten an, die eine Knochenmarkpunktion erhielten. Bei 9 Patienten ließ sich ein Rückgang von mindestens 40 % der durch die invasive Diagnostik bedingten Streßwerte erzielen. In weiteren Studien zur Behandlung von Angst und Schmerz, hervorgerufen durch verschiedene diagnostische Verfahren (u. a. Knochenmarkpunktion) ließen sich durch Hypnose Schmerz und Angst bei tumorerkrankten Kindern reduzieren (Kuttner et al. 1988; Smith et al. 1989; Kraft 1992).

Eine umfassende gut kontrollierte Therapiestudie wurde von Syrjala und Mitarbeitern im Fred Hutchinson Cancer Research Center in Seattle bei akuten behandlungsbedingten Tumorschmerzen durchgeführt. Die Autoren konnten nachweisen, daß bei 45 hämatologischen Patienten unter einer Knochenmarktransplantation (KMT) durch Hypnose (Entspannungsinduktion, schmerzlindernde Suggestionen) intensive Mucositisschmerzen signifikant reduziert wurden (Syrjala et al. 1992). In einer weiteren multiplen Gruppendesignstudie bei 94 Patienten ließen sich diese Befunde replizieren (Syrjala et al. 1995). In einer vergleichbaren Untersuchung an 53 Leukämiepatienten unter einer KMT in Tübingen ließen sich durch kognitiv-imaginative Verfahren schmerzreduzierende Effekte erzielen, was zur Besserung der Lebensqualität führte (Larbig/Miltner 1996).

## 7. Pädiatrische Aspekte

Die Häufigkeit von Tumorerkrankungen ist bei Kindern und Jugendlichen zwar deutlich niedriger als bei Erwachsenen, allerdings entsprechen Häufigkeit und Formen von Tumorschmerzen der Inzidenz von Erwachsenen (Larbig et al. 1999).

Die Schmerzdiagnostik ist bei Kindern wie auch bei Erwachsenen eine wesentliche, jedoch nicht immer leicht durchführbare Voraussetzung der Schmerztherapie. Da Kinder weniger oder gar nicht in der Lage sind, emotionale, psychologische oder soziale Aspekte ihrer Schmerzproblematik zu verbalisieren, eignen sich für die Schmerzdiagnostik Methoden, die dem aktuellen kognitiv-emotionalen Entwicklungsstand angepaßt werden müssen (ausführlicher in Larbig et al. 1999). In den meisten Fällen sind 7jährige Kinder fähig, Schmerzen auf einer Skala von 0–10 anzugeben, wenn die Methode erklärt und kurz praktiziert wird (McGrath et al. 1990; Thompson/Varni 1986). Kinder zwischen

3 oder 4 bis 7 Jahren können Skalen in Form von Gesichtern benutzen. Gesichter, die keinen Schmerz anzeigen, haben ein Lächeln. Extremer Schmerz wird durch ein Gesicht mit Tränen charakterisiert. Bei Kindern unter 3 Jahren wird die Schmerzintensität durch Verhaltensbeobachtungen erschlossen, obwohl diese nicht gestatten, Schmerz von generellem Mißbehagen und Unwohlsein zu unterscheiden (Jay et al. 1983; Schechter 1990).

Detaillierte Angaben zur pharmakologischen Schmerztherapie finden sich in Larbig et al. (1999). Die oben beschriebenen psychologischen Behandlungsmethoden lassen sich leicht auf die Therapie von Kindern übertragen. Informatorisch-edukative Behandlungstechniken sind ebenfalls bei Kindern notwendig. Voraussetzung ist jedoch, daß sie sprachlich der *kindlichen Gedankenwelt angepaßt* werden, sonst können Ängste durch unklare und fremde Begriffe hervorgerufen werden. Die Edukation ist darauf zu konzentrieren, Bereiche, in denen das Kind gute Kontrolle ausüben kann, zu verstärken, wie z. B. die Nachfrage nach Medikamenten oder Belohnungen bei eigenen pflegerischen Selbsthilfemaßnahmen. Im Mittelpunkt der psychologischen Schmerztherapie stehen Entspannungsübungen, Ablenkung und Hypnose.

Kinder sind in der Lage, *aktive Ablenkung* selber zu planen und selbst in sehr belastenden Krankheitsphasen einzusetzen. *Aktives Geschichtenerzählen* kann z. B. die Aufmerksamkeit stärker absorbieren, als passiv im Bett liegend imaginative Übungen durchzuführen. Kinder freuen sich auch, an künstlerischen Aktivitäten wie Zeichnen teilzunehmen. Da Kinder in der Regel jedoch weniger motiviert sind, neue Techniken auszuprobieren, die nicht sofortige Effekte zeigen, ist seitens des Therapeuten größere therapeutische Flexibilität und Anpassungsbereitschaft an den kindlichen Patienten erforderlich. Im Vordergrund stehen ablenkende Spiele und konkrete Belohnungen (Preise, Stickers). Meist ist es ratsam, in der Behandlung die Familie des Patienten mit einzubeziehen, da die Problematik des kindlichen Patienten oft erst im familiären Kontext verständlich wird. Außerdem benötigen verhaltenspsychologische Interventionen die Mithilfe der Familie, da diese oft die Rolle des Therapeuten übernehmen kann.

Die kindliche Bewertung der Schmerzsituation wird erheblich von situativen Faktoren sowie von der *kognitiven Entwicklungsphase* und dem Verständnis von Krankheit und Behandlungen beeinflußt (Gardner/Olness 1981; Jay et al. 1986). Oft sind äußere Ursachen im Gegensatz zu Erwachsenen Auslöser von Schmerzen wie der Gebrauch von Injektionsnadeln zur Venenpunktion. Sie können deutlichere Streßreaktionen auslösen als interne Prozesse wie z. B. Erkrankungen (Beales 1979).

Psychologische Methoden der Schmerzbekämpfung bei Krebsschmerzen konzentrieren sich somit vor allem auf medizinische Eingriffe und beinhalten Hypnose und kognitive Therapieansätze (Jay et al. 1986). Gardner/Olness (1981) beschrieben hypnotische Verfahren zur Schmerzlinderung bei Kindern, wie schmerzinkompatible Suggestionen (Entspannung, Trost, Humor) sowie dissoziative und ablenkende Techniken. Hypnose zeigte sich bei Kindern unter 6 Jahren als weniger erfolgreich. Obgleich die Beziehung zwischen Alter und Vorstellungsfähigkeit (imagery) bisher noch unzureichend untersucht ist, erscheint über längere Zeitperioden Visualisation bei Kindern, die älter als 6 Jahre sind oder sich bereits in der Adoleszenz befinden, eher indiziert als Entspannung oder Aufmerksamkeitsablenkung (Zeltzer/LeBaron 1982).

In sorgfältig kontrollierten klinischen Studien wiesen Jay und ihre Mitarbeiter (1985; 1987) den erfolgreichen Einsatz kognitiv-behavioraler Interventionen bei Kindern im Alter von 3–13 Jahren nach, bei denen Knochenmarkpunktionen durchgeführt wurden. Das Behandlungsprogramm bestand aus folgenden Komponenten:

1. Videofilme, in denen gleichaltrige Kinder eigene Erfahrungen während der Knochenmarkpunktion berichteten und eigene Bewältigungsreaktionen beschrieben;
2. Atemübungen und gelenkte Imaginationen (Transformation des Schmerzes durch Bilder eines Lieblingshelden sowie angenehme Orte);
3. Belohnung durch ein Siegeszeichen und
4. Spielerische Knochenmarkpunktionen, die das Kind an Puppen durchführt.

Diese verhaltenspsychologischen Interventionen erwiesen sich erfolgreicher als die Gabe von Benzodiazepinen oder Instruktionen zur Aufmerksamkeitskontrolle anhand von subjektiven Schmerzberichten, behavioralen und physiologischen Streßparametern.

Klinische Forschungsergebnisse weisen darauf hin, daß aktives Engagement der Kinder in imaginativen Spielen eine effektive Technik der Schmerzkontrolle darstellt. Bei Kindern ist jedoch eine positive Beziehung zum Therapeuten eine wichtigere Voraussetzung als bei Erwachsenen, erfolgreich psychologische Techniken zu erlernen und bei Bedarf zur Schmerzkontrolle anzuwenden.

## 8. Differentielle Indikation

Bisherige Daten psychoonkologischer Interventionen weisen darauf hin, daß eine **diagnosegeleitete Behandlung** des Tumorschmerzes und anderer Problembereiche besonders in einem *Gruppensetting* erfolgreich ist. Allerdings ist unklar, welche Therapiekomponenten effektiv und welche überflüssig sind. Es bedarf weiterer Forschung, um die Frage der **differentiellen Indikation** zu klären, d. h. welche Patienten mit welcher Diagnose bei welchen Problemen am meisten von welchen Interventionen profitieren.

Immerhin gibt es jedoch aufgrund neuerer Studien, die in Kapitel 3 und 4 diskutiert werden, Befunde, die dafür sprechen, daß die Schmerzproblematik sowie auch chemotherapeutisch verursachte Symptome wie Übelkeit und Erbrechen gut auf psychologische Verfahren ansprechen. Information und Edukation sind hilfreich, wenn das Schmerzproblem noch akut und gering ist. Vor Beginn mittlerer oder schwerer Schmerzen sind die Patienten meist motiviert, ihre Fähigkeiten der Symptomkontrolle zu verbessern. Bei mittelstarken Schmerzen kann der Patient zwar von hypnotischen Übungen profitieren, ist jedoch weniger bereit, kognitiv-behaviorale Techniken zu erlernen und einzusetzen. *Aufmerksamkeit, Konzentration und Energie* sind notwendige Bedingungen zum Erlernen neuer Copingstrategien. Ist der Patient aufgrund der Erkrankung oder Behandlung sediert oder verwirrt und aufgrund fehlgeschlagener Therapieversuche erschöpft und enttäuscht, ist ein kognitiv-behaviorales Training zur Schmerzlinderung mühsam und deshalb nicht indiziert. *Physikalische Therapiemethoden* wie z. B. Massagen oder aktive Ablenkung können zu jedem Zeitpunkt der Erkrankung verwendet werden.

Patienten mit *mittelstarker Angst,* die ihre Bewältigungsmöglichkeiten nicht genau einschätzen, profitieren am meisten von kognitv-behavioralen Behandlungsmethoden (Burish/Tope 1992). Sie sind besonders motiviert, psychologische Strategien zu erlernen. Gleichzeitig fühlen sie sich als aktive Partner im Behandlungsprogramm. Die therapeutisch vermittelte Kontrolle körperlicher Symptome bewirkt auch, daß zusätzliche Hilfen durch den Therapeuten angenommen und verarbeitet werden.

Patienten mit problematischer Persönlichkeit können sich auf einen strukturierten Behandlungsplan einlassen, wenn das Therapeutenteam sich auf die individuellen Bedürfnisse des Patienten einstellen kann. Es wird den Patienten dann auch gelingen, kognitive Therapiemethoden im Alltag zu verwenden.

Patienten mit einer *Suchtanamnese* bezüglich Alkohol, Opioiden oder Benzodiazepinen haben in der Regel größere Schwierigkeiten in der Schmerztherapie mit Opioiden. In diesen Fällen ist eine enge Kooperation mit dem medizinischen Team für eine adäquate Schmerzkontrolle notwendig. Mit Hilfe eines *Therapiekontraktes* kann das Medikationsverhalten bei erforderlichen Dosierungsänderungen des Patienten kontrolliert werden. Hierfür sind kognitive Methoden hilfreich, da sie sich auch gut in das medizinische Behandlungsprogramm integrieren lassen.

Kurzandauernde und einfach strukturierte Interventionen eignen sich besonders gut für die Behandlung von Krebsschmerzen und anderen krankheitsbedingten Problembereichen, so daß sie jederzeit von Angehörigen des Therapieteams eingesetzt werden können. Folgendes schrittweises Vorgehen im Einsatz verschiedener Interventionen erleichtert die praktische Durchführbarkeit der Schmerztherapie:

1. Frühzeitiger Einsatz von Information und Aufklärung, Edukation und Copingstrategien vor Beginn starker Schmerzen;
2. Multimodale Trainingsmethoden wie Video, schriftliche Materialien, Tonband und kurze wiederholte Einzelkontakte;
3. Miteinbeziehen von Familienmitgliedern als Kotherapeuten;
4. Gruppentherapeutisches Training ist erfolgversprechender als Einzeltherapie.

Aktuelle Forschungsergebnisse belegen, daß die psychologische Behandlung von Krebsschmerzen durch speziell trainierte Ärzte, Krankenschwestern sowie durch vermehrten Einsatz von schmerztherapeutisch ausgebildeten Ärzten, Psychologen und Sozialarbeitern verbessert werden kann. Dennoch sind vielen Krankenschwestern, Ärzten, Sozialarbeitern und Psychologen Möglichkeiten einer effektiven psychologischen Behandlung von Tumorschmerzen wenig bekannt. Auch bestehen kaum Erfahrungen darin, daß diese Verfahren gut in ein medizinisches Behandlungskonzept integriert werden können. Gleichzeitig jedoch nehmen viele Krankenschwestern und Ärzte an, daß sie den psychologischen Bedürfnissen von Patienten in ausreichender Weise gerecht werden können, was erst dann gerechtfertigt ist, wenn im Umgang mit den Patienten verhaltensorientierte Überlegungen Berücksichtigung finden.

## 9. Bewertung psychoonkologischer Therapiestudien

In dem vorangegangenen Literaturüberblick wurden kritisch ausgewählte psychoonkologische Interventionen bei Krebspatienten dargestellt (s. auch Larbig 1999). Die Therapieergebnisse belegen, daß edukative, einzel- und gruppenpsychotherapeutische sowie verhaltenspsychologische Verfahren zur Verbesserung der *Krankheitsverarbeitung,* zur Reduktion negativer Affekte wie *Verlassenheit, Angst, Hilf- und Hoffnungslosigkeit und depressiver Verstimmung* führen, zur Linderung krankheits- und behandlungsbedingter Beschwerden wie *Schmerzen, Übelkeit und Erbrechen* beitragen und damit die *Lebensqualität* sowie die *Compliance* für entscheidende Schritte der medizinischen Behandlung positiv beeinflussen. Viele Studien zeigen auch eine Verbesserung sozialer Beziehungen, der emotionalen Befindlichkeit, der Fähigkeiten zur Problemlösung und zum Einsatz von Bewältigungsstrategien. Darüber hinaus erzielten gruppenpsychotherapeutische Interventionen von Spiegel et al. (1989), Greer (1991) und Fawzy et al. (1993) eine *langfristige Verbesserung* des psychischen und physischen Zustandes von Krebspatienten. So ließ sich erstmals durch begleitende psychologische Maßnahmen bei Melanompatienten und Frauen mit Brustkrebs in Langzeit-Katamnesen ein deutlicher Einfluß auf die *Überlebenszeit* sowie auf *immunologische Funktionen* nachweisen. Hervorzuheben ist, daß eine relativ kurze Therapiedauer von 6 Wochen mit insgesamt 6 Therapiesitzungen von je 90 Minuten Dauer in der Untersuchung von Fawzy und Mitarbeitern signifikante Langzeiterfolge erzielte. Therapeutisch möglicherweise besonders wirksame Elemente waren in dieser Interventionsstudie frühzeitige, d. h. zu Krankheitsbeginn verwendete edukativ-informatorische Komponenten wie individuell angepaßte **Aufklärung** über die Erkrankung, geplante Diagnostik und Therapie („klar strukturierter Fahrplan"), die Vermittlung kognitiver **streß- und depressionsmindernder Strategien** sowie gruppengestützte **emotionale Unterstützung,** um Hilflosigkeit und Depression zu kontrollieren und damit Kompetenz und Kontrolle über eigene Lebensbereiche wiederzugewinnen (Fawzy 1998, persönliche Mitteilung).

Trotz der positiven Effizienz der dargestellten psychoonkologischen Interventionen sind bei einer Reihe von Studien **erhebliche methodische Mängel** feststellbar. Andere der zitierten Studien, die z. T. große Stichproben umfassen, wurden jedoch sorgfältig geplant und weisen kaum methodische Probleme auf. Hierzu zählen gruppenpsychotherapeutische Untersuchungen von Spiegel und Mitarbeitern (1981; 1989; bemerkenswert lange Katamnese von 10 Jahren, u. a. jedoch unzureichende psychometrische Verlaufsmessung), von Fawzy und Mitarbeitern (1993; signifikante Überlebenszeiten, aber relativ kleine Stichproben), von Gruber und Mitarbeitern (1993; immunologische Parameter als abhängige Variablen, cross-over Design, aber keine follow-ups), von Larbig/Miltner (1996) (große, aber heterogene Stichprobe von 171 Krebspatienten, Baselinephase und Kontrollgruppen, aber keine immunologischen Parameter) sowie die methodisch beispielhaften Interventionen von Syrjala et al. (1992; 1995).

Zahlreiche methodische Kritikpunkte ergeben sich jedoch bei verschiedenen zitierten psychoonkologischen Therapieuntersuchungen. Dies gilt u. a. für Hypnosestudien, in denen bei meist kleiner Fallzahl ohne Baselinephase und ohne Kontrollgruppen mittels anekdotischer Falldarstellungen therapeutische Effekte beschrieben werden. Viele Untersuchungen kombinierten unterschiedliche Therapiekomponenten (z. B. Psychotherapie plus Verhaltenstherapie), so daß die Therapiestudien aufgrund der verwendeten Kombinationsbehandlungen schwer vergleichbar sind. Darüber hinaus wird die Vergleichbarkeit psychoonkologischer Studien eingeschränkt, da oft gemischte Patientengruppen behandelt sowie unterschiedliche psychometrische Meßinstrumente eingesetzt wurden. Tägliche Tagebücher für kontinuierliche Verlaufsprotokolle wurden eher in behavioralen Verfahren eingesetzt, in denen antizipatorische Nebenwirkungen wie Übelkeit, Erbrechen und chronischer Tumorschmerz behandelt wurden.

Studien zur systematischen Erfassung der additiven Wirkung von Therapiekomponenten wurden bisher mit Ausnahme der Untersuchungen bei Leukämiepatienten mit behandlungsbedingtem Akutschmerz von Syrjala et al. (1992; 1995) nicht durchgeführt. In diesen Interventionsstudien ließ sich klar die Effektivität von Entspannung und geleiteten Imaginationen auf akuten Mucositisschmerz nach einer Knochenmarktransplantation zeigen, ohne daß ein zusätzliches kognitiv-verhaltenstherapeutisches Programm eine weitere Symptombesserung erbrachte.

Allgemein wird auch kritisiert (u. a. Fawzy et al. 1995), daß Autoren lediglich die Effizienz ihrer Studien beschreiben, ohne detailliert die verwendete psychotherapeutische Methode zu beschreiben. So wird in einigen Psychotherapiestudien das therapeutische Vorgehen unspezifisch als emphatisch-emotionale Unterstützung charakterisiert. Dies gilt in der Regel nicht für behaviorale Interventionsstudien, in denen das eingesetzte Behandlungsverfahren ausreichend beschrieben wird (s. z. B. Gruber et al. 1993; Syrjala et al. 1995).

Weitere methodische Kritikpunkte psychoonkologischer Studien betreffen häufiges Fehlen von Baselineerhebungen, die notwendig sind, um statistische Vergleiche mit einer unbehandelten Vorperiode am Therapieende durchzuführen, keine oder zu kurzfristige katamnestische Untersuchungen (z. B. Vachon et al. 1982; Johnson 1982; Jacobs et al. 1983; Ali/Khalil 1989) sowie das Fehlen von Kontrollgruppen (z. B. Cunningham/Tocco 1989; Cella et al. 1993; Baider et al. 1994). Eine Beschreibung demographischer, medizinischer und psychologischer Patientendaten ist oft unvollständig. Abhängige physiologische Variablen (u. a. immunologische Parameter) wurden in der Regel nicht untersucht, mit Ausnahme in Studien von Lyles et al. (1982), Carey/Burish (1988), Spiegel et al. (1981; 1989), Fawzy et al., (1993) und Gruber et al. (1993). In der letztgenannten Untersuchung wurden positive Korrelationen verhaltenspsychologischer Strategien mit immunologischen Parametern (Lymphozytenzahl, Interleukin II, Immunglobuline, NK-Aktivität) aufgezeigt. Diese Studie ist auch eine der wenigen Studien, in denen Interventionseffekte im Rahmen eines Cross-over-Designs überprüft wurden.

Methodisch zu kritisieren sind auch mangelhafte oder fehlende Beschreibungen eingesetzter statistischer Analyseverfahren und evaluativer Meßinstrumente. In verschiedenen Studien erfolgte keine randomisierte Zuteilung der Patienten zur Experimental- bzw. Kontrollgruppe (z. B. Baider et al. 1994; Gordon et al. 1980; Cunningham/Tocco 1989). Die Parallelisierung der Gruppen war oft unzureichend. So erhielten z. B. Patienten in der Untersuchung von Grossarth-Maticek et al. (1984) unterschiedliche Medikamente. Die Anzahl und Dauer der Behandlungssitzungen war bei oft sehr heterogenen Patientengruppen unterschiedlich. Diese variablen Vorgehensweisen bei den methodisch unzureichenden Interventionsstudien machen Schlußfolgerungen über die Therapieresultate schwierig und sind deshalb nur vorläufig zu bewerten.

In zukünftigen Untersuchungen sollten **somatische, u. a. immunologische Parameter** miteinbezogen werden, um Effekte psychologischer Variablen und Immunfaktoren auf Therapieerfolg und Krankheitsverlauf aufzuklären. Diese Forderung entspricht auch dem besonderen Anliegen der psychoneuroimmunologischen Forschung, näheren Aufschluß darüber zu erhalten, wie therapeutisch induzierte psychologische Prozesse in physiologische und biochemische Veränderungen transferiert werden. Zusätzlich sollten in prospektiven psychoonkologischen Therapiestudien psychologische Prädiktoren für den Krankheitsverlauf und die Überlebenszeit erfaßt werden.

Ein generelles therapeutisches Problem sind Patienten mit **starker Abwehr** gegenüber der Krebserkrankung (Bagatellisierung, Verleugnung, Verdrängung). Dies gilt besonders bei Krebserkrankungen wie Melanom und Lungenkarzinom, die durch externe Risikofaktoren (z. B. Sonnenexposition oder Nikotin) ausgelöst bzw. verschlimmert werden. Hier sind zunächst edukativ-informatorische Beratungen indiziert, um die Abwehr zu reduzieren und damit die Compliance für präventive und therapeutische medizinisch-psychologische Maßnahmen zu verbessern.

## 10. Hospiz

1967 wurde in London das erste Hospiz St. Christophorus von der englischen Ärztin, Krankenschwester und Sozialarbeiterin Cecily Saunders gegründet. Hospize sind Institutionen, in denen Sterbende eine auf ihre psychischen und physischen Bedürfnisse zugeschnittene individuelle Pflege und Zuwendung erhalten. Die Schwerkranken sollen im Sterben nicht allein gelassen werden, sondern in einem angenehmen vertrauten Milieu von erfahrenen Pflegekräften betreut werden. Die Unterbringung in einem Hospiz kann somit für Patienten mit weit fortgeschrittenem Krebs und nur noch geringer Lebenserwartung von großer psychologischer Hilfe sein (Talmi et al. 1995).

Im Hospiz realisierte palliative Maßnahmen werden von der Weltgesundheitsorganisation (WHO 1990) als aktive, umfassende therapeutische Versorgung der Patienten definiert, die nicht mehr auf kurative Behandlungen ansprechen. Schmerzkontrolle und die Behandlung anderer therapiebedingter Nebenwirkungen sowie psychologische, soziale und auch religiöse Bertreuung zur Verbesserung der Lebensqualität stehen im Vordergrund. Ziele einer intensiven **ganzheitlichen Sterbebetreuung** sind somit, den Betroffenen ihre letzten Lebenstage möglichst angenehm zu gestalten sowie schonend Beschwerden zu lindern, z. B. die Patienten frei von Schmerzen zu halten. Zu den Aufgaben eines Hospizes gehört die Anleitung und Unterstützung von pflegenden Bezugspersonen und Familienangehörigen vor und nach dem Tod des Patienten. Wichtig sind auch krankengymnastische Übungen (Atemübungen), um den Teufelskreis *Atemnotattacke – Panik – Zunahme der Atemnot* zu blockieren. Weiterhin sind je nach Bedarf Gespräche zwischen Sterbenden, Familienmitgliedern und dem Behandlungspersonal sinnvoll, um die notwendige Vorbereitung auf das bevorstehende Sterben zu unterstützen. Dies führt dazu, daß Hospizgruppen Leid, Sterben, Tod und Trauer als Realität zu akzeptieren lernen. Weiterhin wird sachkundige Hilfestellung bei der Regelung persönlicher Angelegenheiten geleistet.

Eine ständige Konfrontation der Hospizpatienten mit Sterben und Tod von Mitpatienten ist nicht zu vermeiden, wenngleich insbesondere für Neuankömmlinge diese Erfahrungen zunächst sehr belastend sein können. Klinische Berichte verdeutlichen jedoch, daß Hospizpatienten nach initialer Beunruhigung im Laufe ihres Aufenthaltes durch den Tod von Mitpatienten kaum geängstigt wurden. Die positive Bewertung des Hospizes ist aufgrund von Befragungen unbestritten. Viele Hospizpatienten sprachen sich für eine Unterbringung in einem Hospiz aus (Zech 1994).

## 11. Das Burnout-Syndrom

Unter dem Burnout-Syndrom (**„Ausgebranntsein"**) versteht man eine **streßbedingte psychophysische Erschöpfungsreaktion** aufgrund langandauernder vielfältiger beruflicher Belastungen mit schwerkranken Krebspatienten mit infauster Prognose. Anfängliche Überidentifikation und intensives Engagement kann schließlich in Überdruß, Ablehnung der bisherigen Arbeit bis zur persönlichen Selbstaufgabe enden. Fengler (1994) hat charakteristische Reaktionen im Rahmen eines phasenhaften Ablaufes beschrieben, die zu dem Burnout-Syndrom führen können.

*Charakteristische Reaktionen im Verlauf eines Burnout-Prozesses (modifiziert nach Fengler 1994):*

• Freundlichkeit, Idealismus
• Überforderung
• abnehmende Freundlichkeit mit reaktiven Schuldgefühlen
• verstärkte Kompensation durch vermehrtes Engagement
• Erfolglosigkeit
• Hilflosigkeit – Hoffnungslosigkeit („ein Faß ohne Boden")
• Erschöpfung
• Abneigung/Wut gegen Patienten
• Selbstbeschuldigung, Zynismus
• Fehlzeiten, Unfälle, Dienst nach Vorschrift
• wechselnde Partnerbindungen
• psychosomatische Reaktionen (z. B. Kopfschmerzen, Gastritis, Hochdruck, Immunschwäche mit rezidivierenden grippalen Infekten)
• Scheidung
• plötzliche Kündigung
• sozialer Abstieg
• Selbstmord

Dieser prozeßhafte Ablauf in der Entwicklung des Burnout-Syndroms kann sehr variabel ablaufen. Einzelne Phasen können ausbleiben, später auftreten oder auch rückläufig sein. Eine Burnout-Gefährdung liegt bevorzugt bei Angehörigen der Sozialberufe (Krankenschwestern, Altenpflegern, Angehörigen Schwerkranker), aber auch bei Ärzten vor. Die klinische Erfahrung lehrt, daß insbesondere Personen mit eigenen psychischen Problemen gefährdet sind, vor allem dann, wenn die psychischen Symptome durch soziales Überengagement kompensiert werden.

Präventiv kann rechtzeitig dem Burnout-Syndrom begegnet werden, wenn die ersten Anzeichen des Burnout-Prozesses beobachtet werden. Hilfreiche Maßnahmen sind, falls möglich, eine frühzeitige Stellenrotation sowie regelmäßige Teambesprechungen und Möglichkeiten einer psychotherapeutisch orientierten Supervision, so daß die Entwicklung des Burnout-Syndroms verhindert oder aufgehalten werden kann.

## 12. Psychoonkologische Fallberichte

Die folgenden Kasuistiken illustrieren psychologische Therapieverfahren in der Behandlung akuter und chronischer Tumorschmerzen. In den Fallbeispielen 1–4 werden kognitiv-behaviorale Therapieansätze demonstriert, die im „Fred Hutchinson Cancer Research Center" in Seattle/USA durchgeführt wurden (Kippes/Syrjala 1993). Fallbeispiele 5 und 6 demonstrieren jeweils eine Hypnosebehandlung bei Tumorschmerzen.

*Chronisch-progrediente Tumorschmerzen*

Fallbeispiel 1
Ein 72 Jahre alter depressiver Mann mit Knochenschmerzen auf Grund eines metastasierenden Prostatakarzinoms wurde zur stationären Behandlung eingewiesen, nachdem die bisherige Medikation die Schmerzen nicht ausreichend genug kontrollieren konnte. Bei der Untersuchung wurden mäßig starke kontinuierliche Schmerzen festgestellt, die intermittierend akut zunahmen. Der Patient nahm bisher die Medikation entsprechend den ärztlichen Verordnungen, hatte jedoch gleichzeitig mit Hilfe seiner Frau versucht, so wenig wie möglich Medikamente einzunehmen. Der bewußtseinsmäßig klare Patient litt zusätzlich an Obstipation. Er aß wenig und litt auf Grund der Erkrankung an starker Müdigkeit. Der Schlaf wurde oft durch die Schmerzen unterbrochen. Der Patient hatte auch radiologische Therapien erhalten. Ruhepausen sowie Spiele mit seinen Enkeln waren für ihn angenehme und ablenkende Verhaltenstechniken, mit dem Schmerz umzugehen. Der Patient erhielt kontinuierliche familiäre Unterstützung. In der Vergangenheit war der Patient als Arbeiter daran gewöhnt, gerne und sehr aktiv berufliche Tätigkeiten durchzuführen. Obgleich Ergebnisse der Verhaltensanalyse darauf hinwiesen, daß ein gewisser Verlust an Freude und Affekt zur Depressivität beigetragen hat, antwortete er auf Fragen hinsichtlich seiner Stimmung, daß er sich gut fühle („was ist sonst dazu zu sagen"). Er wußte, daß er sterben würde. Er gab Ärgergefühle darüber zu, gerade dann sterben zu müssen, wenn er sich am meisten seines Lebens erfreute. Er war bereit, alle Methoden zu versuchen, die zur Schmerzerleichterung führen könnten.
  Zu Beginn der Therapie wurde der Patient auf ein langwirkendes Opioid gesetzt, um den Schlaf zu verbessern und die Schmerzen zu lindern. Gleichzeitig sollte diese Medikation die kurzzeitigen intensiven Schmerzepisoden unterbrechen. Der Patient und seine Ehefrau wurden darüber aufgeklärt, daß die Medikation zeitkontingent eingenommen werden sollte. Es wurden auch Befürchtungen bezüglich einer Toleranzentwicklung auf Grund zu hoher Dosierung angesprochen. Der Patient wurde ermutigt, soviel einzunehmen wie er benötigte und den Arzt im Falle des Auftretens von Nebenwirkungen oder bei unzureichender Schmerzkontrolle zu informieren. Zusätzlich wurde mit dem Patienten ein Entspannungstraining durchgeführt und ihm Kassetten mit Entspannung und imaginativen Übungen mitgegeben. Auf Grund der Knochenschmerzen wurde dem Patienten geraten, sehr vorsichtig die Muskeln anzuspannen, dennoch gab der Patient an, diese Methode zu bevorzugen, da sie „mir etwas zu tun gibt". Zur Vertiefung der Entspannung wurden dem Patienten Imaginationsübungen zur sensorischen Transformation angeboten. Nachdem die Schmerzen auf Grund dieser Maßnahmen besser kontrolliert wurden, fing der Patient an, häufiger über seine Vergangenheit, seine Gefühle, insbesondere über Wut und Depression, sowie über familiäre Probleme zu spre-

chen. Die Familie traf sich häufiger mit dem Patienten, um allgemeine familiäre Aspekte zu diskutieren, was die Depression des Patienten linderte. Über einen kurzen Zeitraum wurden dem Patienten Antidepressiva verschrieben, die jedoch dann auf Grund erheblicher Nebenwirkungen wieder abgesetzt wurden. Den Familienangehörigen wurde empfohlen, den Patienten bei seinen therapeutischen Bemühungen zu unterstützen, indem z. b. Massagen durchgeführt wurden und ein Besuchsplan für den Besuch der Enkel und anderen Familienangehörigen aufgestellt wurde. Schließlich unternahm der Patient Spaziergänge und fand wieder Freude an kleineren täglichen Aktivitäten. Nach einer gewissen Zeit litt der Patient verstärkt an Erbrechen und zunehmenden Schmerzen. Er wurde wieder ins Krankenhaus eingewiesen, erhielt Opioidinfusionen, die bei einer gewissen Sedierung die Schmerzen ausreichend kontrollierten. Innerhalb kurzer Zeit starb dann der Patient.

## Chronisch-residuale Schmerzen

Chronisch residuale Schmerzen werden bei Krebspatienten häufig durch neuropathische Mechanismen wie Deafferentierung hervorgerufen und sind mit brennenden Schmerzen oder Mißempfindungen verbunden. Dauer und Ausmaß der Schmerzen sind intermittierend, oft unvorhersehbar, so daß diese ungewisse Prognose eine starke Belastung für den Patienten darstellt. Das Auftreten von Rezidiven beeinflußt die Einschätzung und damit den affektiven Status des Patienten. Ansatzpunkte für kognitive Strategien sind bei diesen Schmerzformen die akuten Perioden verstärkter Schmerzintensität, damit assoziierte funktionelle Einschränkungen sowie ein inadäquates Medikationsverhalten.

Hilfreiche Strategien bei akuten intensiven Schmerzepisoden sind aktive Ablenkung oder *imaginative Transformation,* Methoden, die in früheren Abschnitten bereits beschrieben wurden. Verhaltenspsychologische Maßnahmen konzentrieren sich auf funktionelle Beeinträchtigungen und auf die Medikation. Liegen dysfunktionale operante Verstärkungen vor, so können hier wie auch bei den benignen chronischen Schmerzsyndromen diese Verstärkungsbedingungen beeinflußt werden. Zur Behandlung funktioneller Beeinträchtigungen kann *Rehabilitation, Aktivierung* oder ein *soziales Kompetenztraining* hilfreich sein. Bei dauerhafter Muskelverspannung, die zu verstärkten Schmerzen führt, ist ein *EMG- oder Hauttemperaturbiofeedback* ratsam (Cleeland/Tearnan 1986).

Fallbeispiel 2
Eine 33 Jahre alte Frau wurde vier Jahre nach einer Amputation des rechten Beines oberhalb des Kniegelenks auf Grund eines Osteosarkoms in einer Schmerzklinik wegen wiederkehrender und verstärkter Schmerzen im rechten Oberschenkel untersucht. Für die Dauer von 3 ½ Jahren hatte die Patientin nach ihrer Amputation zahlreiche orale Opioide eingenommen, die zwischenzeitlich zu einer Beeinträchtigung ihrer Alltagsaktivitäten führten. Die Patientin hatte einen anstrengenden Beruf, dennoch fehlte ihr diese Tätigkeit. Sie reduzierte auf Grund der Schmerzen ihre sozialen Aktivitäten. Die Schmerzen nahmen in der Regel über den Tag allmählich zu, bewirkten jedoch nur geringe Schlafstörungen. Die Patientin gab an, daß Ängste ihre Schmerzen verschlimmerten. Die Patientin fand selbst einige Ablenkungstechniken als hilfreich, indem sie sich ge-

danklich mit Filmen und kurzen Geschichten beschäftigte, die episodische Schmerzanstiege günstig beeinflußten. Gleichzeitig benutzte die Patientin in anderen Lebensbereichen Verleugnung und andere abwehrende Bewältigungsstrategien. Der Patientin wurde ein einwöchentliches stationäres Schmerzprogramm empfohlen. Obgleich sie anfänglich der Tatsache, daß psychologische Faktoren an ihren Schmerzproblemen beteiligt sind, abwehrend gegenüber stand, willigte sie ein, Entspannungsverfahren und ein kognitives Therapieprogramm mitzumachen. Sie wurde auf einen zeitkontingenten Schmerzcocktail eingestellt als Ersatz für die bisherige orale Opioidmedikation bei Bedarf und wurde zusätzlich mit anaesthesiologischen Nervenblockaden behandelt. Sie führte tägliche Entspannungsübungen mit fokussierter Atmung und imagery-Übungen durch. Zusätzlich erfolgten Beratungen, um Verhaltensänderungen im Umgang mit Streß am Arbeitsplatz und mit einem problematischen Vorgesetzten anzuregen. Die Schmerzen der Patientin gingen deutlich zurück, und es wurde vor der Entlassung der Patientin mit ihr zur weiteren Stabilisierung ein kognitives Verhaltenstraining durchgeführt.

## Akute, persistierende Schmerzen

Postoperative oder orale Mukositisschmerzen während einer Knochenmarktransplantation gehen oft mit einer geringen Fluktuation der Intensität einher. Sie haben meist einen vorhersagbaren zeitlich begrenzten Ablauf von Tagen oder Wochen. In diesen Fällen werden verhaltenspsychologische Strategien in der Regel kombiniert mit pharmakologischen Schmerzbekämpfungsmethoden. Hypnose findet bei diesen Patienten, gekoppelt mit geleiteter Imagination an einem angenehmen Ort (z. B. Urlaubssituation) bevorzugte Verwendung. Alternativ können auch kühlende Suggestionen, *dissoziative Techniken, Entspannungsverfahren* oder *sensorische Transformationen* verwendet werden.

Verhaltenstherapeutische Ziele bestehen in einer Schmerzreduktion und zeitlichen Strukturierung minimaler alltäglicher Aktivitäten zur effektiven Ablenkung vom Schmerz. *Kognitive Strategien* konzentrieren sich auf eine Veränderung persönlicher Bewertungen von Angst und Müdigkeit. *Ablenkung* ist besonders bei kurzen Phasen verstärkter Schmerzattacken indiziert.

Fallbeispiel 3
Eine 22 Jahre alte Frau mit einer akuten nicht-lymphatischen Leukämie erhielt eine chemotherapeutische und radiologische Ganzkörperbehandlung vor einer Knochenmarktransplantation. Zwei Tage nach Abschluß der Bestrahlungstherapie entwickelte sie eine intensive orale Mukositis mit begleitenden Schmerzen. Trotz einer kontinuierlichen, intravenösen Morphinbehandlung litt die Patientin über mehrere Tage an zunehmenden Schmerzzuständen bevor eine Beratung in einem multidisziplinären Team von Anästhesiologen und Psychologen erfolgte. In Ergänzung zur kontinuierlichen analgetischen Infusion erhielt die Patientin die Möglichkeit, mit Hilfe eines patientenkontrollierten Analgesiedesigns (PCA) verstärkte Selbstkontrolle über ihren Morphingebrauch auszuüben. Mit Hilfe des PCA-Gerätes konnte die Patientin bei behandlungsbedürftigen Schmerzen die elektronisch gesteuerte Infusionspumpe mittels eines Handdruckknopfes aktivieren, um sich selbst bei Bedarf eine Morphindosis zuzuführen. Weiterhin wurden Entspannungsverfahren durchgeführt, die mit einer Fokussierung auf rhythmisches Atmen begannen. Zur Entspannungsvertiefung wurden gelenkte Imaginationen mit einem

Strandbild verwendet. Die Wirksamkeit dieses Verfahrens war jedoch wegen erhöhter Ablenkbarkeit und Konzentrationsschwierigkeiten eingeschränkt. Kurze, hypnotische Induktionen zur Veränderung sensorischer Qualitäten (Taubheit anstatt brennender Schmerz gekoppelt mit Kältesuggestionen wie z. B. „eiskalte arktische Luft" im Bereich der Mundschleimhaut) wurden zusätzlich angewendet. Ein weiteres hilfreiches Vorstellungsbild kombiniert mit rhythmischen Atemübungen bestand in einer Waldszene, die für die Patientin sehr entspannend war. Ein Zeitplan täglicher Aktivitäten mit gymnastischen Übungen und Spazierengehen wurde neben das Bett an die Wand geheftet. Gleichzeitig wurden diese Übungen auf der Patientenakte eingetragen und täglich vom Therapeuten und Pflegepersonal verbal verstärkt. Die seit zwei Wochen andauernde Opioidgabe wurde entsprechend der oralen Mukositis und den damit verbundenen Schmerzen entsprechend angepaßt. Familiäre Sorgen verstärkten die Ängste der Patientin und führten zu depressiven Verstimmungen. Beratende und stützende psychotherapeutische Bemühungen erreichten, daß die Patientin sich stärker auf ihre eigenen Bedürfnisse konzentrierte und es den Familienangehörigen überließ, sich selber mit ihren Problemen auseinanderzusetzen.

## Kurze, schmerzhafte, diagnostische Eingriffe

Vorteilhaft für die Anwendung psychologischer Verfahren im Umgang mit schmerzhaften Diagnoseprozeduren ist die Möglichkeit, das Verhaltenstraining bereits vor diesen Eingriffen zu beginnen. Klinische Untersuchungen über effektive Methoden der Schmerzbekämpfung bei diagnostischen Verfahren an Krebspatienten wurden bisher vorwiegend bei Kindern durchgeführt (s. Abschnitt pädiatrische Aspekte). Diese verhaltenspsychologischen Techniken wie *Atemkontrolle* oder *Imaginationen* können auch auf Erwachsene übertragen werden. Besonders effektiv sind Vorstellungsbilder dann, wenn sie aktive, anregende Bilder enthalten. Zusätzlich können *Stimulationsmethoden* wie Massage, Musik, Reden oder andere akustische und körperliche Stimulationen während des diagnostischen Eingriffes eingesetzt werden. Weiterhin können katastrophisierende irrationale, depressionsauslösende Kognitionen im Zusammenhang mit der bevorstehenden Diagnostik durch entsprechende Informationen geändert werden. Informationen können dazu beitragen, befürchtete körperliche und psychische Reaktionen während der diagnostischen Untersuchung umzubewerten. Im Vordergrund stehen hierbei Mitteilungen über die zeitliche Begrenzung des gefürchteten Eingriffs.

Bei ausgeprägten Ängsten ist eine *systematische Desensibilisierung* in Verbindung mit *Entspannungsübungen* indiziert. Therapeut und Patient erarbeiten gemeinsam eine Angsthierarchie (z. B. Betreten des Diagnoseraums, Injektionen). Der Patient hat dann die Aufgabe, sich belastende Vorstellungen innerhalb der Hierarchie detailliert vorzustellen, während er sich in einem entspannten Zustand befindet (Goldfried/Davison 1976; Wolpe 1958). Während dieser Übungen werden fortlaufend Angst und Aktivierung auf einer Skala von 0–10 eingeschätzt. Diese Übungen können schrittweise in vivo wiederholt werden, während der Patient in einem entspannten Zustand verbleibt. Patienten, die zu ängstlich sind, um in Entspannungsübungen ihre Kontrolle aufzugeben, bevorzugen eher während des Eingriffs kontinuierliche prozedurale und sensorische Informationen über den Ablauf der Untersuchung als ablenkende Vorstellungsbilder. Hilfreich ist auch, während einer diagnostischen Prozedur den Zeitablauf und die einzelnen Untersuchungsschritte mitzubestimmen, indem der Patient signalisiert, wann der nächste diagnostische Schritt durchgeführt werden kann.

Fallbeispiel 4
Ein 21 Jahre alter Mann mit Morbus Hodgkin wurde zur psychologischen Beratung vorgestellt, da er auf Grund von Ängsten nicht bereit zu einer Knochenmarkpunktion war, die für die weitere Behandlung jedoch notwendig war. Der erste Kontakt mit dem Patienten war kurz vor der ersten Knochenmarkpunktion, so daß nur wenig Zeit für eine psychologische Vorbereitung bestand. Der Patient wies darauf hin, daß er sich aufmerksam auf den Ablauf der Diagnostik konzentrieren wolle und er zu jedem Zeitpunkt der Untersuchung Informationen benötige, um diese Untersuchung erfolgreich durchzustehen. Hypnose und andere Ablenkungstechniken wurden deshalb abgelehnt. Während der Untersuchung wurden fortlaufend Informationen über die einzelnen Diagnoseschritte und die zu erwartenden Reaktionen gegeben. Weiterhin wurde dem Patienten gestattet, den Zeitablauf der medizinischen Untersuchung selber zu bestimmen, indem er anzeigte, wann er für den folgenden Schritt dazu bereit war. Gleichzeitig wurde darauf hingewiesen, regelmäßig tief zu atmen und sich besonders auf die Ausatmung zu konzentrieren. Während verstärkter Belastungen wurden vom Therapeuten gezielte Ateminstruktionen gegeben. Zusätzlich wurde ein schnellwirkendes Opioid mit einem Benzodiazepin verabreicht. Am Ende des diagnostischen Eingriffes wurde der Patient vom Therapeuten für die erfolgreiche Bewältigung verbal verstärkt sowie darauf hingewiesen, wie er sich selber belohnen könne.
    In der Vorbereitung für weitere Diagnoseprozeduren wurden kontinuierliche Selbstinstruktionen (z. B. „dieser Schmerz ist das schlimmste was mir passsieren kann") verwendet, sowie Bewältigungsaussagen („ich schaffe es für weitere 30 sec.") mit fokussierter Atmung und Entspannung gekoppelt. In vivo Desensibilisierungsübungen wurden durchgeführt, indem der Patient mit Instrumenten umging, die für die Knochenmarkpunktion verwendet wurden. Einzelne Diagnoseschritte wurden dann in der Entspannung vorgestellt. Der Patient schätzte auf einer Skala von 0–10 subjektiv seine Angst während der einzelnen Diagnoseschritte ein. Im Rollenspiel legte sich der Patient in Erwartung der bevorstehenden Punktion auf den Bauch, hantierte mit dem Injektionsbesteck und der Punktionsnadel. Als der Patient auf der subjektiven Angstskala den Wert 5 angab, wurde die Vorstellung des Eingriffes sofort beendet. Nachdem die Angst zurückgegangen war, wurde eine erneute Vorstellungsübung durchgeführt. Diese Desensibilisierungsübungen wurden zweimal wiederholt, bevor die zweite von insgesamt 5 Knochenmarkpunktionen erfolgte. Vor jeder weiteren Knochenmarkpunktion verwendete der Therapeut 30 Minuten vor dem Eingriff eine gelenkte Entspannung mit Vorstellungsbildern. Während des Eingriffs beachtete der Therapeut die Atmung des Patienten und gab sensorische und zeitliche Informationen. Der Patient signalisierte wiederum seine Bereitschaft für den weiteren Diagnoseschritt. Der Patient reagierte auf diese Übungen mit einer deutlichen Linderung subjektiver Belastungen und Ängste. Äußerungen, keine weiteren diagnostischen Eingriffe zu akzeptieren, unterblieben. Enge Kontakte zu dem Patienten während des diagnostischen Eingriffs waren nur bei phobischen Vermeidungsreaktionen indiziert.

In der Regel ist bei erwachsenen Patienten lediglich eine Trainingssitzung vor einem diagnostischen Eingriff indiziert, ehe dann während der Untersuchung gelenkte Vorstellungsbilder hilfreich sind. Bei besonders ängstlichen Patienten mit phobischen Vermeidungsreaktionen können jedoch wie im geschilderten Fall zeitaufwendigere vorbereitende Interventionen notwendig sein.

**Zu Fallbeispiel 5 und 6:** Hypnose wird in der Medizin sowohl zur Förderung somatischer Heilungsprozesse wie auch zur Behandlung von Nebenerscheinungen der Krankheit wie Schmerz oder Übelkeit eingesetzt. Es ist nachgewiesen, daß die Überlebensdauer von Mammakarzinom-Patientinnen durch den Einsatz von Hypnose verdoppelt werden kann (Spiegel et al. 1998; s. auch Kapitel 3). Besonders gut ist aber auch die Schmerzbewältigung durch Hypnose belegt (Metaanalysen dazu vgl. Revenstorf 1999; Bongartz, mündliche Mitteilung). Im folgenden Fallbericht wird der Einfluß der Hypnotherapie auf den Krankheitsprozeß nicht beachtet. Vielmehr soll der Aspekt der Schmerzbewältigung diskutiert werden.

**Fallbeispiel 5:** Die Hypnosebehandlung wurde bei einem terminalen Krebspatienten mit einem schnellwachsenden massiven Tumor im Gesichts- und Halsbereich durchgeführt. Aufgrund einer Tracheotomie konnte der Patient nicht mehr sprechen, so daß die Verständigung schriftlich erfolgte. Die sehr bekannt gewordene Behandlung wurde von M. H. Erickson durchgeführt und von Rossi (1995) veröffentlicht. Die nachfolgende in der einschlägigen Literatur als „Tomaten-Joe"-Kasuistik bezeichnete Falldarstellung illustriert die *Einstreutechnik* als eine schmerzreduzierende suggestive Technik (kursiv gedruckte Worte). Hier werden hinsichtlich der Erkrankung irrelevante kohärente oder inkohärente Suggestionen der Schmerzlinderung eingestreut (Revenstorf 1993). Diese therapeutischen Suggestionen führten bei Joe zu einer völligen Schmerzfreiheit.

Dem unvoreingenommenen Leser mag diese Hypnosebehandlung befremdlich erscheinen, da die Suggestionen sich vorrangig mit dem Wachstum einer Pflanze befassen und somit sehr enge, für den Patienten potentiell belastende Parallelen mit seinem floriden Krebswachstum nahelegen. Die folgende Interpretation dieser therapeutischen Vorgehensweise soll jedoch die Verwendung dieser Suggestionsmethode verständlicher machen.

In der Hypnosebehandlung integrierte Erickson verschiedene therapeutische Komponenten:

1. Pacing und Leading: Pacing verdeutlicht die verbale und nonverbale Anpassung des Therapeuten an Kommunikationsmuster des Patienten. Im Fall von Joe paßte sich Erickson in seinen Suggestionen der beruflichen Situation des Patienten an, der ein begeisterter und erfolgreicher Blumenhändler war. Hierdurch fühlte sich der Patient verstanden und konnte sehr schnell ein intensives Vertrauensverhältnis zum Therapeuten mit guter Compliance entwickeln, obwohl er zunächst initial eine starke Ablehnung gegenüber der Hypnose erkennen ließ.

2. Weiterhin fördert Pacing in dieser Behandlung aufgrund häufiger symbolhafter Verwendung des Wachstumsbegriffes eine Akzeptanz des Krankheitsgeschehens beim Patienten, da ihm kognitiv-imaginative Inhalte (z. B. Pflanzenwachstum) angeboten wurden, mit denen er selber ständig beruflich und jetzt während der Erkrankung beschäftigt war. Dies diente gleichzeitig dem Zweck, die oft beobachtbare Verleugnung der terminalen Krebserkrankung und des nahen Todes zu verringern.

3. Darüber hinaus legt die Metapher des Pflanzenwachstums kreative Assoziationen nahe, die gekoppelt mit angenehmen Empfindungen das Bewältigungsverhalten bezüglich der unerträglichen Schmerzen aktivierte.

„Joe, ich möchte gerne mit Ihnen reden. Ich weiß, daß Sie Blumenhändler sind, daß Sie Blumen züchten, und ich bin auf einem Bauernhof in Wisconsin aufgewachsen und habe auch gerne Blumen gezüchtet. Ich mach' das immer gern. Deshalb möchte ich, daß Sie sich in diesen bequemen Sessel setzen, während ich mit Ihnen rede. Ich werde Ihnen eine Menge Dinge erzählen, allerdings nicht über Blumen, da Sie über Blumen viel mehr wissen als ich. *Das ist es nicht, was Sie wollen.* (Kursivschrift entspricht eingestreuten hypnotischen Suggestionen, die etwas unterschiedlich betont werden). Nun, während ich spreche, und ich kann das *in aller Ruhe,* möchte ich, daß Sie *mir in aller Ruhe zuhören,* während ich über eine Tomatenpflanze rede. Darüber zu reden ist ja eine komische Sache. Das macht einen neugierig. *Weshalb über eine Tomatenpflanze reden.* Man steckt einen Tomatensamen in die Erde. Man *kann Hoffnung spüren,* daß er zu einer Tomatenpflanze heranwachsen wird, die *Zufriedenheit bringen wird* aufgrund ihrer Frucht. Der Samen saugt das Wasser auf, das bedeutet *keine große Schwierigkeit,* denn der Regen bringt Frieden und Wohlbefinden und Freude, daß er zu Blüten und Tomaten heranwächst. Dieser kleine Samen, Joe, schwillt langsam an, und treibt eine kleine Wurzelfaser aus mit Zilien daran. Sie wissen vielleicht nicht, was Zilien sind, aber Zilien sind *Dinge, die wirken,* um der Tomatenpflanze beim Wachsen zu helfen, sie als sprießende Pflanze an die Oberfläche zu drücken und *Sie können mir zuhören, Joe,* also rede ich weiter, *und Sie können weiter zuhören und sich wundern, einfach wundern, was Sie wirklich lernen können,* und hier ist Ihr Bleistift und Ihr Block, um jedoch von der Tomatenpflanze zu sprechen, sie wächst so langsam. *Sie können nicht sehen,* wie sie wächst, Sie können nicht hören, wie sie wächst, dennoch wächst sie – die ersten kleinen blattartigen Dinge am Stengel, die feinen Härchen auf dem Stiel, diese Haare sind auch auf den Blättern, wie die Zilien an den Wurzeln, so kann die Tomatenpflanze *sich sehr gut fühlen, sehr wohl fühlen,* wenn man sich vorstellen kann, daß eine Pflanze fühlen kann, und dann *können Sie nicht sehen,* wie sie wächst, *Sie können nicht fühlen* wie sie wächst, aber an dem Tomatenstengel erscheint ein weiteres Blatt und dann noch eins. Vielleicht, mit den Worten eines Kindes gesprochen, vielleicht kann sich die Tomatenpflanze beim Wachsen tatsächlich *wohl fühlen und friedlich fühlen.* Jeden Tag wächst sie und wächst und wächst, *es ist so angenehm, Joe,* eine Pflanze wachsen zu sehen und ihr Wachstum *nicht zu sehen, es nicht zu fühlen,* sondern einfach zu wissen: *alles wird besser* mit dieser kleinen Tomatenpflanze, die noch ein weiteres Blatt erhält und noch eins und einen Zweig, und *sie kann angenehm wachsen* in alle Richtungen. (Inzwischen war das meiste viele Male wiederholt worden, manchmal lediglich Satzteile, dann wieder ganze Sätze. Es wurde darauf geachtet, die Formulierung zu variieren und die hypnotischen Suggestionen auch zu wiederholen. Eine geraume Zeit, nachdem der Therapeut begonnen hatte, kam Joes Frau auf Zehenspitzen ins Zimmer und hatte ein Blatt Papier dabei, auf dem die Frage stand: „Wann beginnen Sie mit der Hypnose?" Der Therapeut ging nicht auf sie ein und sah das Blatt Papier nicht an, so daß sie dem Therapeuten und damit auch Joe das Blatt hinhalten mußte. Ohne Unterbrechung fuhr der Therapeut fort, die Tomatenpflanze zu beschreiben, und als Joes Frau Joe anschaute, bemerkte sie, daß er sie nicht sah, nicht wußte, daß sie da war, daß er sich in einer somnambulen Trance befand. Sie zog sich sofort zurück). Und bald wird die Tomatenpflanze irgendwo eine Knospe haben, auf dem einen oder anderen Zweig, das macht jedoch keinen Unterschied, denn alle Zweige, die ganze Tomatenpflanze wird bald diese schönen kleinen Knospen haben – ich frage mich, ob Tomatenpflanzen *wirklich fühlen, Joe, eine Art Wohlgefühl spüren.* Sie wissen, Joe, eine Pflanze ist etwas Wunderbares, und *es ist so angenehm, so erfreulich,* wenn man in der Lage ist, über eine Pflanze so zu denken, als wäre sie ein Mensch. Ob solche Pflanzen *angenehme Gefühle haben, ein Gefühl des Wohlbefindens,* wenn sich die winzig kleinen Tomaten zu formen beginnen, so winzig, dennoch *so voller Versprechen, so spüren Sie den Wunsch auf Essen,* auf eine köstliche Tomate, sonnengereift, es ist so *angenehm, wenn Sie Essen im Magen haben,* dieses wunderbare Gefühl, das Kinder, durstige Kinder haben, und, *Joe,* Sie können *etwas trinken wollen.* So fühlt sich eine Tomatenpflanze, wenn der Regen fällt und alles benetzt, und alles kann sich wohl fühlen. (Pause) *Sie wissen, Joe,* daß eine Tomatenpflanze einfach jeden Tag üppig gedeiht, *einfach Tag für Tag.* Mir gefällt der Gedanke, die Tomatenpflanzen *kennen die Fülle des Sichwohlfühlens jeden Tag. Sie wissen, Joe, einfach einen Tag nach dem anderen,* was die Tomatenpflanze betrifft. So machen es alle Tomatenpflanzen. (Joe kam plötzlich aus der Trance, schien verwirrt zu sein, sprang aufs Bett und fuchtelte mit den Armen, ergriff Bleistift und Papier und schrieb: „Reden Sie, reden Sie.") Ja, ja, Joe, ich wuchs auf einem Bauernhof auf, ich halte einen Tomatensamen für etwas Wunderbares; *überlegen Sie, Joe, überlegen Sie,* in diesen kleinen Samen *schlafen so erholsam, so angenehm* wunderbare Pflanzen, die erst noch wachsen sollen, die so interessante Blätter und Zweige tragen. Die Blätter, die Zweige sehen so wunderbar aus, diese wunderbar volle Farbe, *Sie können sich wirklich glücklich fühlen* beim Betrachten eines Tomatensamens, beim Nachdenken über die wunderbaren Pflanzen, die er enthält, die in ihm *schlafen, ausruhen, sich wohl fühlen,* Joe. Ich gehe jetzt bald zum Essen und komme dann wieder und rede noch ein wenig" (etwas modifizierter Text nach Rossi 1995).

Fallbeispiel 6*
Eine Frau von 49 Jahren aus einer norddeutschen Großstadt kam in die Behandlung, um ihre Schmerzen zu bewältigen. Sie hatte nach einer Mammakarzinom-Operation Metastasen in der Wirbelsäule, die ihr starke Schmerzen verursachten, so daß sie bettlägerig war und nicht mehr aufstand. Ihr Wunsch war es, wieder den Haushalt versorgen zu können. Sie wünschte, eine Schmerzbewältigung mit Hilfe von Hypnose zu lernen. Ich versicherte ihr, daß ihr dies mit meiner Anleitung gelingen könne. Ihr Ehemann, ein eloquenter Geschäftsmann, fuhr sie mit dem PKW zu den Therapiesitzungen. Die Frau wirkte bescheiden, aber willensstark. Sie hatte sich offenbar in die Rolle gefügt, hinter ihrem extravertierten Ehemann im zweiten Glied zu stehen. Ihr Auftreten wirkte angemessen und entsprach dem Erscheinungsbild einer gebildeten Frau aus der oberen Mittelschicht. Ihr liebenswürdiger Ehemann war sehr kooperativ, wenn auch nicht auf größere Veränderungen vorbereitet.

---

\* Fallbeispiel 6 von Dirk Revenstorf

In der ersten Sitzung machte sich die Patientin mit hypnotischer Trance vertraut, indem sie eine Handlevitation lernte. Die Hand hob sich kaum und erst nach längerer Latenz. Zunächst entstand bei mir der Eindruck, daß ihre hypnotische Suggestibilität nicht besonders ausgeprägt war, was meine Erwartungen etwas dämpfte. Als Persönlichkeitsstruktur imponierte neben der Zurückhaltung eine innere Bestimmtheit und eine unaufdringliche Tendenz zur Unabhängigkeit. Ich stand unter einem gewissen Erwartungsdruck, da die Patientin aus meinem weiteren Bekanntenkreis stammte. Routinemäßig erhielt sie eine Audiokassette von der Induktion und wollte damit einmal täglich die Handlevitation üben.

In der zweiten Sitzung (nach zwei Wochen) berichtete die Patientin, daß sie zweimal täglich mit der Kassette geübt habe. Als Fixationspunkt für den Blick wählte sie ein Bild, das ihr Sohn für sie gemalt hatte und das über ihrem Bett hing. An diesem Bild hing sie sehr. Es verband sie mit ihrem in Hongkong lebenden Sohn. Es sei ihr zunehmend besser gelungen, die Levitation unwillkürlich zu erzeugen. Für die nächste Induktion wurde folgende auf Zindel (im Druck) zurückgehende Metapher verwendet.

Es wurde suggeriert, daß die Hand ein Kind sei, das lernen würde aufzustehen. Jeder habe natürlicherweise die Fähigkeit dazu. Im Anfang sei es aber leichter, die unwillkürliche Bewegung durch den bewußten Willen zu unterstützen. So wie eine Mutter ein Kind beim Gehenlernen fördert, darf die Unterstützung jedoch nicht zu deutlich sein, sonst lernt das Kind nicht die Selbständigkeit, d. h. die Hand nicht die Unwillkürlichkeit der Bewegung. Zu gering darf die Unterstützung auch nicht sein, sonst bleibt das Erfolgserlebnis aus. Der bewußte Wille soll die Levitation soweit unterstützen, daß die Erfahrung ermöglicht wird, ehe dann die Unterstützung langsam reduziert werden kann. Weiter wurden Suggestionen der Kälte, Taubheit, Pelzigkeit und Unempfindlichkeit in der Hand mit der Levitation verknüpft. Die Patientin wurde angewiesen, die analgetische Hand am Rücken auf eine schmerzende Stelle zu legen und sich vorzustellen, daß die Unempfindlichkeit auf den Rücken ausstrahle. Wieder wurde eine Übungskassette von der Induktion hergestellt.

In der dritten Sitzung bestätigte die Patientin, daß sie weiterhin zweimal täglich geübt habe und eine deutliche Minderung der Schmerzbelastung spüre. Sie sei aufgestanden und habe begonnen, im Haushalt wieder alltägliche Aktivitäten zu verrichten. Die Sitzung wurde dazu genutzt, Trancevertiefungen zu üben und die Induktion mit einigen Metaphern anzureichern. Zunächst wurde der Patientin suggeriert, daß ihr Rücken genug getragen habe und nun entlastet werden könne. Weiter wurde ihr die Metapher von den Reisaffen (Wester und Smith 1984) und eine Anekdote vom kranken und gesunden Fuß angeboten.

Die Geschichte von den Reisaffen ist eine Erzählung über die Entscheidung, das Symptom loszulassen: Reisaffen werden gefangen, indem sie die Hände in kleine Öffnungen stecken, um Reis zu entnehmen, aber die gefüllte Faust kann nicht mehr durch die Öffnung zurückgezogen werden. Das Tier sitzt fest, weil es sich entschieden hat, am Reis in seiner Faust festzuhalten. Die Anekdote mit dem Fuß berichtet von einem alten Ehepaar, das nicht mehr verreisen kann, weil die Frau einen chronischen Fußschmerz hat. Wie sich herausstellt, hat sie ihn, seit der Mann eine schwere Krankheitsdiagnose erhielt. Die Therapeutin verordnet nun dem Mann, jeden Abend den gesunden (und nicht den kranken) Fuß der Frau zu massieren. Eine Erklärung für die Anekdote wird nicht gegeben (s. u.).

Die Patientin übte weiter mit den Kassetten und wurde wieder im Haushalt funktionsfähig. Sie unternahm mit ihrem Mann zwei Italienreisen – ihrem Lieblingsreiseland. Zu ihrem 50. Geburtstag, zu dem sie eine größere Gesellschaft eingeladen hatte, war ich auch eingeladen. Dabei sprach mich eine ihrer Freundinnen an und sagte, da habe ich aber „ins Schwarze getroffen", als ich suggeriert hätte, die Patientin solle ihrem Gatten „mal ordentlich Bescheid geben". Auf mein Nachfragen erklärte die Dame, ich hätte gemeint, die Patientin sei zu duldsam und solle sich gegen ihren Mann mehr durchsetzen. Dies bezog sich auf den Satz mit der Entlastung des Rückens, der offensichtlich im übertragenen Sinne verstanden wurde und wieder die Lebensgeister der Patientin weckte. Nach zwei relativ unbelasteten Jahren wurden bei einer Nachuntersuchung erneut zahlreiche Metastasen festgestellt. Der Patientin wurde keine Hoffnung mehr auf Heilung gemacht. Sie verstarb dann innerhalb von zwei Monaten.

Die Fallbeschreibung verdeutlicht drei Aspekte der hypnotherapeutischen Behandlung bei Tumorerkrankungen. Erstens kann die Hypnoanalgesie als eine wirksame Methode der Schmerzbewältigung in der Selbstanwendung gelernt werden. Dabei haben Audiokassetten mit Suggestionen eine stützende Funktion. Zweitens ist das Ausmaß der hypnotischen Phänomene in Abhängigkeit von der Persönlichkeitsstruktur zu sehen. So werden bei einer hysterischen Struktur deutlichere Effekte als bei einer masochistisch-duldsamen Struktur zu erzielen sein. Es ist deshalb sinnvoll, hypnotische Suggestionen der Bedürfnisstruktur des Patienten anzupassen, um die Tranceerfahrung zu erleichtern (Mende 1998). Im vorliegenden Fall schien eine entlastende, doch zugleich die Selbständigkeit betonende Induktion (gemäß der Eltern-Kind-Metapher) passend, um die Unabhängigkeit der Patientin zu verstärken.

Als drittes sind Metaphern immer dann wertvolle Kommunikationshilfen, wenn es darum geht, Anregungen zu vermitteln, ohne auf das Wertesystem des Zuhörers Bezug zu nehmen. Die Metapher kann dem bewußten Denken des Zuhörers mit der Erläuterung angeboten werden, daß es wohltuend sein kann, sich dadurch zu entspannen, indem er in einer kindlichen Haltung Geschichten zuhört. In Trance ist der Zuhörer eher bereit, dieses Angebot anzunehmen, da er sich ohnehin in eine rezeptive Position begeben hat. Die Suggestion des Loslassens von Versorgungsstrukturen, weil sie dysfunktional geworden sind, erreichte durch die Reisaffengeschichte eine bessere Akzeptanz als durch eine entsprechende Belehrung. Ebenso konnte mittels der Metapher vom gesunden und vom kranken Fuß suggeriert werden, sich den positiven Seiten des Lebens zuzuwenden und auch auf den Krankheitsgewinn zu verzichten. Dabei ist eine gewisse Verwischung des Bezugs zum Verhalten des Zuhörers sinnvoll, andernfalls gerät die Metapher zur platten Parabel.

Hypnotherapie ist eine effektive Kommunikationsform für Änderungssuggestionen im somatischen wie im psychischen Bereich, indem unwillkürliche Bewältigungsfähigkeiten des Patienten aktiviert werden. Daß er die Fähigkeit dazu hat, kann zuvor am Beispiel hypnotischer Phänomene wie der Handlevitation demonstriert werden. Hypnotherapie kann daher in der Psychotherapie und adjuvant in der Medizin eingesetzt werden, um in angst- und wertfreier Form den Organismus anzuregen, seine Ressourcen auszuschöpfen.

## 13. Zusammenfassung und Ausblick

Psychologische Faktoren spielen möglicherweise eine Rolle für das Risiko, an Krebs zu erkranken, stehen jedoch **nicht direkt ursächlich** mit der Krebsentstehung in Zusammenhang. Psychologische Faktoren wirken vermutlich über eine **verhaltensabhängige Exposition** gegenüber Karzinogenen wie z. B. Rauchen oder Sonnenbestrahlung sowie über den Einfluß von Streß an der Tumorentstehung mit. Aufgrund zunehmender klinischer Daten von Längsschnitt- und Querschnittsuntersuchungen ist auf der Basis der engen Wechselbeziehung zwischen psychologischen und sozialen Faktoren mit dem Immunsystem der Einfluß dieser Variablen auf den **Krankheitsverlauf** und damit auf die **Überlebenszeit** der Krebskranken bedeutsam. Darüber hinaus ließ sich zeigen, daß *anhaltender Disstreß* im beruflichen und familiären Alltag mit *mangelhafter sozialer Unterstützung, niedrigem Bildungsniveau,* erhöhten Scores für psychopathologische Symptome sowie *Hilf- und Hoffnungslosigkeit Risikofaktoren* für Entstehung und ungünstigen Krankheitsverlauf darstellen. Die Tatsachen, daß Immunsuppression und Immunkompetenz klassisch konditioniert werden, sowie die zahlreichen Belege über psychologisch ausgelöste Immunreaktionen und psychologische Einflußmöglichkeiten auf den Krankheitsverlauf eröffnen die Möglichkeit, durch *psychotherapeutische Interventionen* den Krankheitsverlauf zu beeinflussen.

Supportive verhaltensmedizinische Interventionen sind nach einer differenzierten Aufklärung über Diagnose, geplante Therapie und Prognose der Krebserkrankung auf der verhaltensmäßigen, kognitiven und physiologischen Ebene bei vielen Krebskranken indiziert. Ziele dieser psychologischen Verfahren sind eine Unterstützung in der Krankheitsverarbeitung, eine Reduktion krankheits- und behandlungsbedingter Beeinträchtigungen (sexuelle Probleme, Infertilität, Körperbildveränderungen) und Beschwerden (antizipatorische Nebenwirkungen wie Schmerzen, Übelkeit, Erbrechen, Ängste und Depression) sowie schließlich eine kontinuierliche Sterbebegleitung.

Für individuell angepaßte psychologische Interventionen ist es notwendig, während der Baselineerhebungen und zusätzlichen psychologischen Diagnostik den affektiven Zustand und das Copingverhalten zu erfassen, um Risikopersonen mit spezifischen verhaltensmedizinischen Behandlungsmethoden zu unterstützen. Beispielsweise ist bei Patienten mit niedrigem Copingniveau die Mobilisierung und *Verstärkung von Bewältigungsreaktionen* im Umgang mit der Erkrankung, negativen Konsequenzen und aversiven diagnostischen und therapeutischen Prozeduren mit Hilfe behavioral orientierter Gruppentherapien sehr hilfreich. *Gruppenbehandlungen* haben den Vorteil gegenüber Einzeltherapien, daß die *emotionale Unterstützung* von Gruppenmitgliedern mit ähnlichen Problemen sowie das *Modellernen* hinsichtlich der Krankheitsbewältigung den therapeutischen Prozeß günstig beeinflussen. Patienten mit intensiven affektiven Reaktionen (Angst, Unruhe, Hilflosigkeit) stellen *Risikopersonen* für vermehrtes Auftreten von behandlungsbedingten Nebenwirkungen dar. Hier eignen sich besonders präventive edukative und verhaltenstherapeutische Trainingsverfahren wie z. B. die systematische Desensibilisierung zur Symptomkontrolle.

In zukünftigen Untersuchungen sollten verstärkt somatische, u. a. *immunologische Parameter* miteinbezogen werden, um die Wechselwirkungen zwischen psychologischen Variablen und Immunfaktoren auf den Therapieerfolg und den Krankheitsverlauf aufzuklären. Darüber hinaus ist es notwendig, prospektiv in Therapiestudien **psychologische Prädiktoren** für den Krankheitsverlauf und die Überlebenszeit zu erfassen.

Ein therapeutisches Problem stellen Patienten mit *starker Abwehr* gegenüber der Krebserkrankung dar (besonders bei Krebserkrankungen wie Melanom und Lungenkarzinom). Hier sind edukativ-informatorische Beratungen sinnvoll, um die Abwehr zu reduzieren und die Compliance für medizinische und psychologische Maßnahmen zu verbessern.

Im Gegensatz zur Verhaltensmedizin bei gutartigen Erkrankungen sind psychologische Interventionen bei Krebserkrankungen immer supportive Verfahren, die in erster Linie der Verbesserung der Arzt-Patienten-Beziehung und damit der Intensivierung der Compliance dienen.

Zukünftige Forschungsansätze sollten sich auf den Einsatz *supportiver, kontrollierter, verhaltensmedizinischer Maßnahmen konzentrieren,* die im Rahmen einer multidimensionalen Evaluation einschließlich relevanter immunologischer Parameter die Frage der differentiellen Indikation psychologischer Verfahren bei verschiedenen Krebsformen klären können.

## Literatur

Ader, R., Felten, D., Cohen, N. (1991): Psychoneuroimmunology. Academic, San Diego

Ader, R., Cohen, N. (1993): Psychoneuroimmunology: Conditioning and stress. Annual Review of Psychology 44, 53–85

Ahles, T. A. (1987): Psychological techniques for the management of cancer-related pain. In: McGuire, D. B., Yarbro, C. H (Eds.): Cancer pain management. Grune & Stratton, Orlando/London, 245–258

Ali, N. S., Khalil, H. Z. (1989): Effect of psychoeducational intervention on anxiety among Egyptian bladder cancer patients. Cancer Nursing 12, 236–242

Anderson, B. L., Kiecolt-Glaser, J. K., Glaser, R. (1994): A biobehavioral model of cancer, stress and disease course. American Psychology 49, 389–404

Ament, P. (1982): Concepts in the use of hypnosis for pain relief in cancer. Journal of Medicine 13, 233–240

Andrykowski, M. A., Bachen, E. A., Manuck, S. B., Cohen, S., Muldoon, M. F., Raible, R. (1995): Adrenergic blockage ameliorates cellular immune responses to mental stress in humans. Psychosomatic Medicine 49, 3–12

Bachen, E. A., Manuck, S. B., Cohen, S., Muldoon, M. F., Raible, R. (1995): Adrenergic blockade ameliorates cellular immune response to mental stress in humans. Psychosomatic Medicine 49, 3–12

Bahnson, C.B. (1986): Das Krebsproblem in psychosomatischer Dimension. In: Uex-küll, T. (Hrsg.): Lehrbuch der psychosomatischen Medizin. Urban & Schwarzenberg, München, 889–909

Baider, L., Uziely, B., De-Nour, A.K. (1994): Progressive muscle relaxation and guided imagery in cancer patients. General Hospital Psychiatry 16, 340–347

Barber, J. (1977): Rapid induction analgesia: A clinical report. American Journal of Clinical Hypnosis 19, 138–147

Barber, J. (1982): Managing acute pain. In: Barber. J., Adrian, C. (Eds.): Psychological approaches to the management of pain. Bruner & Mazel, New York, 168–185

Barber, J., Gitelson, J. (1980): Cancer pain: psychological management using hypnosis. Cancer 30, 130–135

Baron, R.S., Cutrona, C.E., Hicklin, D., Russell, D.W., Lubaroff, D.M. (1990): Social support and immune function among spouses of cancer patients. Journal of Personality and Social Psychology 59, 344–352

Bayuk, L. (1985): Relaxation Techniques: an adjunct therapy for cancer patients. Seminar in Oncology Nursing 1, 147–150

Beales, J.G. (1979): Pain in children with cancer. In: Bonica, J.J., Ventafridda, V. (Eds.): Advances in pain research and therapy, Vol. 2. Raven Press, New York, 89–98

Beisecker, A.E., Beisecker, T.D. (1990): Patient information-seeking behaviors when communicating with doctors. Medical Care 28, 19–28

Bellak, A.S., Hersen, M., Kazdin, A.E. (1982): International handbook of behavioral modification and therapy. Plenum Press, New York

Benschop, R.J., Nieuwenhuis, E.E.S., Tromp, E.A.M., Godaert, G.L.R., Bailieux, R.E., van Doornen, L.J.P. (1994): Effects of beta-adrenergic blockade on immunologic and cardiovascular changes induced by mental stress. Circulation 89, 762–769

Bernstein, D.E., Borkovec, T.D. (1990): Entspannungstraining. Handbuch der „progressiven Muskelentspannung" nach Jacobson. Pfeiffer, München

Birbaumer, N. (1984): Krebserkrankungen. In: Miltner, W., Birbaumer, N., Gerber, W.D. (Hrsg.): Verhaltensmedizin. Springer, Berlin-Heidelberg, 215–237

Birbaumer, N., Larbig, W. (1986): Klinisch-psychologische Schmerzbehandlung. Der Internist 27, 452–458

Birbaumer, N., Schmidt, R.F. (1996): Biologische Psychologie. 3. Aufl. Springer, Berlin-Heidelberg

Blanchard, C.G., Labreque, M.S., Ruckdeschel, J.C., Blanchard, E.B. (1988): Information and decision making preferences of hospitalized adult cancer patients. Social Science and Medicine 27, 1139–1145

Bloom, J.R., Ross, R.D., Burnell, G. (1978): The effect of social support on patient adjustment after breast surgery. Patient Counseling. Journal of Health Education 1, 50–59

Bond, M.R. (1979): Psychologic and emotional aspects of cancer pain. In: Bonica, J.J., Ventafridda, V. (Eds.): Advances in pain research and therapy. Vol 2. Raven, New York, 81–88

Bonica, J.J. (1985): Treatment of cancer pain: current status and future needs. In: Fields, H.L., Dubner, R., Cervero, F. (Eds.): Proceedings of the Fourth World Congress on Pain. Raven Press, New York, 589–616

Bonica, J.J. (1990): Cancer pain. In: Bonica J.J. (Ed.): The management of pain. Vol I. Lea & Febiger, Philadelphia, London, 400–460

Borison, H.L., McCarthy, L.E. (1983): Neuropharmacological mechanisms of emesis. In: Laszlo J. (Ed.): Antiemetics and cancer chemotherapy. Williams & Wilkins, Baltimore, 6–20

Bovbjerg, D. H., Redd, W. H., Maier, L. A., Holland, J. C., Lesko, L. M. (1990): Anticipatory immune suppression and nausea in woman receiving cyclic chemotherapy for ovarian cancer. Journal of Consulting and Clinical Psychology 58, 153–157

Burack, J. H., Barrett, D. C., Stall, R. D., Chesney, M. A., Ekstrand, M. L., Coates, T. J. (1993): Depressive symptoms and CD4 lymphocyte decline among HIV-infected men. Journal of the American Medical Association 270, 2568–2573

Burish, T. G., Burish, M. P. (1986): Conditioned aversive responses in cancer chemotherapy patients: Theoretical and developmental analysis. Journal of Consulting and Clinical Psychology 54, 593–600

Burish, T. G., Carey, M. P., Krozely, M., Greco, F. A. (1987): Conditioned side effects induced by cancer chemotherapy: Prevention through behavioral treatment. Journal of Consulting and Clinical Psychology 55, 42–48

Burish, T. G., Snyder, S., Jenkins, R. A. (1991): Preparing patients for cancer chemotherapy, effect of coping preparation and relaxation interventions. Journal of Consulting and Clinical Psychology 59, 518–525

Burish, T. G., Tope, D. M. (1992): Psychological techniques for controlling the adverse side effects of cancer chemotherapy: findings from a decade of research. Journal of Pain and Symptom Management 7, 287–301

Buske-Kirschbaum, A., Kirschbaum, C., Stierle, H., Lehnert, H., Hellhammer, D. (1992): Conditioned increase of natural killer cell activity (NKCA) in humans. Psychosomatic Medicine 54, 123–132

Butler, B. (1955): The use of hypnosis in the care of the cancer patient (Part III). British Journal of Medicine and Hypnotism 6, 4

Cannici, J., Malcolm, R., Peck, L. A. (1983): Treatment of insomnia in cancer patients using muscle relaxation training. Journal of Behavior Therapy and Experimental Psychology 50, 251–256

Cangello, V. W. (1961): The use of hypnotic suggestion for pain relief of malignant disease. International Journal of Clinical and Experimental Hypnosis 9, 17–22

Capone, M. A., Good, R. S., Westie, K. S., Jacobson, A. F. (1980): Psychosocial rehabilitation of gynecologic oncology patients. Archives of Physical Medicine and Rehabilitation 61, 128–132

Carey, M. P., Burish, T. G. (1988): Etiology and treatment of the psychological side effects associated with cancer chemotherapy: a critical review and discussion. Psychological Bulletin 104, 307–325

Chapman, C. R., Syrjala, K., Sargur, M. (1985): Pain as a manifestation of cancer treatment. Seminars in Oncology Nursing 1 (2), 100–108

Cella, D. F., Sarafian, B., Snider, P. R., Yellen, S. B., Winicour, P. (1993): Evaluation of a community-based cancer support group. Psycho-Oncology 2, 123–132

Clain, E. N., Kohorn, E. I., Quinland, D. M, Latimer, K., Schwartz, P. E. (1986): Psychosocial benefits of a cancer support group. Cancer 57, 183–189

Cleeland, C. S., Tearnan, B. H. (1986): Behavioral control of cancer pain. In: Holzman A. D., Turk D. C. (Eds.): Pain management: A handbook of psychological treatment approaches. Pergamon, New York, 193–212

Cobb, S. C. (1984): Teaching relaxation techniques to cancer patients. Cancer Nursing 7, 157–161

Cohen, S., Wills, T. A. (1985): Stress, social support and the buffering hypothesis. Psychological Bulletin 2, 310–357

Cohen, S., Kessler, R. C., Underwood Gordon, L. G. (1995): Strategies for measuring stress in studies of psychiatric and physical disorders. In: Cohen, S., Kessler, R. C., Underwood Gordon L. G. (Eds.): Measuring Stress: a Guide for Health and Social Scientists. New York, Oxford, 3–26

Coyle, N., Foley K. (1987): Prevalence and profile of pain syndroms in cancer patients. In: McGuire, D. B., Yarbro, C. H. (Eds.): Cancer pain management. Grune & Stratton, Orlando, London, 21–46

Cunningham, A. J., Tocco, E. K. (1989): A randomized trial of group psychoeducational therapy for cancer patients. Patient Education and Counseling, 101–114

Daut, R. L., Cleeland, C. S. (1982): The prevalence and severity of pain in cancer. Cancer 50, 1913–1918

Davis, H. (1986): Effects of biofeedback and cognitive therapy on stress in patient with breast cancer. Psychological Report 59, 967–974

Darling, J. R., Weiss, N. S., Hislop, T. G., Maden, C. M., Coates, R. J., Sherman, K. J., Ashley, R. L., Beagrie, M., Ryan, J. A., Corey, L. (1987): Sexual practices, sexually transmitted diseases, the incidence of anal cancer. New England Journal of Medicine 317, 973–977

Dean, C., Surtees, P. G. (1989): Do psychological factors predict survival in breast cancer? Journal of Psychosomatic Research 33, 561–569

De Maddalena, H. (1993): Aufklärung und Gespräche mit Krebskranken. In: Zenner, H. P. (Hrsg.): Praktische Therapie von Hals-Nasen-Ohren-Krankheiten. Schattauer, Stuttgart, New York, 22–28

De Maddalena, H. (1996): Ärztliche Gespräche mit kurativ behandelbaren Krebspatienten. HNO 44, 645–654

Derogatis, L. R., Abeloff, M., Melisaratos, N. (1979): Psychological coping mechanisms and survival time in metastatic breast cancer. Journal of the American Medical Association 242, 1504–1508

Derogatis, L. R. (1989): SCL-90-R. Self Report Symptom Inventory 90 Items – Revised. In: Internationale Skalen für Psychiatrie. 3. Aufl. CIPS, Beltz, Weinheim

DiClemente, R. J., Temoshok, L. (1985): Psychological adjustment to having cutaneous malignant melanoma as a predictor of follow-up clinical status. Psychosomatic Medicine 47, 81

Dold, U. (1993): Epidemiologie. In: Dold, U., Hermanek, P., Höffken, K., Sack, K. D. (Hrsg.): Praktische Tumortherapie. Thieme, Stuttgart/New York, 2–8

Dolgin, M. J., Katz, E. R., McGinty, K., Siegel, S. E. (1985): Anticipatory nausea and vomiting in pediatric cancer patients. Pediatrics 75, 547–552

Doll, R., Peto, R. (1978): Cigarette smoking and bronchal carcinoma: Dose and time relationships among regular smokers and lifelong non-smokers. Journal of Epidemiology Community Health 32, 303–313

Doll, R., Peto, R. (1981): The causes of cancer. Oxford University Press, New York

Duszynski, K. R., Schaffer, J. W., Thomas, C. B. (1981): Neoplasms and traumatic events in childhood: are they related? Archives of General Psychiatry 38, 327–331

Erickson, M. H. (1969): Hypnosis in painful terminal illness. American Journal of Clinical Hypnosis 1, 117–121

Esterling, B. A., Kiecolt-Glaser, J. K., Bodnar, J. C., Glaser, R. (1994): Chronic stress, social support and persistent alterations in the natural killer cell response to cytokines in older adults. Health Psychology 13, 291–298

Eysenck, H. J. (1987): Personality as a predictor of cancer and cardiovascular disease and the application of behavior therapy in prophylaxis. European Journal of Psychiatry 1, 29–41

Fallert, B. (1996): Psychologische Behandlung chronischer Krebserkrankungen. Dissertation, Universität Tübingen

Fawzy, F. I., Fawzy, N. W., Hyun, C. S., Elashoff, R., Guthrie, D. (1993): Malignant melanoma: effects of an early structured psychiatric intervention, coping and affective state on recurrence and survival 6 years later. Archives of General Psychiatry 50, 681–689

Fawzy, F. I., Fawzy, N. W., Hyun, C. S. (1994): Short term psychiatric intervention for patients with malignant melanoma: effects on psychological state, coping and the immune system. In: The Psychoimmunology of Cancer. Oxford University Press, New York, 292–319

Fawzy, F. I., Fawzy, N. W., Arndt, L. A., Pasnau, R. O. (1995): Critical review of psychosocial interventions in cancer care. Archives of General Psychiatry 52, 100–113

Felten, D. L., Felten, S. Y., Carlson, S. L., Olschowka, J. A., Livnat, S. (1985): Noradrenergic sympathetic innervation of lymphoid tissue. Journal of Immunology 137, 755–765

Fengler, J. (1994): Helfen macht müde: Zur Analyse und Bewältigung von Burnout und beruflicher Deformation. 3. Aufl. Pfeiffer, München

Ferring, D., Filipp, S. H. (1989): Der Fragebogen zur Erfassung gesundheitsbezogener Kontrollüberzeugungen (FEGK), Kurzbericht. Zeitschrift für Klinische Psychologie 1989 a, 18: 285–289

Flor, H. (1991): Psychobiologie des Schmerzes. Huber, Bern

Florin, I. (1978): Entspannung – Desensibilisierung. Kohlhammer, Stuttgart

Foley, K. (1979): Pain syndromes in patients with cancer. In: Bonica, J. J., Ventafridda, V. (Eds.): Advances in pain research and therapy. Vol. 2. Raven, New York, 59–78

Fordyce, W. E. (1976): Behavioral methods for chronic pain and illness. Mosby, St. Louis

Forester, B., Kornfeld, D. S., Fleiss, J. L. (1985): Psychotherapy during radiotherapy: effects on emotional and physical distress. American Journal of Psychiatry 142, 22–27

Fotopoulos, S. S., Graham, C., Cook, M. R. (1979): Psychophysiological control of cancer pain. In: Bonica, J. J., Ventafridda, V. (Eds.): Advances in pain research and therapy. Raven, New York, 231–243

Fotopoulos, S. S., Cook, M. R., Graham, C. (1983): Cancer pain: evaluation of electromyographic and electrodermal feedback. Progress in Clinical and Biological Research. 132, 33–53

Fox, B. H., Newberry, B. H. (1984): Impact of psychoendocrine systems in cancer and immunity. Hogrefe, New York/Lewiston

Franke, G. (1995): Die Symptom-Checkliste von Derogatis – Deutsche Version (SCL-90-R). Beltz, Weinheim

Frommberger, I., Wichmann-Dorn, E. (1993): Hypnose und Entspannungsverfahren bei Schmerz. In: Egle, U. T., Hoffmann, S. O. (Hrsg.): Der Schmerzkranke. Grundlagen, Pathogenese, Klinik und Therapie chronischer Schmerzsyndrome aus bio-psycho-sozialer Sicht. Schattauer, Stuttgart, 357–368

Funch, D. P., Marshall, J. (1993): The role of stress, social support and age in survival from breast cancer. Journal of Psychosomatic Research 27, 77–83

Futterman, A. D., Kemeny, M. E., Shapiro, D., Fahey, J. L. (1994): Immunological and physiological changes associated with induced positive and negative mood. Psychosomatic Medicine 56, 499–511

Garbe, C., Orfanos, C. E. (1989): Epidemiologie des malignen Melanoms in der Bundes-republik im internationalen Vergleich. Onkologie 12, 253–262

Garbe, C. (1994): Epidemiologie des malignen Melanoms in Deutschland. In: Macker, E., Kolde, G., Bröcker, E. B. (Hrsg.): Tumoren und Haut – Jahrbuch der Dermatologie. Biermann, Zülpich, 113–122

Garbe, C. (1995): Risikofaktoren für die Entwicklung maligner Melanome und Identifikation von Risikopersonen im deutschsprachigen Raum. Der Hautarzt 46, 309–314

Gardner, G. G., Olness, K. (1981): Hypnosis and Hypnotherapy with children. Grune & Stratton, Orlando

Glaser, R., Kiecolt-Glaser, J. K., Bonneau, R. H., Malarkey, W., Kennedy, S., Hughes, J. (1992): Stress-induced modulation of immune response to recombinant hepatitis B vaccine. Psychosomatic Medicine 54, 22–29

Glaser, R., Kiecolt-Glaser, J. K., Speicher, C. E., Holliday, J. E. (1985a): Stress, loneliness and changes in herpes virus latency. Journal of Behavioral Medicine 8, 249–260

Glaser, R., Kiecolt-Glaser, J. K., Stout, J. C., Tarr, K. L., Speicher, C. E., Holliday, J. E. (1985b): Stress-related impairments in cellular immunity. Psychiatric Research 16, 233–239

Glaser, R., Pearson, G. R., Bonneau, R. H., Esterling, B. A., Atkinson, C., Kiecolt-Glaser, J. K. (1993): Stress and the memory T-cell response to the Eppstein-Barr virus in healthy medical students. Health Psychology 12, 435–442

Glaser, R., Pearson, G. R., Jones, J. F., Hillhouse, J., Kennedy, S. (1991): Stress-related activation of Eppstein-Barr virus. Brain Behavior and Immunity 5, 219–232

Glaser, R., Rice, J., Sheridan, J., Fertel, R., Stout, J. C. (1987): Stress-related immune suppression: health implications. Brain Behavior and Immunity 1, 7–20

Glaser, R., Rice, J., Speicher, C. E., Stout, J. C., Kiecolt-Glaser, J. K. (1986): Stress depresses interferon production by leukocytes concomitant with a decrease in natural killer cell activity. Behavioral Neuroscience 100, 675–678

Gnauck, R. (1991): Früherkennung von Darmkrebs. Deutsches Ärzteblatt 88, 3330–3334

Goldfried, M. R., Davison, G. C. (1976): Clinical behaviour therapy. Holt, Rinehart & Winston, New York

Goodkin, K., Antoni, M. H., Blaney, P. H. (1986): Stress and hopelessness in the promotion of cervical intraepithelial neoplasia to invasive squamous cell carcinoma of the cervix. Journal of Psychosomatic Research 30, 67–76

Gordon, W. A., Freidenbergs, I., Diller, L., Hibbard, M., Wolf, C. (1980): Efficacy of psychosocial intervention with cancer patients. Journal of Consulting and Clinical Psychology 48, 743–759

Gorelik, E., Herberman, R. (1986): The role of natural killer „NK" cells in the control of tumor growth and metastatic spread. In: Herberman, R. (ed.): Cancer Immunology: Innovative Approaches to Therapy. Martinez Nijhoff, Boston, 151–176

Greer, S. (1991): Psychological response to cancer and survival. Psychological Medicine 21, 43–49

Greer, S., Moorey, S., Baruch, J. D. R. (1992): Adjuvant psychological therapy for patients with cancer: a prospective randomised trial. British Medical Journal 304, 675–680

Greenwald, H. P., Francis, A., Bergner, M., Perrin, E. B., Bonica, J. J. (1982): Incidence and natural history of pain in four cancer sites. Proceedings: XI–XIIth International Cancer Congress, Seattle, Abstract, 2808

Grossarth-Maticek, R., Kanazir, D. T., Vetter, H., Schmidt, P. (1983): Psychosomatic factors involved in the process of cancerogenesis. Psychotherapy and Psychosomatics 40, 191–210

Grossarth-Maticek, R., Schmidt, P., Vetter, H., Arndt, S. (1984): Psychotherapy research in oncology. In: Steptoe, A., Mathews, A. (Eds.): Health care and human behavior. Academic Press, London, 325–341

Grossarth-Maticek, R., Kanazir, D. T., Schmidt, P., Vetter, H. (1985): Psychosocial and organic variables as predictors of lung cancer, cardiac infarct and apoplexy: some differential predictors. Personality and Individual Difference 6, 313–321

Gruber, B. L., Hersh, S. P., Hall, N. R. S., Waletzky, L. R., Kunz, J. F., Carpenter, J. K., Kverno, K. S., Weiss, S. M. (1993): Immunological responses of breast cancer patients to behavioral interventions. Biofeedback and Self-Regulation 18, 1–22

Grunberg, N. E., Baum, A. (1985): Biological commonalities of stress and substance abuse. In: Shiffman, S., Wills, T. A. (Eds.): Coping and substance use. Academic, San Diego, 25–62

Haas, R. J. (1993): Tumorerkrankungen bei Kindern und Jugendlichen. In: Dold, U., Hermanek, P., Höffken, K., Sack, K. D. (Hrsg.): Praktische Tumortherapie. Thieme, Stuttgart/New York, 603–639

Hahn, R. C., Petitti, D. B. (1988): Minnesota Multiphasic Personality Inventory rated depression and incidence of breast cancer. Cancer 61, 845–848

Harris, A. L., Cantwell, B. M. (1986): Mechanisms and treatment of cytotoxic-induced nausea and vomiting. In: Davis, C. J., Lake-Bakaar, G. V. (Eds.): Nausea and vomiting – Mechanisms and treatment. Springer, Berlin, 78–93

Hautzinger, M., Bailer, M. (1991): Allgemeine Depressionsskala (ADS). Die deutsche Version des CES-D. Beltz, Weinheim

Hautzinger, M., Bailer, M., Worall, H., Keller, F. (1994): Beck-Depressions-Inventar (BDI). Testhandbuch. Huber, Bern

Heim, E., Augustiny, K., Blaser, A., Schaffner, L. (1991): Berner Bewältigungsformen BEFO. Huber, Bern

Heinrich, R. L., Schag, C. C. (1985): Stress and activity management: group treatment for cancer patients and spouses. Journal of Consulting and Clinical Psychology 33, 439–446

Heisel, J. S., Locke, S. E., Kraus, L. J., Williams, R. M. (1986): Natural killer cell activity and MMPI scores of a cohort of college students. American Journal of Psychiatry 143, 1382–1386

Henry, J., Stevens, P. (1977): Stress, health, and the social environment: a sociobiological approach to medicine. Springer, New York

Herberman, R. B. (1982): Possible effects of central nervous system on natural killer cell activity. In: Levy, S. M. (Ed.): Biological mediators of behavior and disease: Neoplasia. Elsevier, Amsterdam, 235–248

Herbert, T. B., Cohen, S. (1993a): Depression and immunity: a metaanalytic review. Psychological Bulletin 113, 472–486

Herbert, T. B., Cohen, S. (1993b): Stress and immunity in humans: a metaanalytic review. Psychosomatic Medicine 55, 364–379

Herbert, T. B., Cohen, S., Marsland, A. L., Bachen, E. A., Rabin, B. S. (1994): Cardiovascular reactivity and the course of immune response to an acute psychological stressor. Psychosomatic Medicine 56, 337–344

Hermanek, P. (1993): Krebsprävention. In: Dold, U., Hermanek, P., Höffken, K., Sack, H. (Hrsg.): Praktische Tumortherapie. Thieme, Stuttgart/New York, 13–32

Hilgard, E. R., Hilgard, J. R. (1993): Hypnosis in the relief of pain. Kaufmann, Los Altos

Holland, J. C. (1990 a): Clinical course of cancer. In: Holland, J. C., Rowland, J. H. (Eds.): Handbook of Psychooncology. Psychological care of the patient with cancer. Oxford University Press, New York/Oxford, 75–100

Holland, J. C. (1990 b): Behavioral and psychosocial risk factors in cancer: Human studies. In: Holland, J. C., Rowland, J. H. (Eds.): Handbook of Psychooncology. Psychological care of the patient with cancer. Oxford University Press, New York/Oxford, 705–726

Holland, J. C., Massie, M. J. (1985): Psychiatric symptoms in cancer pain patients and management of psychiatric symptoms. In: Foley, K. M. (Ed.): Management of cancer pain. Memorial Sloan-Kettering Cancer Center, New York, 217–231

Holland, J. C., Rowland, J. H. (Eds.) (1990): Handbook of Psychooncology. Oxford University Press, New York/Oxford

Hoppe, F. (1990): Schmerz. In: Revenstorf, D. (Hrsg.): Klinische Hypnose. Springer, Berlin, 269–284

House, J. S., Landis, K. R., Umberson, D. (1988): Social relationships and health. Science 241, 540–545

Ingle, R. J., Burish, T. G., Wallston, K. A. (1984): Conditionability of cancer chemotherapy patients. Oncology Nursing Forum 11, 97–102

Irwin, M., Smith, T. L., Gillin, I. C. (1987): Low natural killer cytotoxicity in major depression. Life Science 41, 2127–2133

Irwin, M., Brown, M., Patterson, T., Hauger, R., Mascovich, A., Grant, I. (1991): Neuropeptide Y and natural killer cell activity: findings in depression and Alzheimer caregiver stress. The FASEB Journal 5, 3100–3107

Irwin, M., Lacher, U., Caldwell, C. (1992): Depression and reduced natural killer cytotoxicity: a longitudinal study of depressed patients and control subjects. Psychological Medicine 22, 1045–1050

Jacobs, R. J., Charles, E. (1980): Life events and the occurences of cancer in children. Psychosomatic Medicine 11–24

Jacobs, C., Ross, R. D., Walker, I. M., Stockdale, F. E. (1983): Behavior of cancer patients: a randomized study of the effects of education and peer support groups. American Journal of Clinical Oncology 6, 347–353

Jacobsen, P. B., Andrykowski, M. A., Redd, W. H. (1988): Nonpharmacologic factors in the development of posttreatment nausea with adjuvant chemotherapy for breast cancer. Cancer 61, 379–385

Jay, S. M., Ozolins, M., Elliott, C. H., Caldwell, S. (1983): Assessment of children's distress during painful medical procedures. Journal of Health Psychology 2, 133–147

Jay, S. M., Elliott, C. H., Ozolins, M., Olson, R. A., Pruitt, S. D. (1985): Behavioral management of children's distress during painful medical procedures. Behavior Research Therapy 23, 513–520

Jay, S. M., Elliot, C. H., Varni, J. M. (1986): Acute and chronic pain in adults and children with cancer. Journal of Consulting and Clinical Psychology 55, 601–607

Jay, S. M., Elliott, C. H., Katz, E., Siegel, S. E. (1987): Cognitive behavioral and pharmacologic interventions for children's distress during painful medical procedures. Journal of Consulting and Clinical Psychology 55, 860–865

Johnson, J. (1982): The effects of a patient education course on persons with a chronic illness. Cancer Nursing 4, 117–123

Kaplan, G. A., Reynolds, P. (1988): Depression and cancer mortality and morbidity: prospective evidence from the Alameda County study. Journal of Behavioral Medicine 11, 1–13

Karnofsky, D. A., Abelman, W. H., Craver, L. F., Burchenal, J. H. (1948): The use of nitrogen mustards in the palliative treatment of carcinoma. Cancer 1, 634

Kasper, H. (1991): Die Ernährung von tumorkranken Patienten. Deutsches Ärzteblatt 88, 2909–2910

Kellerman, J., Zeltzer, L., Ellenberg, L., Dash, J. (1983): Adolescents with cancer: hypnosis for the reduction of the acute pain and anxiety associated with medical procedures. Journal of Adolescence Health Care 4, 85–90

Kiecolt-Glaser, J. K., Garner, W., Speicher, C. E., Penn, G. M., Holliday, J., Glaser, R. (1984): Psychosocial modifiers of immunocompetence in medical students. Psychosomatic Medicine 46, 7–14

Kiecolt-Glaser, J. K., Glaser, R., Willinger, D., Stout, J., Messnik, G. (1985): Psychosocial enhancement of immunocompetence in a geriatric population. Journal of Health Psychology 4, 25–41

Kiecolt-Glaser, J. K., Glaser, R., Strain, E., Stout, J., Tarr, K. (1986): Modulation of cellular immunity in medical students. Journal of Behavioral Medicine 9, 5–21

Kiecolt-Glaser, J. K., Fisher, L. D., Ogrocki, P., Stout, J. C., Speicher, C. E., Glaser, R. (1987): Marital quality, marital disruption and immune function. Psychosomatic Medicine 49, 13–34

Kiecolt-Glaser, J. K., Kennedy, S., Malkoff, S., Fisher, L., Speicher, C. E., Glaser, R. (1988): Marital discord and immunity in males. Psychosomatic Medicine 50, 213–229

Kieholt-Glaser, J. K., Glaser, R. (1991): Stress and immune function in humans. In: Ader, R., Felten, D. L., Cohen, N. (Eds.): Psychoneuroimmunology. Academic Press, San Diego, 849–867

Kiecolt-Glaser, J. K., Cacioppo, J. T., Malarkey, W. B., Glaser, R. (1992): Acute psychological stressors and short-term immune changes: what, why for whom and what to extent? Psychosomatic Medicine 54, 680–685

Kippes, M. E., Syrjala, K. L. (1993): Kognitive Therapieansätze in der Behandlung von Tumorschmerzen (unveröffentlichtes Manuskript)

Kissen, D. M. (1967): Psychosocial factors, personality and lung cancer in men aged 55–64. British Journal of Psychology 40, 29–43

Kissen, D. M., Rao, K. G. (1969): Steroid excretion patterns and personality in lung cancer. Annals of the New York Academy of Sciences 164, 476–481

Klaschik, E. (1994): Medikamentöse Schmerztherapie bei Tumorpatienten. Ein Leitfaden (Eigendruck)

Klauer, T., Filipp, S.-H. (1993): Trierer Skalen zur Krankheitsbewältigung (TSK). Hogrefe, Göttingen

Kleinsorge, H. (1991): Selbstentspannung: Taschenbuch für das autogene Training. 8. Aufl. Fischer, Stuttgart

Kraft, T. (1992): Counteracting pain in malignant disease by hypnotic techniques in five case studies. Contemporary Hypnosis 9, 123–129

Koerner, M. E. (1977): Using hypnosis to relieve pain of terminal cancer. Hypnosis Quarterly 20, 39–46

Kuttner, L., Bowman, M., Teasdale, M. (1988): Psychological treatment of distress. Journal of Development and Behavioral Pediatrics 9, 374–381

Kutz, I., Borysenko, J. Z., Come, S. E., Benson, H. (1980): Paradoxical emetic response to emetic treatment in cancer patients. New England Journal of Medicine 303, 1480

Kvale, G., Hugdahl, K. (1994): Cardiovascular conditioning and anticipatory nausea and vomiting in cancer patients. Behavioral Medicine 20/2, 78–83

Larbig, W. (1976): Information und Aufklärung unheilbar Kranker. Medizinische Welt 27, 1871–1877

Larbig, W. (1982): Schmerz. Grundlagen – Forschung – Therapie. Kohlhammer, Stuttgart

Larbig, W. (1999): Psychoonkologische Interventionen – Kritisches Review. Psychotherapie, Psychosomatik, Medizinische Psychologie 48, 381–389

Larbig, W., Miltner, W. (1995): Psychologische Schmerztherapie bei Krebsschmerz. Chronischer Schmerz. Ein Förderschwerpunkt des Bundesministeriums für Bildung, Wissenschaft, Forschung und Technologie im Programm Gesundheitsforschung 2000. DLR-Projektträger des BMBF, Bonn 179–183

Larbig, W., Miltner, W. (1996): Psychologische Schmerztherapie bei Patienten unter Knochenmarktransplantation. Abschlußbericht für die Deutsche Krebshilfe

Larbig, W., Fallert, B., de Maddalena, H. (1999): Tumorschmerz. Interdisziplinäre palliative Therapiekonzepte. Schattauer, Stuttgart

Larbig, W., Grulke, N. Verhaltensmedizin und Krebs. In: Flor, H., Hahlweg, K., Birbaumer, N. (Hrsg.) (im Druck): Anwendungen der Verhaltensmedizin: Spezifische Störungen und Interventionen. Enzyklopädie der Psychologie. Hogrefe, Göttingen

Laszlo, J., Lucas, V. S. (1981): Emesis as a critical problem in chemotherapy. New England Journal of Medicine 305, 948–949

Laux, L., Glanzmann, P., Schaffner, P., Spielberger, C. D. (1981). Das State-Trait-Angstinventar. Theoretische Grundlagen und Handlungsanweisungen. Beltz, Weinheim

Lea, P., Ware, P., Monroe, R. (1960): The hypnotic control of intractable pain. American Journal of Clinical Hypnosis 3, 3–8

Lehmann, J. F., DeLisa, J. A., Warren, C. G., deLateur, B. J., Bryant, P. L., Nicholson, C. G. (1978): Cancer rehabilitation: assessment of need, development, and evaluation of a model of care. Archives of Physical Medicine and Rehabilitation 59, 509–524

Levy, S., Herberman, R., Maluish, A., Schliew, B., Lippman, M. (1985): Prognostic risk assessment in primary breast cancer by behavioral and immunological parameters. Journal of Health Psychology 4, 99–113

Levy, S. R., Herberman, M., Lippman, M., d'Angelo, T. (1987): Correlation of stress factors with sustained depression of natural killer activity and predicted prognosis in patients with breast cancer. Journal of Clinical Oncology 5, 348–353

Linn, B. S., Linn, M. W., Jensen, J. (1981): Anxiety and immune responsiveness. Psychological Reports 49, 969–970

Linn, M. W., Linn, B. S., Harris, R. (1982): Effects of counseling for late state cancer patients. Cancer 49, 1048–1055

Lippman, M. E. (1985): Psychosocial factors and the hormonal regulation of tumor growth. In: Levy, S. M. (Ed.): Behavior and cancer. Jossey-Bass, San Francisco, 134–147

Locke, S. E., Kraus, L., Leserman, J., Hurst, M. W., Heisel, J. S., Williams, R. M. (1984): Life change stress, psychiatric symptoms and natural killer cell activity. Psychosomatic Medicine 46, 441–453

Lohaus, A., Schmitt, G. M. (1989): Kontrollüberzeugungen zu Krankheit und Gesundheit. Bericht über die Entwicklung eines Testverfahrens. Diagnostica 35, 59–72

Ludat, K., Riess, H. (1991): Zytostatikainduziertes Erbrechen – Pathophysiologische Grundlagen. Arzneimitteltherapie 7, 196–205

Lyketsos, C. G., Hoover. D. R., Guccione, M., Senterfitt, W., Dew, M. A. (1993): Depressive symptoms as predictors of medical outcomes in HIV infection. Journal of the American Medical Association 270, 2563–2567

Lyles, J. N., Burish, T. G., Krozely, M. G., Oldham, R. K. (1982): Efficacy of relaxation training and guided imagery in reducing the aversiveness of cancer chemotherapy. Journal of Consulting and Clinical Psychology 50, 509–524

Mack, I. (1988): Aus der Entspannung leben: Selbsthilfe durch Autogenes Training. Kreuz, Stuttgart

Maier, S. F. R., Dugan, J. W., Grau, R., Hyson, A. J., McLennon, T. (1982): Learned helplessness, pain inhibition, and the endogenous opiates. In: Zeiler, M. D., Harzem, P. (Eds.): Advances in the analysis of behavior. Vol. 7. Wiley, New York, 1982

Manuck, S. B., Cohen, S., Rabin, B. S., Muldoon, M. F., Bachen, E. A. (1991): Individual differences in cellular immune response to stress. Psychological Science 2, 111–115

Marsland, A. L., Manuck, S. B., Fazzari, T. V., Steward, C. J., Rabin, B. S. (1995): Stability of individual differences in cellular immune responses to acute psychological stress. Psychosomatic Medicine 57, 295–298

Massie, M. J., Holland, J. C. (1984): Diagnosis and treatment of depression in the cancer patient. Journal of Clinical Psychiatry 45, 25–28

Massie, M. J., Holland, J. C. (1990): Overview of normal reactions and prevalence of psychiatric disorders. In: Holland, J. C., Rowland, J. H. (Eds.): Handbook of Psychooncology. Oxford University Press, New York/Oxford 273–282

McCaul, K. D., Malott, J. M. (1984): Distraction and coping with pain. Psychological Bulletin 95, 516–533

McGrady, A., Conran, P., Dickey, D., Garman, D., Farris, E., Scumann-Brzezinski, C. (1992): The effects of biofeedback-assisted relaxation on cell mediated immunity, cortisol and white blood cell count in healthy adult subjects. Journal of Behavioral Medicine 15, 295–298

McGrath, P. J., Beyer, J., Cleeland, C., Eland, J., McGrath, P. A., Portenoy, R. (1990): Report of the subcommittee on assessment and methodologic issues in the management of pain in childhood cancer. Pediatrics 86, 814–817

McKinnon, W., Weisse, C. S., Reynolds, C. P., Bowles, C. A., Baum, A. (1989): Chronic stress, leukocyte subpopulations and humoral response to latent viruses. Journal of Health Psychology 8, 389–402

Mende, M. (1998): Hypnotherapeutic responses to transference. Hypnosis 25, 134–144

Messerli, M. L., Garamendi, B. A., Romano, J. (1980): Breast cancer: information as a technique of crisis intervention. American Journal of Orthopsychiatry 50, 728–731

Metal′nikov, S., Chorine, V. (1926): Role des reflexes conditionelles dans l'immunite. Annales de l'institute Pasteur, 40, 893–900

Moorey, S., Greer, S., Watson, M., Baruch, J. D. R., Robertson, B. M. (1994): Adjuvant psychological therapy for patients with cancer: outcome at one year. Psycho-Oncology 3, 39–46

Morrow, G. R. (1985): The effect of a susceptibility to motion sickness on the side effects of cancer chemotherapy. Cancer 55, 2766–2770

Morrow, G. R. (1992): Behavioral factors influencing the development and expression of chemotherapy induced side effects. British Journal of Cancer 66, 54–61

Musey, V. C., Collins, D. C., Musey, D., Martino-Saltzman, D., Preedy, J. R. K. (1987): Long-term effect of a first pregnancy on the secretion of prolactin. New England Journal of Medicine 316, 229–234

Muthny, F. A. (1989): Freiburger Fragebogen zur Krankheitsverarbeitung. Beltz, Weinheim

Nerenz, D. R., Leventhal, H., Easterling, D. V., Love, R. R. (1986): Anxiety and drug taste as predictors of anticipatory nausea in cancer chemotherapy. Journal of Clinical Oncology 4, 224–233

Noyles, R. J. (1981): Treatment of cancer pain. Psychosomatic Medicine 43, 57–70

Obermeier, L. (1994): Konditionierte Nebenwirkungen bei Tumorpatienten unter Chemotherapie: Eine empirische Studie. Diplomarbeit an der Universität Tübingen, Institut für Medizinische Psychologie und Verhaltensneurobiologie

Oeser, H. (1979): Krebs: Schicksal oder Verschulden. Thieme, Stuttgart/New York

Oken, D. (1961): What to tell cancer patients: a study of medical attitudes. Journal of the American Medical Association 175, 1120–1128

Orleans, C. T. (1985): Understanding and promoting smoking cessation: overview and guidelines for physician intervention. Annual Review of Medicine 36, 51–61

Patt, R. B. (1993): Cancer pain. Lippincott, Philadelphia

Persky, V. W., Kempthorne-Rawson, J., Shekelle, R. B. (1987): Personality and risk of cancer: 20-year follow-up of the Western Electric Study. Psychosomatic Medicine 49, 435–449

Peterson, L. G., Popkin, M. K. (1980): Neuropsychiatric effects of chemotherapeutic agents for cancer. Psychosomatics 21, 141–153

Pettingale, K. W., Morris, T., Greer, S., Haybittle, J. L. (1985): Mental attitudes to cancer: an additional prognostic factor. Lancet 1, 750

Pudel, V. (1982): Zur Psychogenese und Therapie der Adipositas. Springer, Berlin/Heidelberg/New York

Redd, W. H., Andresen, G. V., Minagawa, R. Y. (1982): Hypnotic control of anticipatory emesis in patients receiving cancer chemotherapy. Journal of Consulting and Clinical Psychology 50, 14–19

Redd, W. H., Hatfield, A. K. (1985): Development of anticipatory nausea. A prospective analysis. Journal of Consulting and Clinical Psychology 53, 447–454

Redd, W. H., Jacobsen, P. B., Die-Trill, M., Dermatis, H., McEvoy, M., Holland, J. C. (1987): Cognitive/attentional distraction in the control of conditioned nausea in pediatric cancer patients receiving chemotherapy. Journal of Consulting and Clinical Psychology 55, 391–395

Revenstorf, D. (1993): Klinische Hypnose. Springer, Heidelberg

Revenstorf, D. (1999): Klinische Hypnose: Gegenwärtiger Stand der Theorie und Empirie. Zeitschrift für Psychotherapie, Psychosomatik und Medizinische Psychologie, 49, 5–13

Revenstorf, D., Peter, B.: Hypnose in der Psychotherapie, Medizin und Psychosomatik. Ein Manual für die Praxis (in Vorbereitung)

Reynolds, P., Kaplan, G. A. (1990): Social connections and risk for cancer: prospective evidence from the Alameda County study. Behavioral Medicine 16, 101–110

Riley, V., Fitzmaurice, M. A., Spackman, D. H. (1981): Psychoneuroimmunologic factors in neoplasia: studies in animals. In: Ader, R. (Ed): Psychoneuroimmunology. Academic Press, New York, 31–102

Rogentine, N., van Karnmen, D., Fox, B., Docherty, J., Rosenblatt, J., Boyd, S., Bunney, W. (1979): Psychological factors in the prognosis of malignant melanoma: a prospective study. Psychosomatic Medicine 41, 647–655

Rohde, H., Rau, E., Gebbensleben, B.(1984): Ergebnisse der Bestimmung des Lebensqualitätsindex nach Spitzer in der multizentrischen Magenkarzinom-TNM-Studie. In: Rohde, H., Troidl, H. (Hrsg.): Das Magenkarzinom. Thieme, Stuttgart, 74–79

Rossi, E. L. (1995): Gesammelte Schriften von Milton E. Erickson, Bd. 1–6. Verlag und Verlagsbuchhandlung, Heidelberg

Rothman, K., Keller, A. (1972): The effect of joint exposure to alcohol and tobacco on risk of cancer of the mouth and pharynx. Journal of Chronic Disease 25, 711–716

Saunders, C. (1979): The nature and management of terminal pain and the hospice concept. In: Bonica, J.J., Ventafridda, V. (Eds.): Advances in pain research and therapy. Vol. 2. Raven Press, New York, 635–651

Sautter-Bihl, M.L., Bamberg, M. (1995): Strahlen für das Leben. Eine Broschüre für Bestrahlungspatienten, deren Angehörige und alle Interessierten. Hamburg: St. Pauli

Schaart, F.M., Garbe, C., Orfanos, C. (1993): Ozonabnahme und Hautkrebs: Versuch einer Risikoabschätzung. Der Hautarzt 44, 63–68

Schechter, N.I. (1990): Pain in children with cancer. In: Foley, K.M., Bonica, J.J., Ventafridda, V., Callaway, M. V. (Eds.): Advances in pain research and therapy. Raven Press, New York, 16, 57–71

Scheler, M. (1933): Ethik und Erkenntnistheorie. Der Neu-Geist-Verlag, Berlin

Schleifer, S.J., Keller, S.E., Bond, R.N., Cohen, J., Stein, M. (1989): Major depressive disorder and immunity: role of age, sex severity and hospitalization. Brain Behavior and immunity 7, 243–252

Schmale, A.W. (1981): Well being of cancer survivors. Psychosomatic Medicine 43, 89

Schreml, W. (1984): Pain in the cancer patient as a consequence of therapy. (Surgery, radiotherapy, chemotherapy). In: Zimmermann, M., Drings, P., Wagner, G. (Eds.): Pain in the cancer patient. Springer, Heidelberg, 85–99

Shavit, Y., Lewis, J.W., Terman, G.W., Gale, R.P., Liesking, J.C. (1984): Opioid peptides mediate the suppressive effect of stress on natural killer cell cytotoxicity. Science 223, 188

Shekelle, R.B., Raynor, W.R.J., Ostfeld, A.M., Garon, D.C., Bieliauskas, L.A. (1981): Psychological depression and seventeen-year risk of death from cancer. Psychosomatic Medicine 43, 171–125

Simonton, O.C., Simonton, S.S. (1975): Belief systems and management of the emotional aspects of malignancy. Journal of Transpersonal Psychology 7, 29–47

Sklar, L.S., Anisman, H. (1981): Stress and cancer. Psychological Bulletin 89, 369–406

Smith, K.E., Ackerson, J.D., Blotcky, A.D. (1989): Reducing stress during invasive medical procedures: relating behavioral interventions to preferral coping style in pediatric cancer patients. Journal of Pediatric Psychology 14, 404–419

Spanos, N., McNeil, C., Gwynn, M., Stam, H. (1984): Effects of suggestion and distraction on reported pain in subjects high and low on hypnotic susceptibility. Journal of Abnormal Psychology 93, 277–284

Spiegel, D., Bloom, J.R., Yalom, I.D. (1981): Group support for patients with metastatic cancer. Archives of General Psychiatry 38, 527–533

Spiegel, D., Bloom, J.R. (1983): Pain in the metastatic breast cancer. Cancer 52, 341–345

Spiegel, D., Bloom, J.R., Kraemer. H.C., Gottheil, E. (1989): Effect of psychosocial treatment on survival of patients with metastatic breast cancer. Lancet 2, 888–891

Spiegel, D., Bloom, J.R., Kraemer, H.C., Gottheil, E. (1998): Effect of psychological treatment on survival of patients with metastatic breast cancer. Lancet, 14, 888–891

Spingarn, N.D. (1982): Hanging in there, living well on borrowed time. Stein & Day, New York

Sprangers, M.A.G., Cull, A., Bjordal, K., Groenvold, M., Aaronson, N.K. (1993): The European Organization for Research and Treatment of Cancer approach to quality of life assessment: guidelines for developing questionnaire modules. Quality of Life Research 2, 287–295

Stockhorst, U., Klosterhalfen, S., Klosterhalfen, W., Winkelmann, M., Steingrüber, H.-J. (1991): Problematik und psychologische Behandlungsansätze der antizipatorischen Übelkeit. In: Nagel, G. A., Schmoll, H. J., Ulmer, P. (Hrsg.): Zofran. Die Innovation in der antiemetischen Therapie. Zuckschwerdt, München, 41–51

Stone, A. A., Neale, J. M., Cox, D. S., Napoli, A., Valdimarsdottir, H., Kennedy-Moore, E. (1994): Daily events are associated with a secretory immune response to an oral antigen in men. Journal of Health Psychology 13, 440–446

Suls, J., Wan, C. K. (1989): Effects of sensory and procedural information on coping with stressful medical procedures and pain: a meta-analysis. Journal of Consulting Clinical Psychology 57, 372–379

Syrjala, K. L., Cummings, C., Donaldson, G. W. (1992): Hypnosis or cognitive behavioral training for the reduction of pain and nausea during cancer treatment: a controlled clinical trial. Pain 48, 137–146

Syrjala, K. L. (1993): Integrating medical and psychological treatments for cancer pain. In: Chapman, C. R., Foley, K. M. (Eds.): Current and emerging issues in cancer pain; research and practice. Raven Press, New York, 393–409

Syrjala, K., Donaldson, G. W., Davis, M. W., Kippes, M. E., Carr, J. E. (1995): Relaxation and imagery and cognitive-behavioral training reduce pain during cancer treatment: a controlled clinical trial. Pain 63, 189–198

Talmi, Y. P., Roth, Y., Waller, A., Chesnin, V., Adunski, A., Lander, M. I., Kronenberg, J. (1995): Care of the terminal head and neck cancer patient in the hospice setting. Laryngoscope 105, 315–318

Telch, C. F., Telch, M. J. (1986): Group coping skills instruction and supportive group therapy for cancer patients: a comparison of strategies. Journal of Consulting and Clinical Psychology 54, 802–808

Thomas, P. D., Goodwin, J. M., Goodwin, J. S. (1985): Effect of social support on stress related changes in cholesterol level, uric acid level and immune function in an elderly sample. American Journal of Psychiatry 142, 735–737

Thompson, C. B. (1995): Apoptosis in the pathogenesis and treatment of Diseases. Science 267, 1456–1462

Thompson, K., Varni, J. (1986): A developmental cognitive-biobehavioral approach to pediatric pain assessment. Pain 25, 283–296

Todd, P. B., Magarey, C. J. (1978): Ego defenses and affects in woman with breast symptoms: a preliminary measurement paradigm. British Journal of Medical Psychology 51, 177–189

Tschuschke, V. (1996): Gruppentherapeutische Interventionen bei Krebspatienten. Gruppenpsychotherapie und Gruppendynamik 32, 185–204

Tschuschke, V., Hertenstein, B., Arnold, R., Bunjes, D., Denzinger, R., Heimpel, H., Kaechele, H. (1996): Effects of coping on survival of adult leukemia patients admitted for allogeneic bone marrow transplantation – results of a prospective study. Unveröff. Manuskript, Universität Ulm

Tschuschke, V., Hertenstein, B., Arnold, R., Denzinger, R., Bunjes, D., Heimpel, H., Kächele, H. (1999): Beziehungen zwischen Coping-Strategien und Langzeitüberleben bei allogener Knochenmarktransplantation – Ergebnisse einer prospektiven Studie. In: Johann, B. (Hrsg.): Transplantationsmedizin. Pabst Scientific Publishers, Lengerich, 80–104

Turnbull, F. (1979): The nature of pain that may accompany cancer of the lung. Pain 7, 371–375

Twycross, R. G, Fairfield, S. (1982): Pain in far-advanced Cancer. Pain 14, 303

U.S. Department of Health and Human Services (1986): The Health consequences of involuntary smoking. A report of the surgeon general. USDHHS, Public Health Service, Centers for Disease Control, Office on smoking and Health, DHHS Publ. No. DHHS (CDC) 87-8398., U.S. Government Printing Office, Washington DC.

Vachon, M. L. S., Lyall, W. A. L., Rogers, J., Cochrane, J., Freeman, S. J. J. (1982): The effectiveness of psychosocial support during post-surgical treatment of breast cancer. International Journal of Psychiatry in Medicine 11, 365–372

Varni, J. W., Jay, S. M., Masek, B. J., Thompson, K. L. (1986): Cognitive-behavioral assessment and management of pediatric pain. In: Holzman, A. D., Turk, D. (Eds.): Pain management: a handbook of psychological treatment approaches. Pergamon, New York, 168–192

Ventafridda, V., Tamburini, M., De Conno, F. (1985): Comprehensive treatment in cancer pain. In: Fields, H. L., Dubner, R., Cervero, F. (Eds): Advances in pain research and therapy. Vol. 9. Raven, New York, 617–628

Verres, R. (1986): Krebs und Angst. Subjektive Theorien von Laien über Entstehung, Vorsorge, Früherkennung, Behandlung und die psychosozialen Folgen von Krebserkrankungen. Springer, Berlin/Heidelberg/New York/ London

Verres, R. (1990): Psychologische Hilfen für die Betreuung Krebsbetroffener. In: Aulbert, E., Niederle, N. (Hrsg.): Die Lebensqualität des chronisch Krebskranken. Thieme, Stuttgart/New York, 167–182

Verres, R. (1995): Vom Handlungsdruck zur Begleitung in die innere Ruhe. Dtsch. Ärztebl. 92, 3615–3618

Visintainer, M. A., Volpicelli, J. R., Seligman, M. E. P. (1982): Tumor rejection in rats after inescapable or escapable shock. Science 216, 437

Weisman, A. D., Worden, J. W. (1975): Psychological analysis of cancer deaths. Omega Journal of Death and Dying 6, 61–75

Weisman, A. D., Worden, J. W., Sobel, H. J. (1980): Psychosocial screening and intervention with cancer patients. Research Report. Shea Bros, Cambridge Mass.

Wester, W. C., Smith, A. H., (1984): Clinical Hypnosis. Lippincott, New York

Wittchen, H.-U., Köhler, F., Schaller, S. (1989): Verhaltenstherapeutische Strategien bei akuten und chronischen Schmerzen: Grundlagen, Prinzipien und Anwendungsfelder. In: Hand, I., Wittchen, H.-U. (Hrsg.): Verhaltenstherapie in der Medizin. Springer, Berlin, 121–142

Wolpe, J. (1958): Psychotherapy by reciprocal inhibition. Stanford University Press, Stanford

Wood, P. E., Milligan, M., Christ, D., Liff, D. (1978): Group counseling for cancer patients in a community hospital. Psychosomatics 19, 555–561

Worden J., Weisman A. (1984): Preventive psychosocial intervention with newly diagnosed cancer patients. General Hospital Psychiatry 6, 243–249

World Health Organization (1986): Cancer pain relief. Office of Publications, World Health Organization, Geneva

World Health Organization (1990): Cancer pain relief and Palliative Care. World Health Organization, Geneva

Zamboni, P, Jungi, W. F. (1989): Erbrechen unter Zytostatikatherapie. Gynäkologische Praxis 13, 305–314

Zech, D. (1994): Entwicklung der Palliativmedizin in Deutschland. In: Klaschik, E., Nauck, F. (Hrsg.): Palliativmedizin heute. Springer, Berlin/Heidelberg/New York, 85–102

Zeltzer, L. K., LeBaron, S. (1982): Hypnosis and nonhypnotic techniques for reduction of pain and anxiety during painful procedures in children and adolescents with cancer. The Journal of Pediatrics 101, 1032–1035

Zeltzer, L. K., Kellermann, J., Ellenberg, L., Dash, J. (1983): Hypnosis for reduction of vomiting associated with chemotherapy and disease in adolescents with cancer. Journal of Adolescence Health Care 4, 77–84

Zerssen von, D., Koeller, D.-M. (1976): Die Beschwerden – Liste. Beltz, Weinheim

Zerssen von, D. (1986): B-L. Beschwerden-Liste. In: Internationale Skalen für Psychiatrie. 3. Aufl. CIPS, Hrsg. Beltz, Weinheim

Zerssen von, D. (1986): D-S. Depressivitätsskala. In: Internationale Skalen für Psychiatrie. 3. Aufl. CIPS, Hrsg. Beltz, Weinheim

Zimmermann, M., Seemann, H. (1990): Schmerzen bei Krebserkrankungen – Bedeutung, Behandlung und Bewältigung. In: Koch, U., Potreck-Rose, F. (Hrsg.): Krebsrehabilitation und Psychoonkologie. Springer, Berlin/ Heidelberg, 88–112

Zindel, P. (im Druck): Hypnotherapie bei Frühstörungen. In: Revenstorf, D., Peter, B.: Hypnose in der Psychotherapie, Medizin und Psychosomatik. Ein Manual für die Praxis.

Zonderman, A. B., Costa, P. T., McCrea, R. R. (1989): Depression as a risk for cancer morbidity and mortality in a nationally representative sample. Journal of the American Medical Association 262, 1191–1195

# Kapitel III
# Psychosoziale Einflüsse auf Inzidenz
# und Progression von Krebs*

*Von David Spiegel und Pamela M. Kato*

Wie kann es möglich sein, daß psychologische und soziale Faktoren den Verlauf einer Erkrankung wie Krebs beeinflussen? Die Medizinhistorikerin Anne Harrington (persönliche Mitteilung, 1995) regte an, eine Konzeptualisierung der Wechselwirkung zwischen der sozialen Umgebung und dem Organismus vorzunehmen, indem eher an einen Schwamm als an einen Fisch gedacht werden sollte. Das Wasser, das einen Schwamm umgebe, sei gleichzeitig ein Teil von ihm selbst, so daß man sich den Übergang zwischen Organismus und Umgebung wie eine halbdurchlässige Membran vorstellen müsse. Entsprechend dieser Sichtweise sollte die Plausibilität, daß ein mentaler Prozeß auf den Verlauf einer Erkrankung einwirkt, in der gleichen Art und Weise untersucht werden, wie die Wahrscheinlichkeit, daß eine physische Erkrankung das mentale Erleben beeinflußt. Somit ist die erste Frage, die in diesem Kapitel behandelt werden wird: **Welche Hinweise haben wir, daß psychologische und soziale Variablen Krebsinzidenz und -progression beeinflussen?**

Um die Wechselwirkung zwischen Psyche und Körper bei einer Krebserkrankung systematisch zu untersuchen, *müssen wir zunächst die tiefgreifenden biologischen Effekte der Erkrankung an sich anerkennen.* Wieviel mehr der Ergebnisvarianz kann erklärt werden, wenn psychologische und soziale Variablen wie soziale Unterstützung, Streß und emotionaler Ausdruck in die Gleichung einbezogen werden?

Wir werden im Verlaufe dieses Kapitels Hinweise auf eine mögliche Beziehung zwischen psychosozialen Variablen und Krebsinzidenz und -progression sowie vermutliche Mechanismen, die die Beziehung zwischen psychosozialen Bedingungen und medizinischem Befund moderieren, darlegen.

Für diesen Überblick haben wir vorausgegangene Arbeiten über psychosoziale Einflüsse auf das Vorkommen und den Verlauf von Krebserkrankungen um 19 zusätzliche, relevante Artikel ergänzt, die durch eine *Medline*-Recherche gewonnen wurden. Dabei haben wir nach englischsprachigen Veröffentlichungen seit 1990 gesucht; die „Keywords" waren „psychologisch", „psychosozial" und „sozial", kombiniert mit „Krebsinzidenz" sowie „Krebsverlauf/-progression".

---

* Aus dem Amerikanischen übersetzt von Wolfgang Larbig und Volker Tschuschke

# 1. Psychosoziale Variablen und Krebshäufigkeit

## 1.1 Intrapsychische Variablen

Die Persönlichkeit war bislang ein Feld von beträchtlichem Interesse und Diskussion. Die beobachteten Beziehungen zwischen der Art der Persönlichkeit und der Krebsinzidenz wurden dazu mißbraucht, an Krebs erkrankte Patienten für ihre Erkrankung zu beschuldigen, weil sie mit Streß, Gefühlen und Beziehungen nicht adäquat umgegangen seien. **Eine wie auch immer geartete Beziehung zwischen dem Persönlichkeitsstil und Krebs stellt jedoch keine kausale Erklärung für die Entstehung von Krebs dar.** In einem ausgewogenen Überblick konzentrierte sich Jensen (1991) auf Brustkrebs, eine Erkrankung, die ein erhebliches psychosoziales Forschungsinteresse hervorgerufen hat, teilweise wegen der hohen Prävalenz (sie ist die am häufigsten auftretende Krebsart bei Frauen in den Vereinigten Staaten) und ihrer hohen Mortalität (an zweiter Stelle hinter Lungenkrebs). Außerdem ist diese Krebserkrankung – als *hormonsensitiver Tumor – möglicherweise speziell beeinflußbar durch psychosoziale Einflüsse,* da diese empirisch gut abgesicherte Effekte auf endokrine Funktionen haben.

Unter kritischer Berücksichtigung methodischer Standards vieler Studien in diesem Forschungsbereich schlußfolgert Jensen, daß es **keine valide Basis** gibt **für die Annahme einer Korrelation zwischen der Persönlichkeit und dem Risiko der Frauen, Krebs zu entwickeln.** Dennoch empfiehlt er, weitere Untersuchungen im Bereich „zurückgehaltener Aggression und Introversion" vorzunehmen. Dieser interessante Aspekt beruht auf frühen Arbeiten von Greer und Morris (1975), die fanden, daß die *Unterdrückung von Ärger mit einem höheren Risiko assoziiert* war, daß eine Brustgeschwulst maligne entartet.

Ein ähnliches Bild ergab sich erst in jüngster Zeit für Patientinnen mit *Gebärmutterhals-Krebs* (Antoni/Goodkin 1988). Biopsien ergaben, daß *ein größeres Ausmaß an Dysplasie mit einem eher „respektvollen" und konformistischen Persönlichkeitsstil assoziiert* war. Die Testungen waren nach der ärztlichen Untersuchung und noch bevor die Ergebnisse der Biopsie bekannt waren, durchgeführt worden. Die Verhaltensweisen konnten nicht als Folge einer schwereren Erkrankung als mehr „konformistisch" oder mehr „respektvoll" bewertet werden, da zervikale Dysplasien symptomlos sind. Ein Beitrag anderer behavioraler Einflüsse bei der Entwicklung von Zervixkarzinom ist wahrscheinlicher, da sexuelles Verhalten und die Exposition gegenüber dem menschlichen Papillomvirus, Ernährungsverhalten und Rauchen weiterhin zum Risiko beitragen (Lambley 1993).

Aufgrund der Tatsache, daß diese Studien Persönlichkeitsprofile vor dem Bekanntwerden von Biopsieergebnissen erfaßten, sind sie retrospektiven Untersuchungen, die nach der Diagnostik durchgeführt wurden, überlegen.

In einem sorgfältigen Literaturüberblick bezüglich Lungenkrebserkrankungen kamen Bernhard und Ganz (1991) zu einer ähnlichen Schlußfolgerung wie Jensen: Einige frühe Untersuchungen legen die Vermutung nahe, daß emotionale Unterdrückung und Konformität mit einem Lungenkrebsrisiko assoziiert sind; allerdings ist es schwierig, diese Variablen vom Rauchverhalten abzutrennen, das einen profunden Einfluß auf die Krankheitsinzidenz hat, wie auch von den Einflüssen einer latenten oder evidenten Erkrankung. Die Autoren fanden *keinen konsistenten Nachweis für einen bestimmten Persönlichkeitstyp, der das Risiko für eine Lungenkrebserkrankung erhöhen würde.*

Kune und Mitarbeiter (1991) verglichen in einer kontrollierten Studie 637 frisch an kolorektalem Karzinom Erkrankte mit 714 nach Alter und Geschlecht parallelisierten gesunden Personen. Die Autoren fanden, daß die Krebspatienten signifikant mehr über unglückliche Erlebnisse in der Kindheit und jüngsten Vergangenheit als Erwachsene berichteten als die Kontrollpersonen. Außerdem gaben sie an, starkes Unwohlsein bei Ärger zu verspüren. Darunter waren auch resignative und depressive Reaktionen, erhöhte Anspannung oder emotionale Erregung. Die genannten Beziehungen waren zwar moderat, aber dennoch signifikant (z. B. streute das relative Risiko für Ärger zwischen 1.54 und 2.54, für Verlust eines Elternteils und Unglücklichsein von 1.58 bis 1.88). Die Autoren erwähnten auch den *möglichen verfälschenden Einfluß der Erinnerung, hervorgerufen durch das Wissen um die Krebsdiagnose, das die Antworten der Patienten auf Fragen beeinflußt haben könnte* (d. h., Patienten mit Krebs könnten unterschiedlich auf Fragen über soziale Erwünschtheit und Gefühlsausdruck geantwortet haben). Ein solcher Bias (verfälschender Einfluß) bewirkt vermutlich unterschiedliche Interpretationen bezüglich der Beziehung zwischen Affektunterdrückung und Krebsinzidenz.

34 Krebspatienten, die über ihre Erkrankung nichts wußten, unterschieden sich in nur einer von sieben Kategorien der Affektunterdrückung signifikant von den Kontrollpersonen. Allerdings handelte es sich um eine kleine Stichprobe, die dazu wahrscheinlich nicht per Zufall aus dem größeren Kollektiv der Patienten mit kolorektalem Karzinom ausgewählt worden war. Dennoch liegt es in der Natur solcher retrospektiven Studien, daß es schwierig ist, den Effekt der Erkrankung per se von den Effekten psychosozialer Variablen auf die Krankheit zu trennen, ungeachtet des großen Stichprobenumfangs und einer sorgfältig angewandten Methodologie.

**Insgesamt sind die Ergebnisse über intrapsychische Variablen und Krebsvorkommen variabel und die Effektstärken höchstens gemäßigt.** Eine andere bedeutsame Kritik dieser Literatur betrifft die Schwierigkeit, Einigkeit über ein konsistentes Persönlichkeitsmuster herzustellen, das womöglich mit der Krebsinzidenz assoziiert ist (Hilakivi-Clarke et al. 1993 a). Allerdings scheint es zumindest *einige Konvergenz hinsichtlich eines Persönlichkeitstypus* *zu geben, der durch emotionale Unterdrückung, speziell Ärger-Unterdrückung und -zurückhaltung, sowie durch einen konformistischen Persönlichkeitsstil charakterisiert ist.* Es ist schließlich oft schwierig, die kausale Richtung zwischen Persönlichkeitstypus und Krebs zu klären, da *die meisten Untersuchungen retrospektiv angelegt* sind. Retrospektive Studien unterliegen der subjektiven *Erinnerungs-Bias.* Die Patienten neigen dazu, bestimmte Informationen sehr oder kaum zu bewerten, weshalb die Untersuchungsergebnisse verfälscht werden.

## 1.2 Soziale Unterstützung

Soziale Unterstützung ist als strukturelles Netzwerk sozialer Kontakte, z. B. bezüglich Ehe, Familie oder Freundschaften, konzeptualisiert worden. Sie wird außerdem mit dem Fokus auf supportive Aspekte von Kontakten beschrieben. Kontakte innerhalb des Netzwerks einer Person können supportiv oder nicht supportiv sein, indem sie emotionale bzw. materielle Unterstützung gewähren oder verweigern. Es gibt zwei Hypothesen, die die Wirkung eines unterstützenden sozialen Netzwerks auf Gesundung beziehen (Cohen/Wills 1985). Die „Puffer-Hypothese" („buffering hypothesis") unterstellt, daß soziale Unterstützung positive Ergebnisse auf die Gesundung bewirkt, da die Anwesenheit supportiver Netzwerke die Wirkungen von Streß abpuffert. Das „Allgemeine Wirkungs-Modell" („main-effect model") besagt, daß soziale Unterstützung mit positiven Ergebnissen auf die Gesundheit verknüpft ist, da soziale Unterstützung einen allgemeinen, günstigen Effekt, unabhängig davon, ob jemand Streß erlebt oder nicht, hervorruft.

Eine Studie von Goodkin und Mitarbeitern (1993) untersuchte die Beziehung zwischen sozialer Unterstützung und dem Ausmaß an zervikaler Dysplasie, das allgemein als Vorläufer eines invasiven zervikalen Krebses angesehen wird. Der *Social Support Questionnaire* (Sarason et al. 1983) wurde als Maß für die Verfügbarkeit von sozialer Unterstützung und die Zufriedenheit damit verwendet. Eine von drei krankheitsübergreifenden Untersuchungen, die in der Veröffentlichung von Goodkin und Kollegen (1993) berichtet werden, erwähnt Ergebnisse zu sozialer Unterstützung und dem Ausmaß der Dysplasie. Diese Untersuchung umfaßte 60 Personen, die Mehrheit von ihnen Afro-Amerikanerinnen, bei denen kürzlich ein abnormer Vaginalabstrich (Papanicolaou) festgestellt wurde. Im Gegensatz zu den Erwartungen wiesen diejenigen Frauen eine fortgeschrittene Dysplasie auf, die ein hohes Ausmaß an sozialer Unterstützung angegeben hatten. Die Autoren bemerken, daß soziale Unterstützung möglicherweise zwischen unterschiedlichen soziodemographischen Faktoren differiert (z. B. ethnisches Herkommen, sozioökonomischer Status). Hieraus folgt, daß Wechselwirkungen zwischen Forschungsteilnehmern und Umgebung, die in Abhängigkeit von solchen Faktoren differieren, bei der Interpretation zu beachten sind.

Es wurden jedoch keine direkten Vergleiche mit anderen ethnischen oder sozioökonomischen Gruppen über Maße zur sozialen Unterstützung und zervikaler Dysplasie vorgenommen, so daß unklar ist, in welchem Ausmaß das Ergebnis von soziodemographischen Charakteristika der Stichprobe abhängig ist. Weiterhin wurde die Verbindung zwischen sozialer Unterstützung und der Anzahl der sexuellen Partner, ein bekannter Risikofaktor für zervikale Dysplasie, nicht erfaßt. Schließlich wiesen in dieser Untersuchung diejenigen Frauen ein höheres Ausmaß an Dysplasie auf, die ein hohes Niveau an erlebten Stressoren hatten. Der negative Effekt sozialer Unterstützung zusammen mit der negativen Auswirkung von Streß auf die Gesundheit widersprechen beide der „Allgemeinen Wirkungs-Hypothese" und der „Puffer- Hypothese", die gemeinhin die Beziehung zwischen sozialer Unterstützung und Gesundheitszuständen erklären. Beide Hypothesen sollten sorgfältiger in den Vergleichen spezifischer Subgruppen der Bevölkerung untersucht werden, wobei auf konkrete Erkrankungsformen geachtet werden sollte.

## 1.3 Streß

Streß wird oft als Resultat negativer Ereignisse angesehen. Belastung, die Streß begleitet, tritt gewöhnlich nur dann auf, wenn die auftretenden Anforderungen, die mit dem negativen Ereignis verknüpft sind, die Bewältigungsressourcen überschreiten. Obwohl streßhafte Lebensereignisse nachweislich die Immunfunktionen unterdrücken (Herbert/Cohen 1993), ist die **Beziehung zwischen Streß und Krebs unklar.**

*Verlust* ist unzweifelhaft ein größerer Stressor. Tatsächlich wird er sogar als größter Stressor aller Lebensereignisse angesehen (Holmes/Rahe 1967). In Dänemark untersuchte Ewertz (1986) die Beziehung zwischen Verlust eines Ehepartners durch Tod oder Scheidung und Brustkrebs. Der Autor verglich 1.782 Frauen mit der Diagnose Brustkrebs mit einem altersgemäß randomisierten Sample von 1.738 Frauen aus der Allgemeinbevölkerung. Aufgrund der national üblichen Registrierungspraktiken in Dänemark konnten Daten über den Familienstand sowie jede Änderung dieses Status innerhalb eines Zeitraums von 15 Jahren vor der Diagnose für alle Personen der Stichprobe berücksichtigt werden. Verlust des Partners durch Tod oder Scheidung war nicht assoziiert mit dem Auftreten einer Brustkrebserkrankung. Diese Untersuchung ist insofern eingeschränkt, als die Einschätzung der Frauen bezüglich der subjektiven Streßhaftigkeit des Partnerverlustes nicht erhoben wurde. Zwar reklamiert der Autor für sich, daß die untersuchten 15 Jahre ausreichend seien, um die Beziehung zwischen Streß durch Trauer und dem Auftreten von Brustkrebs zu erfassen. Es gibt jedoch einen angenommenen Durchschnitt von 15 Jahren zwischen Beginn der Krebserkrankung und klinischer Entdeckung (Fournier 1982), was die Möglichkeit offen läßt, daß einige Erkrankungen unentdeckt geblieben sind.

Hatch und Mitarbeiter (1991) analysierten Krebsraten bei Personen, die nahe *Three Mile Island* lebten, indem die Auftretensraten 1975 vor und 1985 nach dem nuklearen Zwischenfall verglichen wurden. Die Autoren benutzten Nähe zum Atomkraftwerk als einen Indikator für Streß. Es ergab sich nur eine schwache Beziehung zwischen den Krebsraten nach dem nuklearen Vorfall und Nähe. Die Beziehung reduzierte sich, nachdem die Forscher das Krebserkrankungsrisiko vor dem radioaktiven Fallout berücksichtigten (nichtangepasste odd ratio {OR} = 1.4; angepaßte OR = 1.2). Diese Studie zu Streß und Krebserkrankung ist nur eingeschränkt zu verwerten, da die subjektiven Streßeinschätzungen der Individuen nach dem nuklearen Vorfall nicht erhoben wurden. Auch könnte die Zunahme der Krebserkrankungen unter den nahe am Kraftwerk Lebenden auf direkte Effekte einer erhöhten Exposition durch Radioaktivität zurückgeführt werden, auf verstärkter Inanspruchnahme von Vorsorgemaßnahmen von seiten der Anwohner bzw. offensivere diagnostische Praktiken durch besorgte Ärzte beruhen. Keine dieser Faktoren wurde in dieser Studie überprüft.

Forsén (1991) verwendete eine fallkontrollierte Studie, um 87 Patientinnen mit Brustkrebs zu untersuchen. Er fand, daß Stressoren, speziell im Hinblick auf Beziehungen (andauernder Streß oder Verlust), mit einem höheren Risiko für die Entwicklung von Brustkrebs assoziiert waren sowie mit einer geringeren Wahrscheinlichkeit für krankheitsfreies und allgemeines Überleben. Die Krebserkrankten wurden über streßvolle Lebensereignisse befragt, die sich vor der Diagnose ereignet hatten, als sie sich im Krankenhaus von der Operation erholten. Der Zeitpunkt des Interviews kann möglicherweise einen Erinnerungs-Bias bei diesen Patientinnen bewirkt haben.

Geyer (1991) fand bei 97 Frauen mit einer Brustgeschwulst, daß schwerwiegende Lebensereignisse signifikant häufiger unter denjenigen zu finden waren, bei denen ein maligner Tumor diagnostiziert wurde. Die Frauen wurden über Ereignisse in der Vergangenheit befragt und ihre Angaben wurden im Hinblick auf den Schweregrad der Bedrohung in der *Life Events and Difficulties Scale* (Brown/Harris 1978) bewertet. Obwohl diese Untersuchung einer Erinnerungs-Bias unterworfen sein könnte, waren den Teilnehmerinnen bei der Befragung ihre Diagnosen unbekannt. Dies spricht eher gegen einen verfälschenden Einfluß. Ein Bias hätte gleichfalls entstehen können, wenn der Untersucher die Diagnosen der Teilnehmer gekannt hätte, als er ihre Berichte im Hinblick auf Streßintensität bewertete. Die mögliche Kenntnis der Diagnosen durch den Untersucher wurde in der Untersuchung nicht dokumentiert.

Goodkin und Mitarbeiter (1993) führten eine Serie von Untersuchungen bei Frauen durch, die einen abnormen Vaginalabstrich (Papanicolaou) verarbeiteten. Um eine mögliche Antwort-Bias zu kontrollieren, wurden die Teilnehmerinnen untersucht, bevor sie das Ausmaß der Dysplasie erfuhren. Die Forscher erfaßten psychosoziale Faktoren, einschließlich Streß sowie die Papillomvirus-Infektion und zervikale Neoplasie. In einer Studie mit 73 Frauen – die meisten waren Afro-Amerikanerinnen – ergab sich eine moderate positive Korrelation, die darauf hindeutete, daß Frauen mit starker Beeinflussung durch intensive Lebensstressoren ein größeres Ausmaß an Dysplasie ($r = +0.25$, $p < 0.05$) aufwiesen. In einer anderen Studie mit 75 Frauen ergab sich eine negative Korrelation zwischen ausgeprägten Stressoren und dem Ausmaß der Dysplasie. Die meisten dieser Frauen waren nicht spanischer, sondern kaukasischer Herkunft. Dies bedeutet, daß Frauen mit starkem subjektiven Streßerleben tatsächlich ein geringeres Ausmaß an Dysplasie aufwiesen. Dieses Ergebnis wurde durch die *Post-hoc*-Analyse der Copingstrategien erklärt, die zeigen, daß die aktiven Bewältiger unter den Frauen – mit wirkungsvollen und selbstvertrauenden Copingstilen – eine besondere Subgruppe darstellten, die trotz hohen Streßlevels ein geringes Ausmaß an Dysplasie aufwiesen. Dieses Ergebnis legt nahe, daß die zukünftige Forschung Copingstrategien gemeinsam mit subjektivem Streßerleben untersuchen sollte. Die zwischen ethnischen Gruppen gefundenen Unterschiede implizieren, daß die Beziehung zwischen Streß und Krebs durch ganz unterschiedliche Faktoren in den verschiedenen ethnischen Gruppierungen moderiert wird.

Abschließend läßt sich sagen, daß in den zitierten Studien nicht die Rolle anderer moderierender Faktoren, wie z. B. Rauchen oder sexuelle Aktivität, untersucht wurde, so daß Streßeffekte nicht im Vergleich zu diesen bekannten Verhaltensprädiktoren bewertet werden konnten. Zukünftige Untersuchungen sollten diese Beziehungen detailliert miteinbeziehen.

## 1.4 Depression

Streß löst häufig negative Affekte wie Depression aus. Depression wurde über viele Jahre als Risikofaktor für die Entwicklung einer Krebserkrankung angesehen (Bernhard/Ganz 1991). Daten, die diese Annahme stützen, stammen von einer weithin zitierten Studie von Shekelle und Mitarbeitern (Shekelle et al. 1981; Persky et al. 1987), die herausfanden, daß höhere Depressions-Scores im MMPI bei 2.020 Männern der Western-Electric-Gesellschaft mit einem 2.3-fach erhöhten relativen Risiko einer nachfolgenden Krebserkrankung assoziiert waren. Fox (1989) bewertete diese Studie kritisch und kam zu dem Schluß, daß das Ergebnis auf hohe Krebsraten in einer kleinen Untergruppe von Personen zurückzuführen sein könnte, die unter sehr schwierigen Bedingungen arbeiten, da diese Personen polychlorierten Biphenolen ausgesetzt waren, die ihrerseits ein beträchtliches Krebsrisiko bedeuteten. Außerdem haben verschiedene Untersuchungen (Kaplan/Reynolds 1988; Hahn/Petitti 1988) **keine Beziehung zwischen Depression und Krebsinzidenz** gefunden.

Zwei große epidemiologische Studien haben Depression und Krebsinzidenz untersucht. Zonderman und Kollegen (1989; Radloff 1977) berichten von keiner Beziehung zwischen Scores der *Center for Epidemiological Studies Depression-Skala* und Krebserkrankung bzw. -mortalität bei 3.980 Personen. Es sollte erwähnt werden, daß das Kriterium für Depression ein Score auf einem

Kontinuum der Skala war, und daß – wie in der Shekelle-et-al.-Studie (Shekelle et al. 1981; Persky et al. 1987) – keine kategoriale Einschätzung oder klinische Diagnose für Depression verwendet worden war.

Vogt und Mitarbeiter (1994) untersuchten die Beziehung zwischen Depression (sowie anderen psychopathologischen Prädiktoren) und körperlicher Gesundheit einschließlich Krebserkrankungen in einer Zufallsstichprobe von 2.573 erwachsenen Mitgliedern einer Gesundheits-Organisation. Depression, gemessen mit dem *Langner Mental Health-Index* (Srole et al. 1962), erwies sich bei einer katamnestischen Untersuchung 15 Jahre später für Krebserkrankungen nicht als Prädiktor bezüglich Morbidität oder Mortalität. Wie bereits früher erwähnt, mag eine beträchtliche Zahl von Krebsfällen selbst innerhalb von 15 Jahren nicht entdeckt worden sein, wenn man die lange Zeit zwischen Erstmanifestation und klinischer Diagnose der Krebserkrankung mitberücksichtigt.

In einer Tierstudie untersuchten Hilakivi-Clarke und Mitarbeiter (1993b) Clomipramin bei neugeborenen Ratten, um depressionsähnliches Verhalten hervorzurufen. Nachfolgend wurden Mammakarzinome induziert, indem 7.12-Dimethylbenzol(a)-Anthrazen den erwachsenen Ratten appliziert wurde. Die Auswirkungen auf das Überleben waren gemischt. Verglichen mit Ratten, denen Kochsalz verabreicht wurde, entwickelte eine größere Zahl von Ratten mit depressionsinduziertem Verhalten Mammakarzinome. Allerdings entwickelten sowohl die depressions-induzierten wie die kochsalz-injizierten Kontrolltiere weniger Tumore und überlebten länger als die Kontrolltiere, die keine Injektionen erhielten oder sonstwie behandelt worden waren. Diese Ergebnisse sprechen dafür, daß nur unter größter Zurückhaltung tierexperimentelle Befunde auf den Menschen übertragen werden können.

Es gibt also *wenig Unterstützung für die These einer Beziehung zwischen Depression und Krebsinzidenz,* was konsistent ist mit dem insgesamt schwachen Nachweis für eine Beziehung zwischen psychosozialen Variablen und dem Auftreten einer Krebserkrankung. *Dieses Forschungsgebiet leidet unter erheblichen methodologischen Schwächen, da zahlreiche Studien als retrospektive Untersuchungen angelegt sind.* Deshalb gestatten solche Untersuchungen auch **keine kausalen Schlußfolgerungen bezüglich der Beziehung zwischen psychosozialen Variablen und Krebsentstehung.** Darüber hinaus unterliegen solche Untersuchungen einem *Erinnerungs-Bias.* Schließlich – mit wenigen Ausnahmen (Ewertz 1986; Vogt et al. 1994) – untersuchten die meisten Studien nicht die Bedeutung der untersuchten Variablen über einen adäquaten Zeitraum hinweg, um die mögliche kausale Rolle der psychosozialen Variablen auf die Krebsinzidenz zu überprüfen. Lange Untersuchungszeiträume sind deshalb sinnvoll, da die Verdopplungsrate von kanzerogenen Zellen von 36 Tagen bis zu 10 Jahren reichen kann (Fournier 1982). Aus diesem Grunde sind sogar prospektive Studien, die Studienteilnehmer über 15 Jahre verfolgen, möglicherweise nicht lang genug, um alle Krebserkrankungen zu erfassen, die psychosoziale Variablen innerhalb der Stichprobe beeinflussen.

## 2. Psychosoziale Variablen und Krebsprogression

*Die Literatur stützt eher eine Verbindung zwischen psychosozialen Variablen und Krankheitsprogression als eine Beziehung zwischen diesen Variablen und Krankheitsinzidenz* (Levenson/Bemis 1991; Spiegel/Sands 1989). Dies mag an methodologischen Gründen liegen. Forscher können leichter methodologisch-adäquate Designs entwerfen, um Hypothesen über die Beziehung zwischen psychosozialen Faktoren und den Fortgang der Erkrankung zu testen, als solche, die Verbindungen dieser Faktoren mit dem Auftreten der Erkrankung überprüfen. In Untersuchungen mit einem begrenzten Zeitrahmen machen große Zeitspannen zwischen Inzidenz und klinischer Diagnose von Tumoren Voraussagen für alle Krebserkrankungen problematisch. Außerdem ist eine Krebserkrankung nur ein negatives Ergebnis, das durch psychosoziale Faktoren beeinflußt sein kann. Daher werden große Stichproben benötigt, um Assoziationen zwischen psychosozialen Faktoren und Krebsinzidenz feststellen zu können. Schließlich, da sich psychosoziale Variablen über die Zeit verändern, sollten Streß, soziale Unterstützung und andere Variablen wiederholt über viele Jahre erfaßt werden, um ihren Beitrag zur Krebsinzidenz verläßlich einzuschätzen. Der lange Zeitrahmen und der große Stichprobenumfang, die notwendig sind, um den Zusammenhang zwischen psychosozialen Variablen und dem Auftreten von Krebserkrankungen festzustellen, erklärt, warum Studien dieses Typs selten, teuer und sehr schwer durchführbar sind. Die Evidenz mag außerdem aufgrund von realen Unterschieden bei der Krebsprogression klarer auf der Hand liegen als bei der Inzidenz. So mögen psychosoziale Variablen wie emotionaler Ausdruck, soziale Unterstützung und Streß tatsächlich einen stärkeren Einfluß auf den Verlauf der Krebserkrankung als auf seine Auftretenswahrscheinlichkeit haben.

### 2.1 Emotionaler Ausdruck

#### *„Fighting Spirit" und Typ C-Persönlichkeit*

Verschiedene Forscher haben die Effekte von zwei Konstrukten, „Fighting Spirit" (kämpferische Einstellung) und Typ C-Persönlichkeit (zurückhaltendes und unsicheres Verhalten) auf die Krebsprogression untersucht. Konzeptuell scheinen sie zwei Seiten einer Medaille zu repräsentieren, nämlich eine aktive oder eine passive Reaktion auf die Krebserkrankung. Personen mit einer Typ C-Persönlichkeit sind charakterisiert durch angepaßtes und fügsames Verhalten. Sie neigen dazu, bei Streß mit Depression, Hilflosigkeit und Hoffnungslosigkeit zu reagieren. Auf der anderen Seite sind Personen mit Fighting Spirit durch Optimismus, Selbstsicherheit und Entschiedenheit bei der Bekämpfung ihrer Krebserkrankung gekennzeichnet.

In der klassischen Studie, in der Ausdruck von Dysphorie und Krankheitsfortschritt in Beziehung gesetzt wurden, unterteilten Derogatis und Kollegen (1979) Patientinnen mit metastasiertem Mammakarzinom in zwei Gruppen: in solche, die weniger als ein Jahr überlebten, und solche, die länger lebten. Beim Gruppenvergleich wiesen die Langzeit-Überleber in standardisierten Selbsteinschätzungsmaßen höhere Ausmaße an Dysphorie, inklusive Feindseligkeit, Angst und Entfremdung nach Diagnosestellung auf. Zusätzlich fanden die behandelnden Onkologen bei den Langzeit-Überlebern häufiger negative Einstellungen gegenüber ihrer Erkrankung und der Behandlung, was mit dem Fighting-Spirit-Konzept übereinstimmt. Es sollte jedoch berücksichtigt werden, daß die Patienten mit längerer Überlebensdauer signifikant weniger Chemotherapie erhielten. Dies legt die Vermutung nahe, daß die Erkrankung weniger stark ausgeprägt gewesen war, obgleich andere charakteristische medizinische Parameter wie das Ausmaß der Metastasierung und der durchschnittliche Karnofsky-Index nicht zwischen den Gruppen differierten. Eine alternative Erklärung für den Unterschied in der Chemotherapiebehandlung wäre, daß die Langzeit-Überleber mehr Energie zeigten, die auch zu erhöhter Selbstsicherheit beitrug.

Greer und Kollegen (1979; 1991) fanden auch, *daß Brustkrebspatientinnen mit Fighting Spirit, im Gegensatz zur Hoffnungs- und Hilflosigkeit, zu Verleugnung oder stoischer Akzeptanz, länger überlebten.* Frauen mit einem Fighting Spirit wiesen eine optimistische Haltung auf und bemühten sich um mehr Information über ihre Erkrankung. Sie sprachen sich auch öfter dafür aus, ihre Erkrankung zu „bekämpfen".

Ähnlich fand Temoshok (1985), daß Melanompatienten mit einem sogenannten Typ C-Persönlichkeitsstil zum Zeitpunkt der Ein-Jahres-Katamnese dickere Tumoren aufwiesen als Patienten mit einem Typ A-Persönlichkeitsstil (d. h. aktiv, ungeduldig und kontrollierend). Diese Studien legen die *Vermutung* nahe, *daß eine hilflose Reaktion auf Streß mit einer beschleunigten Krankheitsprogression im Zusammenhang stehen könnte.*

Stavraky und Mitarbeiter (1988) fanden heraus, daß verschiedene psychologische Variablen verstärkte Mortalität in einer Stichprobe von 126 Patienten mit Lungenkrebs voraussagten. Diejenigen mit einem starken Bedürfnis nach Sympathie und Zuwendung hatten ein dreifach erhöhtes Mortalitätsrisiko. Patienten, die sich selbst als emotional zurückhaltend beschrieben, wiesen eine korrigierte OR für Mortalität von 3.9 auf, verglichen mit denjenigen, die sich selbst eher als durchschnittlich oder als verstärkt emotional beschrieben. Patienten, die extrem „nüchterne" (im Sinne von sediert oder ernst) bzw. im Gegenteil eine enthusiastische Persönlichkeit hatten, wiesen eine korrigierte OR von 2.8 für Mortalität auf, verglichen mit jenen Patienten, die durchschnittliche Werte hatten. Eine nähere Betrachtung der Verteilung dieser Variablen legt den Schluß nahe, daß besonders Personen mit „nüchterner" Persönlichkeit diesen Effekt bewirken (75 % der Patienten mit einer „nüchternen"

Persönlichkeit starben, verglichen mit 57% derjenigen, die sich als enthusiastische Persönlichkeit einschätzten und 45%, die sich auf der Skala als durchschnittlich eingeschätzt hatten; chi$^2$ signifikant bei p<.01). Demnach **weisen Individuen mit einem hohen Bedürfnis nach Sympathie und Zuneigung und jene mit einer Tendenz zu emotionaler Reserviertheit ein deutlich erhöhtes Mortalitätsrisiko auf.**

Stein und Mitarbeiter (1989) untersuchten 90 Patienten in kommunalen Pflegeheimen. Eingangsvariablen, die Mortalität 3 Monate später voraussagten, waren niedrigerer Selbstwert und eine Reihe von ungünstigen Einstellungen über die Zukunft, inklusive des Bewußtseins über die eigene Sterblichkeit, in Antizipation von Anpassungsproblemen und Streß im Pflegeheim. In dieser heterogenen Stichprobe hatten alle Patienten eine Krebserkrankung. Die Kontrolle der Art der Krebserkrankung bzw. der behandlungsbezogenen Variablen erklärten nicht die beobachteten Unterschiede in der Mortalität. Die Klarheit, mit der die psychosozialen Faktoren die Sterblichkeit in dieser Studie voraussagten, war im Vergleich zu Vorhersagen der Überlebenszeit von Ärzten und Pflegekräften sehr eindrucksvoll. In einer der genannten Untersuchungen (Parkes 1972) machten Pflegekräfte und Ärzte unabhängig voneinander Voraussagen bezüglich der Überlebenszeit bei einer Stichprobe von Patienten mit terminaler Krebserkrankung, die in ein Hospiz verlegt wurden. Es wurden wochenbezogene Ratings auf einer Skala vorgenommen, die von „0" bis „12 Wochen oder mehr" reichte, vergleichbar mit einem Maß in der Stein-et-al.-Studie (1989).

87% der Ärzte und 83% der Pflegekräfte überschätzten die Überlebenszeit der Patienten. In ungefähr der Hälfte der Fälle lagen die ärztlichen Voraussagen um 100% daneben. Die Studie von Stein und Mitarbeitern, im Kontrast mit der von Parkes, legt die Vermutung nahe, daß das psychosoziale Funktionsniveau von Krebspatienten die Überlebenszeit exakter vorhersagt als die subjektiven Einschätzungen von Ärzten und Pflegekräften.

In einer ähnlichen Untersuchung (Schwarz/Geyer 1984) wurden Frauen vor der Biopsie eines Brusttumors interviewt. Die Reaktionen der Frauen auf Streß und prognostische Voraussagen wurden vor der Biopsie erfaßt. Frauen mit malignen Tumoren unterschieden sich nicht in ihren Streß-Reaktionen von den Frauen mit gutartigen Tumoren. Im Unterschied zu einigen anderen Studien (Greer/Morris 1975; Greer et al. 1979; Greer 1991) kann aufgrund der Ergebnisse angenommen werden, daß sich Frauen in ihren psychologischen Profilen vor einer Krebsdiagnose nicht unterschieden. Die Aussagekraft dieser Studie ist jedoch eingeschränkt, da nur ein psychologisches Maß vor der Biopsie verwendet wurde.

Zusammengefaßt tendieren Krebspatienten mit Fighting Spirit dazu, länger zu leben im Vergleich zu Patienten mit einem sogenannten Typ C-Persönlichkeitsprofil, die eher unterwürfige und zurückhaltende Verhaltensweisen zeigen. Unklar bleibt, ob Patienten mit einem Fighting Spirit oder einer Typ C-Persönlichkeit diese Copingeigenschaften als stabilen Persönlichkeitszug oder nur reaktiv als eine Antwort auf krankheitsbezogenen Streß aufweisen. Prospektive Studien und wiederholte Einschätzungen dieser Persönlichkeitskonstrukte ermöglichen den Nachweis der Stabilität über die Zeit, so *daß* daraus geschlossen werden kann, *daß* diese Konstrukte tatsächlich überdauernde Persönlichkeitsmerkmale darstellen. Zusätzlich sind adäquate Einschätzungen der Behandlungsmaßnahmen sowie des Krankheitsstatus des Patienten, in Ergänzung zur Einschätzung von Fighting Spirit und Typ C-Verhaltensweisen, in diesen Untersuchungen erforderlich, um die Bedeutung des medizinischen, körperlichen und psychologischen Status für das Überleben des Patienten abzuklären.

## Ausdruck von Disstreß

Ein wichtiger Aspekt der psychoonkologischen Forschung von Patienten mit einer Krebserkrankung ist die Untersuchung des Ausdrucks von Disstreß. Dieser scheint negativ mit Überleben korreliert zu sein, obwohl es nicht klar ist, ob Überleben hierdurch direkt beeinflußt wird oder einfach die Folge eines eher aggressiven Krankheitsfortschritts ist.

In einer Studie, die den Ausdruck von Disstreß untersuchte, verfolgten Kukull und Mitarbeiter (1986) 53 Patienten mit inoperablem Lungenkrebs über 3 ½ Jahre. In dieser Zeit waren 47 Patienten verstorben. Mit Ausnahme von zwei Patienten starben alle an den Folgen von Lungenkrebs. Die Klagen der Patienten über ihre Symptome unmittelbar nach der Diagnose erwiesen sich als signifikante Prädiktoren für die Mortalität. Die *Symptom-Disstreß-Skala* erfaßt primär somatische Symptome wie z. B. Übelkeit, Schmerz und Atemprobleme, aber auch Konzentrationsschwierigkeiten. Obwohl es sich bei dieser Studie um eine prospektive Untersuchung handelt, könnte die Schwere der Symptome im Anschluß an die Diagnose durch eine schwerere Erkrankung zu jener Zeit bedingt sein, was zu einer schlechteren Prognose führen konnte. Die Ergebnisse legen die Annahme nahe, daß der Ausdruck von Disstreß mit einer schlechteren Prognose zusammenhängt. Diese Daten geben nicht Aufschluß über den Effekt der Behandlung, des histologischen Typus der Erkrankung sowie der Krankheitskomplikationen auf die subjektiven Ausdrucksformen von Disstreß. Keine anderen in die Studie einbezogenen psychologischen Variablen wiesen eine Beziehung zur Prognose auf.

Die Autoren schätzen ihre Ergebnisse als konsistent mit den Resultaten von Weisman und Worden (1976) ein, denen zufolge frühere Mortalität mit Frustration, einem Gefühl von Verletzlichkeit, Unzufriedenheit mit dem Verlauf, schlechter Compliance und suizidalen Ideen assoziiert war. Beide Untersuchungen legen nahe, *daß symptominduzierter Disstreß und Unzufriedenheit verlaufsseitig korreliert sind mit einer ungünstigen Krankheitsprognose bei Krebspatienten.*

## Verleugnung und Unterdrückung

Obwohl einige Patienten dazu neigen, den Ausdruck von Disstreß als eine Möglichkeit anzusehen, mit ihrer Krankheit umzugehen, verleugnen oder unterdrücken andere ihren Disstreß. In verschiedenen Studien wurde die Rolle von Verleugnung und Unterdrückung in Beziehung zur Krebsprogression untersucht.

Dean und Surtees (1989) führten eine 6- bis 8jährige Nachuntersuchung von 122 Frauen mit primärem Mammakarzinom durch. Zum Follow-up-Zeitpunkt erlitten 37 Patientinnen ein Rezidiv. 22 Patienten waren verstorben – alle bis auf eine an Brustkrebs. Die Autoren berichteten, daß Verleugnung, nicht Fighting Spirit mit verbessertem Überleben verknüpft war. Das Ergebnis, daß Verleugnung ein stärkerer prognostisch relevanter Prädiktor als Fighting Spirit war, warf erneut die besonders häufig in der kardiovaskulären Literatur (Lazarus 1985) diskutierte *Frage* auf, *ob Verleugnung nicht unter bestimmten Umständen protektiv und adaptiv wirksam sein könne.*

In einem Versuch, die kausale Rolle von Unterdrückung für den Verlauf der Krebserkrankung zu klären, verglichen Kreitler und Mitarbeiter (1993) drei Gruppen von Frauen: Frauen mit nicht maligner und Frauen mit maligner Diagnose aufgrund einer Brustbiopsie sowie Frauen, deren Operation nicht mit der Diagnose bzw. einer Behandlung einer Malignität in Zusammenhang stand. Das Ausmaß an Unterdrückung wurde sowohl vor wie auch nach der Biopsie bzw. Operation erfaßt. Vor der Biopsie oder Operation unterschieden sich die einzelnen Gruppen nicht in den Maßen hinsichtlich Unterdrückung, Angst oder Abwehrverhalten. Danach waren sie in den Angstwerten vergleichbar, aber nur Frauen mit einer malignen Erkrankung wiesen Abwehr und Unterdrückung auf. Diese Ergebnisse lassen vermuten, daß Unterdrückung und Abwehrbereitschaft bei Krebspatienten nach der Krebsdiagnose auftreten. Weiterhin kann angenommen werden, daß Unterdrückung und Abwehrverhalten Bestandteil der Angstbewältigung sind, die auf natürliche Weise mit der Bedrohung durch die Diagnose und die Erkrankung einhergehen und somit nicht als ein dauerhafter Persönlichkeitszug von Patienten mit einer Krebserkrankung anzusehen sind.

Zusammengefaßt legen einige Studien nahe, daß **emotionaler Disstreß ein Prädiktor für eine verkürzte Überlebenszeit bei Krebs** ist. Allerdings kann emotionaler Streß auch eher das Ergebnis einer initial schwereren Erkrankung sein als die Ursache für einen rapideren Krankheitsfortschritt. Obwohl die genannten Untersuchungen keine klare Beziehung zwischen intrapsychischen Variablen und Krebsprogression demonstrieren, sprechen die Daten doch dafür, daß ein hohes Ausmaß an Disstreß, besonders aufgrund somatischer Symptome, in gewisser Weise die Sterblichkeit voraussagen kann, was nicht überraschend ist. Noch interessanter jedoch ist, *daß die Schwierigkeit, Disstreß auszudrücken, in verschiedenen Studien ungünstige Effekte auf das Langzeitüberleben hatte.*

Insgesamt ist wichtig, festzuhalten, daß es einige Hinweise darauf gibt, daß **intrapsychische Variablen wie Abwehrbereitschaft und Unterdrückung vermutlich Aspekte des Copings mit Angst** darstellen, die **als Folge einer Krebsdiagnose** entstehen, und weniger Persönlichkeitseigenschaften sind, die bereits vor der Diagnosestellung beobachtbar sind.

### 2.2 Soziale Unterstützung

Die Untersuchungen, die soziale Unterstützung mit der Krebssterblichkeit verknüpfen, sollten im Rahmen des Forschungsergebnisses gesehen werden, das eingangs von Berkman und Syme (1979) berichtet wurde, daß nämlich soziale Isolierung das Sterberisiko aufgrund aller möglichen Erkrankungen erhöht. Die relevante Literatur wurde von House und Mitarbeitern zusammengefaßt (1988). Die Übersicht zeigt, daß **soziale Isolierung mit einem doppelt erhöhten relativen Risiko assoziiert ist, an irgendeiner Krankheit zu sterben.** Das Ausmaß dieses erhöhten Risikos ist vergleichbar mit jenem, das mit Zigarettenrauchen oder erhöhtem Cholesterinspiegel verbunden ist.

Eine Metaanalyse, die die Beziehung zwischen sozialer Unterstützung und Gesundung bewertet (Smith et al. 1994), legt den Schluß nahe, *daß die mit sozialer Unterstützung einhergehenden Einflüsse im besten Fall mäßig sind.* Es ist Vorsicht angebracht, dieses Ergebnis auf Krebspatienten zu übertragen, da die einbezogenen Untersuchungen nicht spezifisch die Beziehung zwischen sozialer Unterstützung und Krebsmorbiditätsverläufen oder Krebssterblichkeit untersuchten. Die meisten der zitierten Untersuchungen bezogen sich auf allgemeine Gesundheitsverläufe in ganz unterschiedlichen Stichproben (z. B. schwangere Frauen, Alkoholabhängige, Patienten mit rheumatoider Arthritis, ältere Menschen sowie Gesunde). Schließlich bezog diese Literaturanalyse keine Interventionsstudien mit ein, die die Effekte von zusätzlich applizierter sozialer Unterstützung überprüften, die etwaige kausale Beziehungen zwischen sozialer Unterstützung und Gesundheit deutlicher zeigen könnten, als dies korrelative Studien vermögen.

Obwohl das Ergebnis, daß soziale Isolierung das Risiko für Sterblichkeit allgemein erhöht, ziemlich gut abgesichert ist, gibt es Hinweise darauf, daß soziale Isolierung auch mit spezifischen Krebserkrankungsverläufen verknüpft ist. Goodwin und Mitarbeiter (1987) fanden heraus, *daß verheiratete Krebspatienten signifikant bessere Überlebensraten als unverheiratete Patienten aufwiesen.* Reynolds und Kaplan (1990) reanalysierten die Daten von Berkman und Syme (1979). Sie kamen zu dem Schluß, daß *sozial isolierte Frauen einem substantiell höheren Risiko für Krebssterblichkeit ausgesetzt* waren. Die Frauen mit wenigen sozialen Kontakten und mit Isolationsgefühlen wiesen ein beinahe fünffach erhöhtes relatives Risiko für Sterblichkeit bei hormonsensitiven Krebserkrankungen und ein fast doppeltes so hohes Risiko für eine hormonsensitive Krebserkrankung auf. *Männer mit geringen sozialen Beziehungen hatten signifikant schlechtere Überlebensraten bei einer Krebserkrankung.*

Ell und Kollegen (1992) untersuchten die Beziehungen zwischen sozialer Unterstützung und Überlebensraten bei Brust-, kolorektalen oder Lungenkrebserkrankungen. Von 294 Patienten verstarben 74. Die Mehrzahl der Patienten hatten eine Brustkrebsdiagnose (57 %), gleichwohl wies die Mehrheit der Verstorbenen Lungenkrebs oder kolorektalen Krebs auf (spezifische Sterbezahlen wurden nicht berichtet). Die Forscher fanden, daß emotionale Unterstützung einen protektiven Einfluß bezüglich Überleben in frühem Erkrankungsstadium der Patienten hatte. Dies zeigte sich jedoch nur in einem der drei Maße für Unterstützung. Insgesamt war die erlebte adäquate Unterstützung positiv korreliert mit dem Überleben. Allerdings galt dies nicht für den Familienstand und das Ausmaß sozialer Integriertheit. *Bei Frauen mit Brustkrebserkrankung wiesen Familienstand und erlebte soziale Unterstützung eine positive Beziehung mit Überleben auf.* Dies galt hingegen nicht für soziale Integriertheit. Bei fortgeschrittenen Erkrankungen gab es keine diesbezüglichen Effekte, auch nicht bei Patienten mit Lungenkrebs- und kolorektaler Krebserkrankung. Die Ergebnisse dieser Studie müssen mit Vorsicht betrachtet werden, da nicht klar ist, welche statistischen Tests Anwendung fanden, speziell bei den multivariaten Analysen. Weiterhin wurden keine Interaktionseffekte zwischen Lokalisation und Stadium der Erkrankung erwähnt. Da sich Mittelwerte und Streuungen der Überlebenszeiten zwischen den in die Untersuchung einbezogenen Krebserkrankungen bei kombinierter Betrachtung von Lokalisation und Krankheitsstadium unterschieden, könnten wahre Effekte – falls sie überhaupt existieren – unerkannt geblieben sein. Schließlich waren von 24 getrennten Werten des relativen Risikos für die drei Maße der sozialen und emotionalen Unterstützung nur sechs Werte signifikant. Dies unterstützt die Hypothese, daß soziale Unterstützung mit der Überlebensrate in dieser Population in Beziehung stand.

Hislop und Mitarbeiter (1987) sowie Waxler-Morrison und Kollegen (1991) untersuchten 133 Patienten mit primärem intraduktalem Brustkrebs. Von diesen Patienten verstarben 26 innerhalb eines Vier-Jahres-Follow-up-Zeitraumes, und 38 erlitten ein Rezidiv. Eine Berechnung mit dem *Cox-Proportional-Hazards-Modell* erbrachte, daß sechs von elf sozialen Unterstützungsmaßen signifikant mit verlängertem Überleben assoziiert waren. Es handelte sich um Familienstand, Unterstützung durch Freunde, Kontakte mit Freunden, kombinierte Unterstützung durch Freunde, Verwandte und Nachbarn, Berufstätigkeit sowie die Qualität des sozialen Netzwerks. Speziell waren soziale Aktivitäten und soziale Unterstützung, weniger Extraversion, korreliert mit längerer Überlebenszeit. Dieses Ergebnis unterstreicht nicht nur die Bedeutung eines Netzwerks sozialer Unterstützung, sondern insbesondere seiner emotional unterstützenden Aspekte.

Maunsell und sein Team (1993) untersuchten 224 Frauen mit frischen Brustkrebsdiagnosen und betrachteten die Beziehung zwischen sozialer Unterstützung und Sterblichkeit. Verheiratete Frauen wiesen eine relative Todesrate von 0.86 im Vergleich mit unverheirateten Frauen bei einem Sieben-Jahres-Follow-

Up auf. Die Sterberate von Frauen mit Beistand durch vertraute Personen innerhalb der ersten Monate nach der Operation war ca. halb so groß wie bei den Frauen ohne eine solche Unterstützung. Tatsächlich war die Sterberate bei den Frauen, die von mehr als einer vertrauten Person betreut wurden, sogar niedriger als bei denen mit nur einer vertrauten Person. Man kann also davon ausgehen, daß die **Verfügbarkeit von sozialer Unterstützung durch den Ehepartner oder andere vertraute Personen ein bedeutsamer Prädiktor für Überleben** ist.

Andere Forschungen erbrachten keine Beziehung zwischen sozialer Unterstützung und Krebsprogression. Neale (1994) führte eine gut geplante Untersuchung mit einem Nachbetrachtungszeitraum von 10 Jahren bezüglich des Überlebens von 10.778 Frauen mit einem invasiven Brustkrebs durch. Familienstand als Annäherung zur Erfassung sozialer Unterstützung wies keinen Bezug zum Überleben auf. Die Verwendung des Begriffs „Familienstand", wie er in dieser Studie vorgenommen wurde, ist womöglich problematisch, da Männer und Frauen in unterschiedlichem Ausmaß vom Ehestand als sozialer Unterstützung profitieren. Die Forschung zu Langzeit-Ehen (Levenson et al. 1994) hat gezeigt, daß Männer und Frauen sich bezüglich ihrer Gesundung in Abhängigkeit von der Ehezufriedenheit unterscheiden. Frauen sind nämlich in glücklichen Ehen gesund – und krank in unglücklichen. Männer dagegen profitieren gesundheitlich von der Ehe, unabhängig davon, ob die Ehe glücklich oder unglücklich ist. Dies mag das „Null-Ergebnis" von Neales Ergebnissen erklären, obgleich weitere Untersuchungen speziell Ehezufriedenheit, soziale Unterstützung und Daten zur Gesundung bei Krebspatienten untersuchen sollten. Eine nähere Betrachtung in beiden Untersuchungen von Maunsell und Neale zeigt, daß Familienstand nur zum Beginn der Studien erhoben wurde. Der Verlust eines Partners durch Tod oder Scheidung stellt einen bedeutsamen Stressor dar, der eine Auswirkung auf die Krebsprogression haben könnte.

Schließlich erhoben Levy und Mitarbeiter (1991) immunologische und psychosoziale Parameter ungefähr fünf Tage nach der Operation bei 90 Frauen im Stadium I bzw. Stadium II einer Brustkrebserkrankung. Unter den erhobenen psychosozialen Parametern war die erlebte soziale Unterstützung innerhalb ihrer Umgebung, speziell die von den Familienmitgliedern. Die Patienten wurden über fünf Jahre von den Forschern begleitet. Ein Rezidiv trat bei 29 Frauen während der Follow-up-Periode auf. Der beste Prädiktor für ein Rezidiv war die Aktivität der natürlichen Killerzellen (NK). Soziale Unterstützung war kein Prädiktor für das Auftreten eines Rezidivs. Allerdings betonen die Autoren, daß das Maß für soziale Unterstützung nicht ausreichend präzise war, so daß es eventuell die soziale Unterstützung, die die Frauen in der Studie erfuhren, nicht adäquat abgebildet haben könnte.

Es gibt *viele Hinweise, daß soziale Unterstützung eine positive Beziehung zum Überleben bei Krebs hat,* obwohl die Beziehung im Kern unklar bleibt und weitere Untersuchungen erforderlich macht. Die meisten Untersuchungen bezüglich sozialer Unterstützung untermauern die These, daß das Vorhandensein eines sozialen Netzwerkes – über den Kontakt mit anderen oder die Anwesenheit von vertrauten Personen – das Mortalitätsrisiko bei Krebserkrankungen wie auch bei anderen Erkrankungen reduziert. Die verfügbaren Untersuchungen sind in ihrer Aussagekraft dahingehend begrenzt, daß sie häufig lediglich einmalige Messungen der sozialen Unterstützung vornehmen, um damit Jahre später beobachtbare Krankheitsverläufe vorauszusagen, obwohl zwischenzeitlich erfolgte Veränderungen die Verläufe viel stärker beeinflussen können. Zusätzlich sind ungenaue Maße zur Erfassung der sozialen Unterstützung im Vergleich zu direkten Patientenbewertungen problematisch. Weiterhin wurden Maße für die subjektive Bewertung der sozialen Unterstützung seitens der Patienten meist nicht in die Untersuchungen einbezogen. Es wird auch vorgeschlagen, soziale Unterstützung zusammen mit Streßerleben zu untersuchen, da soziale Netzwerke die Gesundheit möglicherweise beeinflussen, indem sie negative Streßeffekte abpuffern.

## 2.3 Streß

Streß wird allgemein als ein Ereignis der unmittelbaren Umgebung definiert, das dadurch charakterisiert wird, daß keine ausreichend adäquaten Copingressourcen vorhanden sind (Lazarus/Folkman 1984). Untersuchungen unterstützen die Annahme, daß Streß mit Ausmaß und Qualität der Gesundheit verknüpft ist. Im Rahmen der Krebsprogression sind diese Zusammenhänge allerdings nicht geklärt.

Ramirez und Mitarbeiter (1989) führten einen retrospektiven Vergleich von 50 Patientinnen mit Brustkrebs durch, die kürzlich ein Rezidiv erlitten hatten, und verglichen sie mit einer Kontrollgruppe von 50 operierten Brustkrebspatientinnen ohne Rezidiv. Beide Gruppen waren hinsichtlich des Tages der Operation und soziodemographischer Merkmale paarweise gematcht. Sie waren außerdem im Hinblick auf die Art des operativen Eingriffs, der chemotherapeutischen Behandlung, des Status der Menopause sowie des nodalen und Tumorstatus gematcht, um die Behandlungseffekte und pathologische Faktoren bei den Gruppenunterschieden kontrollieren zu können. Die Autoren fanden signifikant schwerere Lebensereignisse bei den Patientinnen mit einem Rezidiv. Zum Beispiel traten Sterbefälle in der Familie oder Verlust des Arbeitsplatzes 5.67 mal häufiger bei den Patientinnen mit einem Rezidiv als bei den Patientinnen der Kontrollgruppe auf.

Zwei prospektive Studien haben den Einfluß von streßinduzierenden Lebensveränderungen auf die Krebsprogression untersucht. Forsén (1991) interviewte 86 Brustkrebspatientinnen nach der Operation im Krankenhaus bezüglich streßvoll erlebter Lebensereignisse in den 12 Monaten vor ihrer Operation und überprüfte die medizinischen Daten 7 bis 9 Jahre nach der Operation. Frauen, die über mehr streßvolle Lebensereignisse berichteten, wiesen ein gesteigertes Risiko (relatives Risiko: 3.48) für ein Rezidiv und sogar ein noch höheres Krebssterberisiko auf (relatives Risiko: 4.37). Die soziale Schichtzugehörigkeit war weiterhin ein signifikanter Prädiktor für das Auftreten eines Rezidivs wie auch für den Krebstod. Eine niedrigere soziale Schichtzugehörigkeit war verknüpft mit geringerer Anzahl krankheitsfreier Intervalle und generell niedrigerer Überlebensrate. Diese Ergebnisse blieben auch unverändert, nachdem der Autor klinische Fakten kontrolliert hatte.

Im Kontrast dazu fanden Barraclough und Mitarbeiter (1992) bei ihrer prospektiven Studie mit 204 Brustkrebspatientinnen keinerlei Beziehung zwischen schwerwiegenden Lebensereignissen und einem Rezidivrisiko. Ergebnisse aus Studien mit prospektivem Charakter werden grundsätzlich als vertrauenswürdiger angesehen als solche aus retrospektiven Erhebungen, was in diesem Falle die Bedeutung des Untersuchungsergebnisses unterstreicht. Beide Studien – zusammengenommen – liefern **gegensätzliche Ergebnisse über den Zusammenhang zwischen Streß und dem Auftreten eines Rezidivs.**

### Pathologische Trauer

Verschiedene Studien haben den Zusammenhang zwischen pathologischer Trauer und ungünstigen Genesungsverläufen, speziell mit Mortalität, nachgewiesen (Stroebe/Stroebe 1993). Die Beziehung zwischen dem Streß der aus pathologischer Trauer resultiert, und Krebsmortalität ist jedoch unklar.

In einer prospektiven Studie mit 95.647 verwitweten Personen in Finnland (Kaprio et al. 1987) wurden die Daten bezüglich der Todesursache und der Zeitspanne seit dem Verlust des Ehepartners analysiert. Personen mit pathologischer Trauerreaktion wiesen – verglichen mit Personen ohne pathologische Trauerreaktion – eine gesteigerte Sterblichkeitsrate auf. Die Todesursachen resultierten zumeist aus Gewalteinwirkungen (z. B. Suizid, Verkehrsunfälle) und ereigneten sich innerhalb von sieben Tagen seit Beginn der Trauerreaktion. Dennoch wiesen die Sterbefälle aufgrund der Krebserkrankung selbst ein 1.25fach erhöhtes Risiko innerhalb des ersten Monats der Trauer bei den Männern und ein 1.6fach erhöhtes Risiko während der ersten Woche der Trauer bei den Frauen auf. Die generelle Sterblichkeit aufgrund einer Krebserkrankung innerhalb eines Vier-Jahres-Zeitraums nach dem Verlust des Ehepartners war geringer als die bei ischämischer Herzerkrankung, cerebrovaskulärer Krankheit oder Gewalteinfluß. Zusammengefaßt zeigt sich, daß zwar der *Verlust eines Ehepartners in geringem Maße mit einem Ansteigen der Krebssterblichkeit verknüpft* ist, die *Zusammenhänge zwischen Trauer/Verlust und Sterblichkeit bei anderen Erkrankungen sind jedoch deutlicher erkennbar.*

Eine Stichprobe von 21.960 verwitweten Personen wurde in einer anderen Studie (Jones/Goldblatt 1987) untersucht, die jedoch **nur schwache Hinweise für eine Erhöhung der Todesrate bei Krebs aufgrund von Trauerreaktionen** erbrachte. Eine Erhöhung der Sterberate wäre zu erwarten gewesen, wenn die Krebsprogression während der Trauer gefördert worden wäre. Die Effektstärke war jedoch in dieser Untersuchung zu gering, um sichere Schlüsse aufgrund dieses Ergebnisses zu ziehen. Die Autoren merkten auch an, daß es nur wenig Unterstützung für die Hypothese gebe, daß Krebsinzidenz oder Krebsmortalität nach Trauerreaktionen anstiegen.

## Chronischer Streß

Eine neuere, sorgfältig durchgeführte Studie über einen Zeitraum von 43 Jahren bei männlichen Feuerwehrleuten in Stockholm (Tornling et al. 1994) zeigte eine generelle Krebsinzidenz, die vergleichbar war mit der in der Allgemeinbevölkerung, mit der Ausnahme, daß zwei seltene Formen von Krebserkrankungen verstärkt auftraten: Magenkrebs und Hirntumoren. Auch hier konnte *keine Beziehung zwischen der streßvollen Arbeitstätigkeit und Krebsauftreten* gefunden werden. Statt dessen war die Suizidrate niedrig. Die Autoren der Studie vermuten, daß die soziale Unterstützung unter den Feuerwehrleuten, die viele Jahre lang zusammenarbeiteten, den Streß der Tätigkeit mehr als aufgewogen hatte. Diese Beobachtung stimmt mit Befunden überein, die aus der Untersuchung von supportiven Gruppen mit Krebspatienten gewonnen wurden (Spiegel 1993; Spiegel et al. 1981). Ähnlich ist das Ergebnis einer Studie bei 6.935 Männern von Rosengren und Mitarbeitern (1991), die keine Beziehung zwischen selbsteingeschätztem psychologischem Streß und nachfolgender Krebsmortalität (OR = 0.8), wohl aber eine ausgeprägte Beziehung zwischen subjektivem Streßerleben und der Mortalität bei kardiovaskulären Erkrankungen fanden (OR = 1.7).

Interessanterweise gibt die Literatur zur Tierforschung Hinweise darauf, daß die Effekte von Streß auf die Krebsprogression saisonal bedingt sein könnten. Perissin und Mitarbeiter (1994) suchten die Heterogenität der Wirkungen von Stressoren auf Tumorwachstum zu erklären. Nachdem die Forscher zunächst ihre experimentellen Prozeduren sowie die Behausungsbedingungen der Mäuse untersucht hatten, analysierten sie retrospektiv die Ergebnisse ihrer Experimente im Hinblick auf die Jahreszeiten. Sie fanden ein saisonal bedingtes Muster ihrer Ergebnisse, das die Variabilität in ihren Ergebnissen erklärte. Speziell zeigten Mäuse mit einem Lungenkarzinom, wenn sie einem experimentellen Stressor ausgesetzt wurden, eine ansteigende Metastasierung im Frühling und eine abnehmende Metastasierung im Winter. Gleichfalls wurde ein saisonaler Effekt von Streß auf die nächtliche Produktion von Melatonin gefunden. Die Mäuse wiesen nach experimenteller Streßexposition im Frühling eine ansteigende Melatoninsekretion auf, wohingegen im Winter unter den gleichen experimentellen Bedingungen eine Abnahme der Melatoninsekretion feststellbar war. Bei Mäusen scheinen die saisonalen Variationen bei den Streßeffekten auf die Melatoninspiegel in direkter Beziehung mit den Wirkungen von Streß auf die Krebsprogression zu stehen.

Sorgfältige Literaturüberblicke über das Verhältnis von Krebs und Streß, auch empirische Studien, legen nahe, daß das **Bindeglied zwischen Streß und Krebsinzidenz bzw. -progression noch nicht eindeutig identifiziert** werden konnte (Baltrusch et al. 1991), obwohl die Evidenz für die Stützung der Annahme einer Beziehung zwischen beiden Aspekten ständig zunimmt. Ein Problem der Forschung ist, daß in vielen Untersuchungen Patienten nicht aufgefordert wurden, Einschätzungen von Lebensereignissen oder -situationen vorzunehmen, wie z. B. ob ihre Trauerreaktion als streßvoll erlebt wurde oder nicht. Es mag sein, daß es keine ungünstigen Implikationen für die Gesundheit bei Personen gibt, die ihre Arbeit, ihre Lage oder ihre Trauer nicht als streßvoll ansehen. Zusätzlich sind Streß und die Bewertung streßreicher Ereignisse oft einer Veränderung unterworfen. Eine bloße Einschätzung von Streß oder Streßbewertungen ist vermutlich nicht ausreichend, um Ergebnisse hinsichtlich einer Gesundung vorherzusagen. Studien, die solche Messungen über die Zeit wiederholen, erlauben vermutlich eine akkuratere Einschätzung der Wirkungen von chronischem versus akutem Streß auf Krebsverläufe.

## 3. Medizinische Effekte psychosozialer Interventionen

Wenn man die Hinweise auf Verbindungen zwischen emotionalem Ausdrucksverhalten sowie sozialer Unterstützung und besseren medizinischen Ergebnissen als gegeben ansieht, so ist es ziemlich plausibel, daß psychotherapeutische Interventionen zur Förderung der beiden genannten Faktoren die Überlebenszeit beeinflussen könnten. Zahllose Untersuchungen zeigen, daß psychotherapeutische Interventionen effektiv psychologischen Disstreß reduzieren. Tatsächlich haben 12 von 17 kontrollierten Studien einem Überblick (Spiegel et al. 1989) zufolge belegt, daß die eingesetzten Interventionen klare Effekte bewirkten. Nur zwei Studien zeigten keinen Nutzen. Allerdings haben vergleichsweise wenige Interventionsstudien die Beziehung zwischen therapeutisch verstärkter sozialer Unterstützung und Überlebenszeit untersucht. Überraschend zeigen drei von fünf derartigen Untersuchungen einen günstigen Effekt der Psychotherapie.

Unsere Arbeitsgruppe (Spiegel et al. 1981) unternahm einen randomisierten Versuch mit supportiv-expressiver Gruppentherapie bei Frauen mit metastasierendem Mammakarzinom. 50 von 86 Frauen wurden randomisiert wöchentlich stattfindenden supportiven Gruppen zugewiesen, in denen der Aufbau tragfähiger Beziehungen, das Ausdrücken von Gefühlen, der direkte Umgang mit Ängsten vor Tod und Sterben, eine Umorientierung von Lebensprioritäten, das Verbessern von Beziehungen innerhalb der Familie und mit Freunden, eine Aktivierung der Kommunikation und das Teilen von Problemen mit Ärzten sowie das Erlernen selbsthypnotischer Techniken zur Kontrolle von Schmerzen geübt wurde. Zum Zehn-Jahres-Follow-Up ergab sich ein statistisch signifikanter Überlebensvorteil für die **Frauen mit Gruppentherapie** – sie **lebten durchschnittlich 18 Monate länger als die Frauen ohne Gruppentherapie.** Obgleich es keinen Unterschied in der mittleren Überlebenszeit 48 Monate nach Beginn der Studie gab, waren alle Patientinnen der Kontrollgruppe verstorben, während ein Drittel der mit Gruppentherapie behandelten Patientinnen noch lebte (Spiegel et al. 1989).

Der Unterschied in der Überlebenszeit war überraschend, da die Patientinnen randomisiert den Kontroll- und Behandlungsgruppen zugeordnet wurden und hinsichtlich des Erkrankungsstadiums während der Baseline vor Interventionsbeginn vergleichbar waren. Dieser erzielte Unterschied war im ursprünglichen Design dieser Studie nicht postuliert worden. Es handelte sich auch nicht um eine vollständig prospektive Untersuchung über den Einfluß einer psychosozialen Intervention auf Überleben. Jedoch wurde ein Überlebensunterschied zum Zeitpunkt der Überprüfung der Todesfälle vorausgesagt. *Eine Hauptkritik bezüglich der Studie betrifft ihren relativ geringen Stichprobenumfang.* Dennoch erreichte der Unterschied in der Überlebenszeit Signifikanz.

Richardson und Kollegen (1990) berichten über Hausbesuche und edukative Interventionen bei Lymphom- und Leukämiepatienten im Rahmen einer randomisierten prospektiven Studie. Diejenigen Patienten, die die Maßnahmen erhielten, verhielten sich mehr compliant bezüglich medizinischer Maßnahmen, was anhand des Allopurinolgebrauchs objektiviert wurde. Hierbei handelte es sich um das erwartete Ergebnis der Studie. Darüber hinaus überlebten die Patienten der Interventionsgruppe signifikant länger als die Kontrollgruppenpatienten. Dieses Ergebnis blieb auch stabil, nachdem die Unterschiede in der Befolgung der medizinischen Behandlung kontrolliert wurden. Somit konnten mögliche Unterschiede in der medizinischen Behandlung nicht für die beobachteten Überlebensvorteile der Patienten ausschlaggebend gewesen sein, die eine psychosoziale Maßnahme erhielten.

In einer ähnlichen Interventionsstudie fanden Fawzy und Kollegen (1993) einen Überlebensvorteil bei 40 Patienten mit einer Melanomerkrankung, die randomisiert einer 6wöchigen intensiven Gruppenpsychotherapie – verglichen mit 40 Kontrollgruppenpatienten, die keine Psychotherapie erhielten – zugewiesen worden waren (vgl. auch Kap. 4 in diesem Buch). Die Patienten in der Interventionsgruppe erhielten eine Gesundheitserziehung, Maßnahmen zur Entwicklung von Problemlösestrategien, ein Streßmanagement mit Hilfe von Entspannungstechniken sowie psychologische Unterstützung zur Krankheitsbewältigung. Zusätzlich *wies die Interventionsstichprobe eine geringere Rezidivrate auf als die Patienten in der Kontrollgruppe.*

Einige andere Studien untersuchten gleichfalls Beziehungen zwischen psychosozialer Intervention und Krebsüberleben, allerdings ohne vergleichbare Ergebnisse wie in den oben zitierten Studien. Gellert und Kollegen (1993) verglichen Teilnehmerinnen, die in ein von Siegel entwickeltes *Exceptional Cancer Patient Program* aufgenommen wurden mit einer gematchten Stichprobe von

Patientinnen mit Brustkrebs, die die übliche Routineversorgung erhielten. Teilnehmerinnen, die in die Interventionsgruppe aufgenommen wurden, nahmen an wöchentlichen 90minütigen Treffen teil, die individuelle Beratung, Unterstützung von Angehörigen, Familientherapie und Anleitung in Entspannung, positive mentale Imagination und Meditation umfaßten. Die Forscher fanden keinen Unterschied in der Überlebenszeit zwischen den beiden Stichproben, was den eigenen früheren Bericht (Morgenstern et al. 1984) bestätigte, der zeigte, daß die Kontrolle der Zeitspanne von der ersten Diagnose bis zum Studienbeginn keine Unterschiede zwischen Behandlungs- und Kontrollbedingungen erbrachte.

Ilnycki und Mitarbeiter (1993) berichteten über eine randomisierte Intervention mit unterschiedlichen Arten „supportiver" Gruppentherapie, in dem einige professionell und einige „gruppenorientiert" geführt wurden. Die Untersuchung wurde bei 127 Patientinnen mit Brustkrebs durchgeführt. Die Autoren konnten keinen meßbaren psychologischen Nutzen der Teilnehmer in den Gruppenprogrammen im Vergleich mit der Routinekontrollbedingung feststellen. Es ließ sich auch kein signifikanter Unterschied in der Überlebenszeit finden.

Grossarth-Maticek und Mitarbeiter (1991; 1984) schließlich entwickelten eine spezifische Therapieform für Personen mit erhöhtem Krankheitsrisiko (speziell für Personen mit hohem Risiko für eine Krebserkrankung oder eine koronare Herzerkrankung, gemäß der jeweiligen „krankheitsspezifischen Persönlichkeit", sowie für Personen, die bereits an Krebs erkrankt waren). Die Therapie fußte auf der Annahme, daß die Erkrankung aus den Persönlichkeitsunterschieden zwischen gesunden und krankheitsgeneigten Personen heraus entsteht. Sie fokussierte die Veränderung der neurotischen Verhaltensweisen einer Person mit einer krankheitsförderlichen Persönlichkeit, indem Autonomie und Unabhängigkeit von anderen Menschen gefördert und deren Einfluß sowie die emotionale Abhängigkeit verringert werden. Die Teilnehmer wurden parallelisiert und dann randomisiert der Behandlungs- oder Kontrollgruppe zugewiesen. Die Effektivität dieser Therapie wurde von Grossarth-Maticek und Eysenck (1991) bewertet. Die berichteten Ergebnisse der Studie demonstrieren die Effektivität dieser Therapie in bezug auf die Prävention gegenüber dem Auftreten der Erkrankung und die Verlängerung der Lebenszeit. Die Kritiken an diesen Studienergebnissen jedoch nahmen eine vollständige Ausgabe der *Psychological Inquiry* (Heft Nr. 2, Jahrgang Nr. 3, 1991) in Anspruch. Ein Autor (Fox 1991) wies nach, daß es statistisch nicht möglich sei, zu derartigen Ergebnissen zu gelangen. Ein anderer Autor (Van der Ploeg 1991) unterstellte sogar, daß Betrug im Sinne von Manipulation einiger Daten im Spiel gewesen sein müsse. Die scharfe Kritik, die diese Untersuchung hervorgerufen hat, legt nahe, daß die Untersuchungsergebnisse mit großer Vorsicht behandelt werden sollten.

Somit **ergaben drei randomisierte, prospektive Studien, daß Krebspatienten, denen eine psychosoziale Behandlungsmaßnahme offeriert worden war, länger überlebten als unbehandelte Kontrollgruppenpatienten,** während eine parallelisierte und eine randomisierte Studie solche Unterschiede nicht aufwiesen. In den beiden letztgenannten Studien waren die Interventionen problematisch, da sie entweder nicht ausreichend spezifiziert waren oder Schuldgefühle hervorriefen und keinen deutlichen psychologischen Nutzen aufwiesen. Eine sechste Untersuchung, die im Design Parallelisierung und Randomisierung miteinander verband, fand zwar günstige Effekte für die applizierte Intervention – die Analysen wie auch die Durchführung der Forschung wurden allerdings so umfassend kritisiert, daß die Ergebnisse nicht als Hinweise in die eine oder andere Richtung Berücksichtigung finden sollten. Es ist deutlich, daß mehr Forschung erforderlich ist. Dennoch *legen diese ersten Untersuchungen einen möglichen modulierenden Effekt psychotherapeutischer Behandlungsmaßnahmen auf den Verlauf von Krebserkrankungen wie auch auf die Anpassung der Patienten an die Anforderungen durch die Erkrankung nahe* (Mulder et al. 1992).

## 4. Vermittelnde Mechanismen

Welche Mechanismen könnten den psychosozialen Effekten auf die Überlebenszeit zugrunde liegen? Man könnte an Gesundheitsverhalten denken wie z. B. Änderungen der Ernährungsweise, körperliche Aktivität, zirkadiane Rhythmen (Stones et al. 1989), strukturelle und kontextuelle Faktoren wie eingesetzte medizinische Behandlung sowie auch an physiologische Mechanismen wie psychoendokrinologische und psychoneuroimmunologische Effekte. Differenziertere Modelle gehen von einer Interaktion zwischen diesen genannten Mechanismen aus. Krankheit ist ein Stressor, der verschiedene somatische Systeme beeinflussen kann. Eine **Modulation des streßhaften Einflusses der Erkrankung kann möglichlicherweise eine Pufferwirkung gegen ungünstige physiologische Konsequenzen dieses Stressors und anderer Stressoren** erreichen (Anderson et al. 1994; Butrum et al. 1988).

### 4.1 Gesundheitsverhalten

*Ernährung und Brustkrebs*

Epidemiologische Daten (Butrum et al. 1988; Klaish 1984) legen eine Verbindung zwischen Übergewicht, Fett in der Nahrung und der Entwicklung von Brustkrebs nahe. Experimentelle Tierstudien (Albanes 1987) weisen eine positive Korrelation zwischen einer stark fetthaltigen Ernährung und Brustkrebsrisiko nach. Auch stellt eine Adipositas zum Zeitpunkt der Brustkrebsdiagnose einen Risikofaktor für das Auftreten eines Rezidivs dar (Eberlein et al. 1985; Zumoff et al. 1982). Andere Bestandteile der Ernährung, die ebenfalls die Krebsinzidenz beeinflussen, sind z. B. Vitamin A (Garland et al. 1993) und Alkohol (Schatzkin/Longnecker 1994; Yirmiya et al. 1992).

Patienten, die weniger isoliert, ängstlich und deprimiert sind, haben die besten Voraussetzungen dafür, täglich gesundheitsförderliche Verhaltensweisen zu entwickeln. Sie können sich gesünder ernähren, schlafen besser und treiben mehr körperliche Bewegung als jene Patienten, die sich bei vergleichbaren Erkrankungen entmutigt und verlassen vorkommen. Untersuchungen über Ernährungsveränderungen (Stones et al. 1989; Bagenal et al. 1990) haben keine signifikanten Unterschiede bezüglich des Überlebens bei Brustkrebs erbracht, es ist aber wahrscheinlich, daß diese Variablen bei der Beeinflussung der Gesundheit durch psychosoziale Unterstützung eine Rolle spielen.

*Schlaf*

Obwohl die Mechanismen des Schlafes unbekannt sind, wird Schlaf allgemein als erholsam für den Organismus angesehen (Schlafstörungen bei Patienten mit einer Krebserkrankung sind insbesondere mit Schmerz, depressiver Stimmung und Erschöpfung verbunden (Strang/Qvarner 1990). Sie stellen außerdem ein ernstes Problem bei Patienten mit Lungen- oder Brustkrebs wie auch bei Patienten mit primärer Schlaflosigkeit (Silverfarb et al. 1993) dar. Fortgesetzte Schlafdeprivation ist lebensbedrohlich (Everson 1993) und kann ein Hindernis für den Gesundungsprozeß darstellen, genauso, wie sie eine Reflexion des ungünstigen Genesungsprozesses sein kann. Diese Ergebnisse unterstützen die Annahme, daß die Wirkungen von Streß auf die Krebsprogression das psychoneuroendokrine System miteinbeziehen.

**4.2 Compliance mit der Behandlung**

Die vorliegende Forschung zeigt, daß eine Non-Compliance (fehlende Kooperation mit behandlungsbedingt erforderlichen Maßnahmen) unter Krebspatienten hoch ist. Forschungen über Chemotherapie (Itano et al. 1983) ergaben, daß 23% der Patienten ihre Termine für die Verabreichung von Chemotherapie nicht einhielten. Dies entspricht einem Rückzug vom erforderlichen Behandlungsprotokoll im Ausmaß zwischen 16–33% (Glass et al. 1981; Laszlo et al. 1981; Lee 1983; Wilcox et al. 1982). In einer Untersuchung bei Frauen mit einem pathologischen Papanicolaou-Status, die eine Nachuntersuchung benötigten (Marcus et al. 1992), kamen 29% nicht wieder zur Untersuchung. Hierbei war ein hohes Ausmaß an Unsicherheit über die Erkrankung verantwortlich für die Non-Compliance (Lerman et al. 1991). Eine Erhebung bei 246 zufällig ausgewählten Onkologen (Hoagland et al. 1983) ergab, daß 85% dieser Ärzte als größtes Complianceproblem ansahen, daß die Patienten nicht ihre ambulanten Termine einhielten.

*Psychosoziale Faktoren wie zunehmendes Wissen und verminderte Angst können die Compliance mit den notwendigen Behandlungsmaßnahmen beein-*

*flussen.* Psychotherapeutische Unterstützung wiederum kann durch den Einfluß auf diese psychosozialen Faktoren die Compliance mit der Behandlung verbessern. Für Krebspatienten kann die Befolgung von notwendigen Behandlungsmaßnahmen lebensrettend sein (Hoagland et al. 1983; Steckel 1982). Bereits Telefonseelsorge hat in einer randomisierten Versuchsanordnung signifikant die Inanspruchnahme von Follow-up-Untersuchungen sowie der Behandlung bei sozial schwächeren Frauen mit einem Risiko für Cervixkarzinom erhöht (Lerman et al. 1992). Compliance-Aspekte sind besonders bedeutsam bei Krebsbehandlungen, speziell aufgrund der Komplexität, Intensität und Nebenwirkungen der unterschiedlichen Behandlungsprozeduren (Given/Given 1989). *Es gibt gesicherte Nachweise, daß psychosoziale Interventionen unerwünschte Symptome wie antizipatorische Angst und chemotherapieinduzierte Übelkeit reduzieren (Lerman et al. 1990), wobei hierdurch gleichzeitig die Compliance verbessert wird.*

Es wurden verschiedene Erklärungen dafür gesucht, warum sich Krebspatienten non-compliant verhalten. Kommunikationstheoretische Ansätze legen die Annahme nahe, daß die Non-Compliance aus der mangelnden Kommunikation zwischen Behandler und Patient resultiert. Bei ausreichender Kommunikation und Akzeptanz der Notwendigkeit der Behandlungsmaßnahme ist es viel wahrscheinlicher, daß die Patienten mit den Behandlungsmaßnahmen übereinstimmen und mit dem angestrebten Ergebnis zufrieden sein werden, was wiederum die Compliance mit den Maßnahmen erhöht (Ley 1979). Der Selbst-Effektivitäts-Hypothese („self-efficacy theory", Bandura 1977) zufolge reflektiert das Verhalten von Menschen ihren Glauben an ihre Fähigkeit, ein bestimmtes Ziel zu erreichen. Sollten Menschen nicht an ihre eigenen Fähigkeiten glauben, therapeutisches Verhalten in Gang zu setzen, um ein positives Ergebnis zustandezubringen, dann werden sie auch den erforderlichen Behandlungsmaßnahmen nicht Folge leisten. Zum Beispiel ist bei Krebspatienten eine mangelhafte Bereitschaft zur Compliance mit der Therapie zu beobachten, wenn sie glauben, daß sie aversive Behandlungsmaßnahmen nicht mehr ertragen können, so daß ihre Versuche, die Behandlungen mitzutragen, sowie auch Gefühle fehlender Kontrolle über den Gesundungsverlauf zu Belastungen führen.

Die Teilnahme an einer Gruppe kann Krebspatienten motivieren, die Behandlungsmaßnahmen mitzutragen, indem sie ihr Wissen über die Behandlung verbessern und ihnen helfen, praktische Hindernisse bei der Compliance zu überwinden (Given/Given 1989; Ferguson/Bole 1979; Beck et al. 1988; Taylor et al. 1984; Wyszynski 1990). So zeigte die einzige randomisierte Versuchsanordnung, die einen Unterschied der Inanspruchnahme von Gesundheitsdiensten nachwies (Fawzy et al. 1993; vgl. auch Kap. 4 in diesem Buch), *daß der Überlebensvorteil aufgrund einer psychosozialen Intervention sogar dann bestehen blieb, wenn die Untersucher die Unterschiede in der Compliance mit der medizinischen Behandlung kontrollierten.*

## 4.3 Psychoendokrinologische Effekte auf die Krebsprogression

Eine Krebserkrankung muß als ein chronischer Stressor angesehen werden. Erinnerungen an die Erkrankung sind konstant gegeben sowie zusätzlich belastende Behandlungen, die weitere Quellen von Streß und Depression darstellen. Erhöhte Kortisol-Ausschüttung ist ein klassischer physiologischer Indikator für Streß (Rose 1984). Das Corticotropin-Releasing-Hormon wurde erhöht bei depressiven Patienten gefunden (McDaniel et al. 1995). Dieses Ergebnis legt die Vermutung nahe, daß die Hyperaktivität der Hypothalamo-hypophyseo-adrenergen Achse als typische Reaktion auf Streß und Depression (Chrousos/Gold 1992; Nemeroff et al. 1984) assoziiert ist mit reduzierter Anpassung an Krebs, besonders bei Krebspatienten, die depressiv reagieren. Zusätzlich mag eine chronische Glukokortikoidaktivierung ein Faktor für eine verstärkte Krebsprogression sein. Ältere Tiere zeigen eine verzögerte Gesundung nach akuten streßinduzierten Cortisolerhöhungen. Es ließen sich persistierende Erhöhungen von Plasma-Corticosteron noch 90 Minuten nach Absetzen des Stressors feststellen (Sapolsky et al. 1986). Eine hyperaktive Hypothalamo-hypophyseo-adrenerge Achse könnte die Intensität der Krankheitsprogression durch zum indest drei Mechanismen beeinflussen: differentielle Effekte durch Glukokortikoide auf den Glukosestoffwechsel in gesunden und Tumorzellen, durch Stimulation des Tumorwachstums und durch Immunsuppression.

*Differentieller Effekt von Glukokortikoiden auf*
*den Glukosestoffwechsel in gesunden und Tumorzellen*

Streß und Glukokortikoidaktivierungs-Ausschüttung sind mit einem rapideren Tumorwachstum bei Ratten assoziiert, denen mit dem Fujinami-Sarkoma-Virus behandelte Zellen injiziert wurden (Sapolsky/Donelly 1985). Die Theorien über die Beziehung zwischen erhöhtem Cortisol und Tumorwachstum, wie sie von den Autoren präsentiert werden, schließen die mögliche Stimulation der Angiogenese (Folkman et al. 1983), eine direkte Stimulation des Tumorwachstums oder einen differentiellen Glukosetransport und eine unterschiedliche Verwendung zwischen malignen und normalen Zellen ein. Speziell Tumorzellen sind widerstandsfähiger als normale Zellen gegenüber cortisol-induzierter Glukoneogenese. Erhöhtes Cortisol kann eine selektive Verlangsamung normalen Zellwachstums bewirken, wodurch das Wachstum von Tumorzellen erleichtert wird.

*Stimulation von Tumorwachstum*

Brustkrebs zum Beispiel ist ein hormonsensitiver Tumor. In Tierversuchen wurde nachgewiesen, daß androgene Steroide und Glukokortikoide die Rate des Tumorwachstums beeinflussen (Riley 1981; Rowse et al. 1992), obwohl dieser

Einfluß nicht über alle Formen von Krebszellpopulationen für alle Steroide konsistent ist (Godden et al. 1992). Prolaktin ist ein anderes streßbezogenes Hormon von speziellem Interesse bei hormonsensitiven Tumoren wie z. B. Brustkrebs. Prolaktin wird als Antwort auf extremen physischen Streß produziert, wie z. B. bei operativen Eingriffen. Seine Produktion wird durch das dopaminerge System reguliert, welches in weiten Teilen der Basalganglien und frontalen Hirnregionen verteilt ist. Prolaktin steht in Beziehung zu intentionaler Aktivität, Aktivierung und Stimmungsregulierung. Prolaktin beeinflußt nachweislich Tumorwachstum in Gewebekulturen (Malarkey et al. 1983; Shafie/Brooks 1977). Es ist somit möglich, daß eine erhöhte Sekretion von Cortisol und Prolaktin als Reaktion auf Streß die Proliferation von Tumoren fördert.

*Immunsuppression*

Neuere Forschung (Sternberg et al. 1990) legt die Annahme nahe, daß eine Funktion des endokrinen Systems, speziell der Hypothalamo-hypophyseo-adrenergen Achse, die Regulierung der Immunfunktion durch die Sekretion des Corticotropin-Releasing-Hormons, des adrenocorticotropen Hormons und des Cortisols ist. Weiterhin ist Streß assoziiert mit verstärkter Noradrenalinsekretion, was wiederum mit einer Sequesterbildung der Lymphozyten und einer Unterdrückung der Lymphozytenfunktion (Felten/Olschowka 1987) einhergeht. Eine akute körperliche Erkrankung ist mit einer erhöhten Sekretion des Corticotropin-Releasing-Hormons (Drucker/McLaughlin 1986) und von Cortisol (Parker et al. 1985) assoziiert. Streß aufgrund operativer Eingriffe ist mit einem erniedrigten Dehydroepiandrosteron (DHEA)-Cortisol-Verhältnis verknüpft (Ozasa et al. 1990). Starke Unterstützung für die Annahme einer Verbindung zwischen einem niedrigeren DHEA-Cortisol-Verhältnis und Krebs kommt von einer Studie, in der niedrigere DHEA-Spiegel im Urin und verminderte Produktion von Androsteron und Ätiocholanolon die Inzidenz von Brustkrebs auf der Basis eines Neun-Jahres-Follow-Ups voraussagten (Bulbrook/Hayward 1967). Die Erhöhung von Glukokortikoiden ist mit einer klinisch signifikanten Immunsuppression verknüpft. Bei trauernden Ehepartnern waren Cortisolspiegel erhöht, während die NK-Zytotoxizität vermindert war (Irwin et al. 1988). Kürzlich konnten Cohen und Mitarbeiter (Cohen et al. 1991) nachweisen, daß die Anfälligkeit für systemische Infektionen durch Rhinoviren durch das Ausmaß an Streß signifikant beeinflußt wird.

Levine und Kollegen (1989) haben gezeigt, daß soziale Unterstützung bei Affen (Squirrel Monkeys) einen Puffereffekt hat gegen streßinduzierte erhöhte Cortisolspiegel im Blutplasma. Somit ist klar, daß eine Veränderung innerhalb der sozialen Umgebung nachhaltig die endokrinen Konsequenzen eines Stressors beeinflußt. Soziale Unterstützung kann als ein Puffer gegen die physiologischen Folgen von Streß angesehen werden. Die klinische Bedeutung dieser psychoendokrinologischen Veränderungen ist allerdings unklar.

## 4.4 Psychoneuroimmunologische Wirkungen
##     auf die Krebsprogression

Die **Hinweise** darauf, **daß die Funktionen des neuralen und immunologischen Systems miteinander in Beziehung stehen, nehmen zu** (Ader et al. 1990). Immunorgane wie die Milz sind stark innerviert (Felten/Olschowka 1987; Romano et al. 1991), und es gibt Rezeptoren auf den Zellmembranen von Lymphozyten für eine Vielzahl von Neurotransmittern, einschließlich des Noradrenalins und der Endorphine. Noradrenalin und andere Neurotransmitter wie z.B. Endorphine beeinflussen die Haftmoleküle der Zellen auf den Lymphozyten (Felten/Olschowka 1987), was einen möglichen Mechanismus darstellt, durch den Streß unter Freisetzung von Norepinephrin NK-Zellen-Verfügbarkeit und damit deren Funktion beeinflußt (Madden et al. 1989; Lorton et al. 1991). Menschen, die eine große Diskrepanz zwischen aktuellem und Idealzustand erleben, spüren einen erhöhten autonomen Erregungszustand (Strauman 1989). Darüber hinaus haben sie eine niedrigere NK-Zellen-Aktivität (Strauman et al. 1993) in Situationen, in denen diese Diskrepanz offen zutage tritt.

Diese psychoneuroimmunologischen Effekte sind auffällig bei Krebsprogression (Anderson et al. 1994). Konditionierte Immunsuppression ließ sich bei Patienten mit Ovarialkarzinom beobachten, die sich einer Chemotherapie unterzogen (Bovbjerg et al. 1990). Dies unterstreicht eindeutig die klinische Relevanz dieser Beobachtung. Die Patientinnen wiesen antizipatorische Reduktionen in Mitogen-Proliferations-Analysen vor der immunsuppressiven Chemotherapiebehandlung auf, wahrscheinlich bedingt durch Konditionierung aufgrund der vorangegangenen Chemotherapie. Beeinträchtigte immunologische Funktionen bei Krebspatienten können eventuell mit dem Ernährungsstatus konfundiert sein. Schlecht ernährte Krebspatienten weisen eine reduzierte NK-zytotoxische Aktivität sowie eine reduzierte Interleukin 2-Produktion auf, die durch parenterale Ernährung (Villa et al. 1991) wieder rückgängig gemacht werden kann. **Bezüglich der Funktion von NK-Zellen wird vermutet, daß sie die Krebsprogression modulieren und durch psychosoziale Faktoren beeinflußt sind** (Hilakivi-Clarke et al. 1993 a; Bovbjerg 1989). NK-Zellen sind ähnlich den lymphokin-aktivierten Killerzellen, indem sie eine Anti-Tumorwirkung aufweisen, ohne tumorspezifische Antigene einzusetzen (Rosenberg/Lotze 1986). Es ist bekannt, daß sie unterschiedlichste Tumorzellen abtöten. Dies wurde entweder unter In-vitro-Bedingungen oder in Tierstudien (Herberman 1985) getestet. Erniedrigte NK-zytotoxische Aktivität hat sich als Prädiktor für Rezidive bei Brustkrebs (Levy et al. 1990) und Melanome (Fawzy et al. 1993; 1990) sowie für die Mortalität bei kolorektalem Krebs (Zanker/Kroczek 1991) erwiesen. Wahrgenommene intensive soziale Unterstützung durch Ehepartner, persönliche Freunde oder durch den behandelnden Arzt bzw. aktive Suche nach sozialer Unterstützung hat nachweislich eine Beziehung zu einer erhöhten NK-Aktivität bei Patientinnen mit einer Stadium I- und II-Brustkrebserkrankung (Levy et al.

1990). Ein Schock bewirkt eine reduzierte NK-Aktivität und eine kürzere Überlebenszeit bei Ratten, denen ein Mamma-Adenokarzinom implantiert worden war (Shavit et al. 1985). Für Streß wurde nachgewiesen, daß er signifikant die NK-Zytotoxizität reduziert, die Cortisol- und ACTH-Spiegel erhöht wie auch die Metastasierung bei Mammatumoren von Ratten in die Lunge fördert (Ben-Eliyahu et al. 1991).

Es ist nicht immer klar, ob Veränderungen in Seren von immunologischen oder endokrinen Messungen als Ursache oder Wirkung der Veränderungen des Erkrankungsstadiums aufzufassen sind. Tatsächlich ist die **Immun-Überwachungstheorie der Krebsentwicklung und -progression angezweifelt** worden (Stutman 1985). Krebs ist, alles in allem, nicht eine immundefiziente Erkrankung, und immunsupprimierte Patienten wie organtransplantierte Patienten laufen nur ein erhöhtes Risiko bei seltenen Krebsformen wie z. B. Lymphomen (Doll/Kinlen 1970). Dennoch legen Forschungsergebnisse bei Tieren wie bei Menschen die **Vermutung** nahe, **daß die Immunsuppression ein Faktor in der Progression der Erkrankung sein könnte.** Außerdem sind für die Krankheitsprogression relevante In-vitro-Messungen der Immunfunktion durch soziale Unterstützung positiv und durch Streß negativ beeinflußt.

Chronischer Streß wie z. B. bei Pflegepersonen für Alzheimererkrankte ist assoziiert mit niedrigeren Prozentzahlen der Gesamtzahl der T-Lymphozyten und Helfer-T-Lymphozyten, niedrigerem Helfer-Suppressor-Verhältnis und erhöhtem Antikörper-Titer beim Epstein-Barr-Virus Capsid-Antigen (Kennedy et al. 1988). Seit einem Jahr getrennt lebende oder geschiedene Frauen wiesen niedrigere Prozentzahlen von Helfer-T-Lymphozyten und NK-Zellen auf als verheiratete Frauen (Kiecolt-Glaser et al. 1987). Verheiratete Männer mit wenigen sozialen Beziehungen wiesen größeren Disstreß und geringere Helfer-/Suppressor-Zell-Zahlen und -Verhältnisse auf, wie auch eine schwächere Reaktion auf Epstein-Barr-Virus-Antikörper als Männer mit guten Sozialkontakten (Kiecolt-Glaser et al. 1988). Auf der anderen Seite scheinen supportive Beziehungen streßinduzierte Immunsuppression zu modulieren – beispielsweise bei Medizinstudenten, die sich im Examensstreß befanden (Kiecolt-Glaser et al. 1984). Sogar die Beschreibung eines persönlichen Traumas in einem Tagebuch war assoziiert mit einer besseren Immunfunktion (Pennebaker et al. 1988). Somit scheinen chronische wie akute Stressoren mit Reduktionen verschiedener In-vitro-Messungen der Immunfunktion verknüpft zu sein. Es gibt allerdings bislang wenig Hinweise darauf, daß diese Verminderungen klinisch bedeutsam sind.

In der oben beschriebenen Untersuchung über Wirkungen von Gruppenpsychotherapie auf Melanome fanden Fawzy und Mitarbeiter (1990) eine erhöhte Alpha-Interferon-induzierte NK-Zellaktivität bei den mit Gruppentherapie behandelten Patienten. Dieses Ergebnis legt die **Vermutung** nahe, **daß die psychosoziale Intervention die Immunfunktion positiv beeinflußt hat.** Obwohl diese Veränderungen nicht ein verbessertes Überleben voraussagten, waren die

Baseline-Werte prädiktiv für Rezidivraten, die wiederum durch die Teilnahme an der Gruppenpsychotherapie reduziert wurden (Fawzy et al. 1993; vgl. auch Kap. 4 in diesem Buch).

Lechin und Mitarbeiter (1990) untersuchten die Beziehung zwischen der Progression verschiedener Krebserkrankungen mit Plasmawerten verschiedener Neurotransmitter, Cortisol und Wachstumshormon sowie Maßen für die Immunfunktion. Sie fanden, daß Patienten mit mehr krebsbezogenen Symptomen erhöhte Plasmaspiegel von Noradrenalin, Adrenalin und Cortisol wie auch niedrigere Serotoninwerte aufwiesen. Depressionen, falls überhaupt vorhanden, traten weniger häufig während der Phasen der Krankheitsverschlimmerung auf. Obwohl diese Parameter mit dem Streßprofil übereinstimmen, können sie genauso leicht sowohl als Auswirkung wie als Ursache für die Verschlechterung der Erkrankung interpretiert werden. Dennoch gibt es gute Gründe für die *Annahme, daß psychosozialer Streß, verursacht durch die Diagnose einer körperlichen Erkrankung, Trauer, soziale Isolierung und Unterdrückung emotionalen Ausdrucksverhaltens endokrine Reaktionen und das Immunsystem ungünstig beeinflussen.* Hieraus resultieren klinisch relevante Konsequenzen für die Fähigkeit des Körpers, der fortschreitenden Krankheitsentwicklung entgegenzuwirken. **Umgekehrt ist es plausibel, daß psychosoziale Unterstützung wie Gruppentherapie und ähnliche Maßnahmen die Verläufe körperlicher Erkrankungen günstig beeinflussen können, indem sie negative Konsequenzen von Streß abpuffern und damit immunologische und endokrine Funktionen verbessern.**

## 5. Schlußfolgerungen

Die in diesem Überblick herangezogene Literatur spricht für eine nicht zufällige Beziehung zwischen emotionalem Ausdruck, sozialer Unterstützung und Überlebenszeit bei Krebserkrankungen. Obwohl mehr Forschung dringend erforderlich ist, um diese Beziehungen aufzuklären, scheint die Belastung durch negative Affekte oder deren Unterdrückung ungünstigere Krankheitsverläufe im Langzeitverlauf zu bewirken, auch wenn hier zu beachten ist, daß intensiver emotionaler Ausdruck von Disstreß mit stärkerem körperlichen Verfall einhergeht. Die Literatur zur sozialen Unterstützung ist da widerspruchsfreier, indem sie nachweist, daß soziale Isolierung das Mortalitätsrisiko bei Krebs erhöht. **Einige neuere Untersuchungen legen die Annahme nahe, daß psychosoziale Behandlungsmaßnahmen die Überlebenszeit bei Personen mit einer Krebserkrankung erhöhen.**

Ein wichtiger Bereich zukünftiger Forschung ist die wissenschaftliche Abklärung der Beziehung zwischen emotionalem Ausdruck und sozialer Unterstützung. Enge soziale Beziehungen und häufiger Kontakt fördern die Möglichkeit des Ausdrucks starker Gefühle und damit auch die Entwicklung sozialer Unterstützung. Diese Interaktion kann deutlich in Unterstützungsgruppen für körperlich Kranke beobachtet werden, was dann wieder beides fördert und in einigen Studien die Überlebenszeit positiv beeinflußt hat.

Die Mechanismen, durch die emotionaler Ausdruck und soziale Unterstützung die Überlebenszeit von Krebspatienten beeinflussen könnten, sind sogar noch faszinierender. Die Möglichkeiten reichen von körperbezogenen Aktivitäten wie angepaßter Ernährung, Schlaf und Sport, über Interaktionen mit Ärzten, bis hin zu streß- und unterstützungsvermittelten Effekten auf endokrine Reaktionen und das Immunsystem. Die endokrinen und immunologischen Systeme, die Teil der routinemäßigen somatischen Kontrolle sind sowie organische Funktionen aufrechterhalten, sind ebenfalls beim Widerstand des Körpers gegenüber der Tumorprogression involviert. Darüber hinaus werden sie auf plausible Weise durch psychologische und soziale Variablen beeinflußt.

Verbesserungen der Forschungsdesigns und -methodologien werden künftig die Rolle der psychosozialen Faktoren bei der Krebsinzidenz und -progression weiter abklären. Vergangene Forschungen waren oft Querschnittsuntersuchungen und retrospektiv. Künftige Untersuchungen sollten als prospektive Longitudinalstudien angelegt sein. Die Stichprobenumfänge sollten groß genug sein, um statistische Aussagen zu gewährleisten. Auch sollten passende Kontrollgruppen miteinbezogen werden sowie mehr Aufmerksamkeit darauf verwandt werden, demographische Variablen (z. B. Alter, Geschlecht, ethnische Zugehörigkeit, sozioökonomischer Status), das Stadium der Erkrankung, behandlungsbezogene Variablen (z. B. Art und Dosis) sowie verhaltensbezogene Risikofaktoren (z. B. Rauchen, Ernährungsweise, körperliche Aktivität) zu kontrollieren. Standardmaße psychosozialer Prädiktoren und des Genesungsfortschritts sollten Verwendung finden, um eine internationale Vergleichbarkeit der Studien zu erleichtern. Schließlich sollten Bestimmungen von Fehlervarianzen bei Outcomevariablen mitgeteilt werden, um die Berechnungen von Effektstärken zu erleichtern und den Einbezug von Ergebnissen metaanalytischer Studien zu verbessern.

Wir werden in der Lage sein, mehr Varianz von Daten aus Studien aufzuklären, und werden auch effektiver Krebspatienten behandeln, wenn wir unser Verständnis bezüglich der Rolle der psychosozialen Variablen weiter entwickeln, die diese bei der Modulation der Progression dieser Erkrankung spielen.

## Literatur

Ader, R., Felten, D., Cohen, N. (1990): Interactions between the brain and the immune system. Annual Review of Pharmacology and Toxicology 30, 561–602

Albanes, D. (1987): Total calories, body weight, and tumor incidence in mice. Cancer Research 47, 1987–1992

Anderson, B. L., Kiecolt-Glaser, J. K., Glaser, R. (1994): A biobehavioral model of cancer stress and disease course. American Journal of Psychology 49, 389–404

Antoni, M. H., Goodkin, K. (1988): Host moderator variables in the promotion of cervical neoplasia, I: personality facets. Journal of Psychosomatic Research 32, 327–338

Bagenal, F. S., Easton, D. F., Harris, E., Chilvers, C. E., McElwain, T. J. (1990): Survival of patients with breast cancer attending Bristol Cancer Help Center. Lancet 336, 606–610

Baltrusch, H. J., Stangel, W., Titze, I. (1991): Stress, cancer and immunity: new developments in biopsychosocial and psychoneuroimmunologic research. Acta Neurologica 13, 315–327

Bandura, A. (1977): Self-efficacy: toward a unifying theory of behavior change. Psychological Review 84, 191–215

Barraclough, J., Pinder, P., Cruddas, M., Osmond, C., Taylor, I., Perry, M. (1992): Life events and breast cancer prognosis. British Medical Journal 304, 1078–1081

Beck, N. C., Parker, J. C., Frank, R. G., Geden, E. A., Kay, D. R., Gamache, M., Shiwers, N., Smith, E., Anderson, S. (1988): Patients with rheumatoid arthritis at high risk for noncompliance with salicylate treatment regimens. Journal of Rheumatology 15, 1081–1084

Ben-Eliyahu, S., Yirmiya, R., Liebeskind, J. C., Taylor, A. N., Gale, R. P. (1991): Stress increases metastatic spread of a mammary tumor in rats: evidence for mediation by the immune system. Brain, Behavior and Immunity 5, 193–205

Berkman, L. F., Syme, S. L. (1979): Social networks, host resistance, and mortality: a nine-year follow-up study of Alameda County residents. American Journal of Epidemiology 109, 186–204

Bernhard, J., Ganz, P. A. (1991): Psychosocial issues in lung cancer patients (part 1). Chest 99, 216–223

Bovbjerg, D. (1989): Psychoneuroimmunology and cancer. In: Holland, J. C., Rowland, J. H. (Eds.): Handbook of psychooncology: psychological care of the patient with cancer. Oxford University Press, New York, 727–754

Bovbjerg, D. H., Redd, W. H., Maier, L. A., Holland, J. C., Lesko, L. M., Niedzwiecki, D., Rubin, S. C., Hakes, T. B. (1990): Anticipatory immune suppression and nausea in women receiving cyclic chemotherapy for ovarian cancer. Journal of Consulting and Clinical Psychology 58, 135–157

Brown, G. W., Harris, T. (1978): The Bedford College Life-Events and Difficulty Schedule directory of contextual threat ratings of events. Bedford College, University of London, London

Bulbrook, R. D., Hayward, J. L. (1967): Abnormal urinary steroid excretion and subsequent breast cancer: a prospective study in the Island of Guernsey. Lancet 1, 519–522

Butrum, R. P., Clifford, C. K., Lanza, E. (1988): NCI dietary guideline: rationale. American Journal of Clinical Nutrition 48, 888–895

Chrousos, G. P. Gold, P. W. (1992): The concepts of stress and stress system disorder. Journal of the American Medical Association 267, 1244–1252

Cohen, S., Wills, T. A. (1985): Stress, social support, and the buffering hypothesis. Psychological Bulletin 98, 310–357

Cohen, S., Tyrrell, D. A., Smith, P. A. (1991): Psychological stress and susceptibility to the common cold. New England Journal of Medicine 325, 606–612

Dean, C., Surtees, P. G. (1989): Do psychological factors predict survival in breast cancer? Journal of Psychosomatic Research 33, 561–569

Derogatis, L. R., Abeloff, M. D., Melisaratos, N. (1979): Psychological coping mechanisms and survival time in metastatic breast cancer. Journal of the American Medical Association 242, 1504–1508

Doll, R., Kinlen, L. (1970): Immunosurveillance and cancer: epidemiological evidence. British Medical Journal 4, 420–422

Drucker, D., McLaughlin, J. (1986): Adrenocortical dysfunction in acute medical illness. Critical Care Medicine 14, 789–791

Eberlein, T., Simon, R., Fisher, S., Lippman, H. (1985): Height, weight and risk of breast cancer relapse. Breast Cancer Research and Treatment 5, 81–86

Ell, K., Nishimoto, R., Mediansky, L., Mantell, J., Hamovitch, M. (1992): Social relations, social support and survival among patients with cancer. Journal of Psychosomatic Research 36, 531–541

Everson, C. A. (1993): Sustained sleep deprivation impairs host defense. American Journal of Physiology

Ewertz, M. (1986): Bereavement and breast cancer. British Journal of Cancer 53, 701–703

Eysenck, H. J., Grossarth-Maticek, R. (1991): Creative novation behaviour therapy as a prophylactic treatment for cancer and coronary heart disease; part II: effects of treatment. Behavior Research and Therapy 29, 17–31

Fawzy, F. I., Kemeny, M. E., Fawzy, N. W., Elashoff, R., Morton, D., Cousins, N., Fahey, J. L. (1990): A structured psychiatric intervention for cancer patients, II: changes over time in immunological measures. Archives of General Psychiatry 47, 729–735

Fawzy, F. I., Fawzy, N. W., Hyun, C. S., Elashoff, R., Guthrie, D., Fahey, J. L., Morton, D. L. (1993): Malignant Melanoma: effects of an early structured psychiatric intervention, coping, and affective state on recurrence and survival 6 years later. Archives of General Psychiatry 50, 681–689

Felten, S. Y., Olschowka, J. (1987): Noradrenergic sympathetic innervation of the spleen: tyrosine hydroxylase (TH)-positive nerve terminals from synaptic-like contacts on lymphocytes in the splenic white pulp. Journal of Neuroscime Research

Ferguson, K., Bole, G. G. (1979): Family support, health beliefs, and therapeutic compliance in patients with rheumatoid arthritis. Patient Counselling and Health Education 1, 101–105

Folkman, J., Langer, R., Linhardt, R., Haudenschild, C., Taylor, S. (1983): Angiogenesis inhibition and tumor regression caused by heparin or a heparin fragment in the presence of cortisone. Science 221, 719–725

Forsén, A. (1991): Psychosocial stress as a risk for breast cancer. Psychotherapy and Psychosomatics 55, 176–185

Fournier, D. (1982): Tumorwachstum als Kriterium der Malignität. In: Frommhold, W., Gerhardt, P. (Hrsg.): Das Mammakarzinom. Thieme, Stuttgart

Fox, B. H. (1989): Depressive symptoms and risk of cancer (Einleitung). Journal of the American Medical Association 262, 1231

Fox, B. H. (1991): Quandaries created by unlikely numbers in some of Grossarth-Maticek's studies. Psychological Inquiry 2, 242–247

Garland, M., Willett, W. C., Manson, J. E., Hunter, D. J. (1993): Antioxidant micronutrients and breast cancer. Journal of the American College of Nutrition 12, 400–411

Gellert, G. A., Maxwell, R. M., Siegel, B. S. (1993): Survival of breast cancer patients receiving adjunctive psychosocial support therapy: a 10-year follow-up. Journal of Clinical Oncology 11, 66–69

Geyer, S. (1991): Life events prior to manifestation of breast cancer: a limited prospective study covering eight years before diagnosis. Journal of Psychosomatic Research 35, 355–363

Given, B. A., Given, C. W. (1989): Compliance among patients with cancer. Oncology Nursing Forum 16, 97–103

144    David Spiegel und Pamela M. Kato

Glass, A., Wieand, H.S., Fisher, B., Redmond, C., Lerner, H., Wolter, J., Shibata, H., Plotkin, D., Foster, R., Margolese, R., Wolmark, N. (1981): Acute toxicity during adjuvant chemotherapy for breast cancer: the National Surgical Adjuvant Breast and Bowel Project (NSABP) experience from 1717 patients receiving single and multiple agents. Cancer Treatment Reports 65, 363–376

Godden, J., Leake, R., Kerr, D.J. (1992): The response of breast cancer cells to steroid and peptide growth factors. Anticancer Research 12, 1683–1688

Goodkin, K., Antoni, M.H., Helder, L., Sevin, B. (1993): Psychoneuroimmunological aspects of disease progression among women with human papillomavirus-associated cervical dysplasia and human immunodeficiency virus type 1 co-infection. International Journal of Psychiatry in Medicine 23, 119–148

Goodwin, J.S., Hunt, W.C., Key, C.R., Samet, J.M. (1987): The effect of marital status on stage, treatment and survival of cancer patients. Journal of the American Medical Association 258, 3125–3130

Greer, S., Morris, T. (1975): Psychological attributes of women who develop breast cancer: a controlled study. Journal of Psychosomatic Research 19, 147–153

Greer, S., Morris, T., Pettingale, K.W. (1979): Psychological response to cancer: effect on outcome. Lancet 2, 785–787

Greer, S. (1991): Psychological response to breast cancer and survival. Psychological Medicine 21, 43–49

Grossarth-Maticek, R., Schmidt, P., Vetter, H., Arundt, S. (1984): Psychotherapy research in oncology. In: Steptoe, A., Mathews, A. (Eds.): Health care and human behavior. Academic, London, 325–341

Grossarth-Maticek, R., Eysenck, H.J. (1991): Creative novation behaviour therapy as a prophylactic treatment for cancer and coronary heart disease, part I: description of treatment. Behavior Research and Therapy 29, 1–16

Hahn, R.C., Petitti, D.B. (1988): Minnesota Multiphasic Personality Inventory-rated depression and the incidence of breast cancer. Cancer 61, 845–848

Hatch, M.C., Wallenstein, S., Beyea, J., Nieves, J.W., Susser, M. (1991): Cancer rates after the Three Mile Island nuclear accident and proximity of residence to the plant. American Journal of Public Health 81, 719–724

Herberman, R. (1985): Natural killer (NK) cells: characteristics and possible role in resistance against tumor growth. In: Reif, A.E., Mitchell, M.S. (Eds.): Immunity to cancer. Academic, Orlando, 217–219

Herbert, T.B., Cohen, S. (1993): Stress and immunity in humans: a meta-analytic review. Psychosomatic Medicine 55, 364–379

Hilakivi-Clarke, L., Rowland, J., Clarke, R., Lippman, M.E. (1993a): Psychosocial factors in the development and progression of breast cancer. Breast Cancer Research and Treatment 29, 141–160

Hilakivi-Clarke, L., Wright, A., Lippman, M.E. (1993b): DMBA-induced mammary tumor growth in rats exibiting increased or decreased ability to cope with stress due to early postnatal handling or antidepressant treatment. Physiology and Behavior 54, 229–236

Hill, D.R., Kelleher, K., Shumaker, S.A. (1992): Psychosocial interventions in adult patients with coronary heart disease and cancer: a literature review. General Hospital Psychiatry 14 (6 supplement) 28–42

Hislop, T.G., Waxler, N.E., Coldman, A.J., Elwood, J.M., Kan, L. (1987): The prognostic significance of psychosocial factors in women with breast cancer. Journal of Chronic Diseases 40, 729–735

Hoagland, A. C., Morrow, G. R., Bennett, J. M., Carnrike, C. L. Jr. (1983): Oncologists' views of cancer patient noncompliance. American Journal of Clinical Oncology 6, 239–244

Hodgson, L. A. (1991): Why do we need sleep? Relating theory to nursing practice. Journal of Advanced Nursing 16, 1503–1510

Holmes, T. H., Rahe, R. H. (1967): The Social Readjustment Rating Scale. Journal of Psychosomatic Research 11, 213–218

House, J. S., Landis, K. R., Umberson, D. (1988): Social relationships and health. Science 241, 540–545

Ilnyckyj, A., Farber, J., Cheang, M. C., Weinerman, B. (1993): An 11 year follow-up of a randomized study of support groups (gps) in cancer patients (pts) (Abstract). Clinical and Investigative Medicine 16 (4 supplement), B 95

Irwin, M., Daniels, M., Risch, S. C., Bloom, E., Weiner, H. (1988): Plasma cortisol and natural killer cell activity during bereavement. Biological Psychiatry 24, 173 –178

Itano, J., Tanabe, P., Lum, J., Lamkin, L., Rizzo, E., Weiland, M., Sato, P. (1983): Compliance and noncompliance in cancer patients. Progress in Clinical and Biological Research 120, 483–495

Jensen, A. B. (1991): Psychosocial factors in breast cancer and their possible impact upon prognosis. Cancer Treatment Review 18, 191–210

Jones, D. R., Goldblatt, P. O. (1987): Cause of death in widow(er)s and spouses. Journal of Biosocial Science 19, 107–121

Kaplan, G. A, Reynolds, P. (1988): Depression and cancer mortality and morbidity: prospective evidence from the Alameda County Study. Journal of Behavioral Medicine 11, 1–13

Kaprio, J., Koskenvuo, M., Rita, H. (1987): Mortality after bereavement: a prospective study of 95,647 widowed persons. American Journal of Public Health 77, 283 –287

Kennedy, S., Kiecolt-Glaser, J. K., Glaser, R. (1988): Immunological consequences of acute and chronic stressors: mediating role of interpersonal relationships. British Journal of Medical Psychology 61, 77–85

Kiecolt-Glaser, J. K., Garner, W., Speicher, C., Penn, G. M., Holliday, J., Glaser, R. (1984): Psychosocial modifiers of immunocompetence in medical students. Psychosomatic Medicine 46, 7–14

Kiecolt-Glaser, J. K., Fisher, L., Ogrocki, P., Stout, J. C., Speicher, C. E., Glaser, R. (1987): Marital quality, marital disruption, and immune function. Psychosomatic Medicine 49, 13–34

Kiecolt-Glaser, J. K., Kennedy, S., Malkoff, S., Fisher, L., Speicher, C. E., Glaser, R. (1988): Marital discord and immunity in males. Psychosomatic Medicine 50, 213–229

Klaish, L. A. (1984): Relationship of body size with breast cancer. Journal of Clinical Oncology 2, 287–293

Kreitler, S., Chaitchik, S., Kreitler, H. (1993): Repressiveness: cause or result of cancer? Psycho-Oncology 2, 43–54

Kukull, W. A., McCorkle, R., Driever, M. (1986): Symptom distress, psychosocial variables, and survival from lung cancer. Journal of Psychosocial Oncology 4, 29–41

Kune, G. A., Kune, S., Watson, L. F., Bahnson, C. B. (1991): Personality as a risk factor in large bowel cancer: data for the Melbourne Colorectal Cancer Study. Psychological Medicine 21, 43–60

Lambley, P. (1993): The role of psychological processes in the aetiology and treatment of cervical cancer: a biopsychological perspective. British Journal of Medical Psychology 66, 43–60

Laszlo, J., Lucas, V. S., Huang, R. (1981): Emesis as a critical problem in chemotherapy. New England Journal of Medicine 305, 948–949

Lazarus, R. S. (1985): The cost and benefits of denial. In: Monat, A., Lazarus, R. S. (Eds.): Stress and coping. University Press, Columbia

Lazarus, R. S., Folkman, S. (1984): Stress, appraisal, and coping. Springer, New York

Lechin, F., Van der Dijs, B., Vitelli-Florez, G., Lechin-Baez, S., Azocar, J., Carbrera, A., Lechin, A., Jara, H., Lechin, M., Gomez, F. (1990): Psychoneuroendocrinological and immunological parameters in cancer patients: involvement of stress and depression. Psychoneuroendocrinology 15, 435–451

Lee, Y. T. (1983): Adjuvant chemotherapy (CMF) for breast carcinoma: patient's compliance and total dose achieved. American Journal of Clinical Oncology 6, 25–30

Lerman, C., Rimer, B., Blumberg, B., Cristinzio, S., Engstrom P. F., MacElwee, N., O'Connor, K., Seay, J. (1990): Effects of coping style and relaxation on cancer chemotherapy side effects and emotional responses. Cancer Nursing 13, 308–315

Lerman, C., Miller, S. M., Scarborough, R., Hanjani, P., Nolte, S., Smith, D. (1991): Adverse psychologic consequences of positive cytologic cervical screening. American Journal of Obstetrics and Gynecology 165, 658–662

Lerman, C., Hanjani, P., Caputo, C., Miller, S., Delmoor, E., Nolte, S., Engstrom, P. (1992): Telephone counseling improves adherence to colposcopy among lower-income minority women. Journal of Clinical Oncology 10, 330–333

Levenson, J. L., Bemis C. (1991): The role of the psychological factors in cancer onset and progression. Psychosomatics 32, 124–132

Levenson, R. W., Carstensen, L. L., Gottman, J. M. (1994): The influence of age and gender on affect, physiology, and their interrelations: a study of long-term marriages. Journal of Personality and Social Psychology 67, 56–68

Levine, S., Coe, C., Weiner, S. G. (1989): Psychoneuroendocrinology of stress: a psychobiological perspective. In: Brush, F. R., Levine, S. (Eds.): Psychoendocrinology. Academic, San Diego, 341–377

Levy, S. M., Herberman, R. B., Whiteside, T., Sanzo, K., Lee, J., Kirkwood, J. (1990): Perceived social support and tumor estrogen/progesterone receptor status as predictors of natural killer cell activity in breast cancer patients. Psychosomatic Medicine 52, 73–85

Levy, S. M., Herberman, R. B., Lippman, M., D'Angelo, R., Lee, J. (1991): Immunological and psychosocial predictors of disease recurrence in patients with early-stage breast cancer. Behavioral Medicine 17, 67–75

Ley, P. (1979): The psychology of compliance. In: Osborne, D. J., Gruenberg, M. M., Eiser, J. R. (Eds.): Research in psychology and medicine, vol. 2. Academic, London

Lorton, D., Bellinger, D. L. Felten, S. Y., Felten, D. L. (1991): Substance P innervation of spleen in rats: nerve fibers associate with lymphocytes and macrophages in specific compartments of the spleen. Brain, Behavior and Immunity 5, 29–40

Madden, K. S., Felten, S. Y., Felten, D. L., Sundaresan, P. R., Livnat, S. (1989): Sympathetic neural modulation of the immune system; I: depression of T cell immunity in vivo and in vitro following chemical sympathectomy. Brain, Behavior and Immunity 3, 72–89

Malarkey, W. B., Kennedy, M., Allred, L. E., Milo, G. (1983): Physiological concentrations of prolactin can promote the growth of human breast tumor cells in culture. Journal of Clinical Endocrinology and Metabolism 56, 673–677

Marcus, A.C., Crane, L.A., Kaplan, C.P., Reading, A.E., Savage, E., Gunning, J., Bernstein, G., Berek, J.S. (1992): Improving adherence to screening follow-up among women with abnormal Pap smears: results from a large clinic-based trial of three intervention strategies. Medical Care 30, 216–230

Maunsell, E., Jacques, B., Deschenes, L. (1993): Social support and survival among women with breast cancer. Presented at the annual Psycho-oncology meeting, Memorial-Sloan Kettering Cancer Center, October

McDaniel, J.S., Musselman, D.L., Porter, M.R., Reed, D.A., Nemeroff, C.B. (1995): Depression in patients with cancer: diagnosis, biology, and treatment. Archives of General Psychiatry 52, 89–99

Morgenstern, H., Gellert, G.A., Walter, S.D., Ostfeld, A.B. Siegel, B.S. (1984): The impact of a psychosocial support program on survival with breast cancer: the importance of selection bias in program evaluation. Journal of Chronic Diseases 37, 273–282

Mulder, C.L., Van der Pompe, G., Spiegel, D., Antoni, M.H., De Vries, M.J. (1992): Do psychosocial factors influence the course of breast cancer: a review of recent literature, methodological problems an future directions. Psycho-Oncology 1, 155–167

Neale, A.V. (1994): Racial and marital status influences on 10 year survival from breast cancer. Journal of Clinical Epidemiology 47, 475–483

Nemeroff, C.B., Widerlov, E., Bissette, G., Walleus, H., Karlsson, I., Eklund, K., Kilts, C.D., Loosen, P.T., Vale, V. (1984): Elevated concentrations of CSF corticotropin-releasing factor-like immunoreactivity in depressed patients. Science 226, 1342–1344

Ozasa, H., Kita, M., Inoue, T., Mori, T. (1990): Plasma dehydroepiandrosterone-to-cortisol ratios as an indicator of stress in gynecologic patients. Gynecologic Oncology 37, 178–182

Parker, L.N., Levin, E.R., Lifrak, E.T. (1985): Evidence for adrenocortical adaptation to severe illness. Journal of Clinical Endocrinology and Metabolism 60, 947–952

Parkes, C.M. (1972): Accuracy of predictions of survival in later stages of cancer. British Medical Journal 2, 29–31

Pennebaker, J.W., Kiecolt-Glaser, J.K., Glaser, R. (1988): Disclosure of traumas and immune function: health implications for psychotherapy. Journal of Consulting and Clinical Psychology 56, 23–45

Perissin, L., Zorzet, S., Rapozzi, V., Paoletti, D., Giraldi, T. (1994): Seasonal dependency of the effects of experimental stressors on tumor metastasis on mice bearing Lewis lung carcinoma. Chronobiologia 21, 99–103

Persky, V.W., Kempthorne-Rawson, J., Shekelle, R.B. (1987): Personality and risk of cancer: 20-year follow-up of Western Electric Study. Psychosomatic Medicine 49, 435–449

Radloff, L.S. (1977): The CES-D Scale: a self-report depression scale for research in the general population. Journal of Applied Psychology 1, 385–401

Ramirez, A.J., Craig, T.K., Watson, J.P., Fentiman, I.S., North, W.R., Rubens, R.D. (1989): Stress and relapse of breast cancer. British Medical Journal 298, 291–293

Reynolds, P., Kaplan, G.A. (1990): Social connections and risk for cancer: prospective evidence from the Alameda County Study. Behavioral Medicine 16, 101–110

Richardson, J.L., Shelton, D.R., Krailo, M., Levine, A.M. (1990): The effect of compliance with treatment on survival among patients with hematologic malignancies. Journal of Clinical Oncology 8, 356–364

Riley, V. (1981): Psychoneuroendocrine influences on immunocompetence and neoplasia. Science 212, 1100–1109

Romano, T. A., Felten, S. Y., Felten, D. L., Olschowka, J. A. (1991): Neuropeptide-Y innervation of the rat spleen: another potential immunomodulatory neuropeptide. Brain, Behavior and Immunity 5, 116–131

Rose, R. M. (1984): Overview of endocrinology of stress. In: Brown, G. M., Koslow, S. H., Reichlin, S. (Eds.): Neuroendocrinology and psychiatric disorder. Raven, New York, 95–122

Rosenberg, S., Lotze, M. (1986): Cancer immunotherapy using interleukin-2 and inter-leukin-2-activated lymphocytes. Annual Review of Immunology 4, 681–709

Rosengren, A., Tibblin, G., Wilhelmsen, L. (1991): Self-perceived psychological stress and incidence of coronary artery disease in middle-aged men. American Journal of Cardiology 68, 1171–1175

Rowse, G. J., Weinberg, J. Bellward, G. D. Emerman, J. T. (1992): Endocrine mediation of psychosocial stressor effects on mouse mammary tumor growth. Cancer Letters 65, 85–93

Sapolsky, R. M., Donnelly, T. M. (1985): Vulnerability to stress-induced tumor growth increases with age in rats: role of glucocorticoids. Endocrinology 117, 662–665

Sapolsky, R. M., Krey, L. C., McEwen, B. S. (1986): The adrenocortical axis in the aged rat: impaired sensitivity to both fast and delayed feedback inhibition. Neurobiology of Aging 7, 331–335

Sarason, I. G., Levine, H. M., Basham, R. B., Sarason B. R. (1983): Assessing social support: the Social Support Questionnaire. Journal of Personality and Social Psychology 44, 127–139

Schatzkin, A., Longnecker, M. P. (1994): Where are we now and where do we go from here? Cancer 74, 1101–1110

Schwarz, R., Geyer, S. (1984): Social and psychological differences between cancer and noncancer patients: cause or consequence of the disease? Psychotherapy and Psycho-somatics 41, 195–199

Shafie, S., Brooks, S. C. (1977): Effect of prolactin on growth and the estrogen receptor level of human breast cancer (MCF-7). Cancer Research 37, 792–799

Shavit, Y., Terman, G. W., Martin, F. C. (1985): Stress, opioid peptides, the immune system, and cancer. Journal of Immunology 135 (2 supplement), 834s–837s

Shekelle, R. B., Raynor, W. J. Jr., Ostfeld, A. M., Garron, D. C., Bieliauskas, L. A., Liu, S. C., Maliza, C., Paul, O. (1981): Psychological depression and 17-year risk of death from cancer. Psychosomatic Medicine 43, 117–125

Silberfarb, P. M., Hauri, P. J., Oxman, T. E., Schnurr, P. (1993): Assessment of sleep in patients with lung cancer and breast cancer. Journal of Clinical Oncology 11, 997–1004

Smith, C. E., Fernengel, K., Holcroft, C., Gerald, K. (1994): Meta-analysis of the associations between social support and health outcomes. Annals of Behavioral Medicine 16, 352–362

Spiegel, D., Bloom, J. R., Yalom, I. D. (1981): Group support for patients with metastatic cancer: a randomized prospective outcome study. Archives of General Psychiatry 38, 527–533

Spiegel, D., Bloom, J. R., Kraemer, H. C., Gottheil, E. (1989): Effect of psychosocial treatment on survival of patients with metastatic breast cancer. Lancet 2, 888–901

Spiegel, D., Sands, S. H. (1989): Psychological influences on metastatic disease progression. In: Gorelik, E. L. (Ed.): Metastasis/dissemination. Kluwer, Dordrecht

Spiegel, D. (1993): Psychosocial intervention in cancer. Journal of the National Cancer Institute 85, 1198–1205

Srole, L., Langner, T. S., Michael, S. T. (1962): Mental health in the metropolis: the Midtown Manhattan Study. McGraw-Hill, New York

Stavraky, K. M., Donner, A. P., Kincade, J. E., Stewart, M. A. (1988): The effect of psychosocial factors on lung cancer mortality at one year. Journal of Clinical Epidemiology 41, 75–82

Steckel, S. B. (1982): Predicting, measuring, implementing and following up on patient compliance. Nursing Clinics of North America 17, 491–498

Stein, S., Linn, M. W., Stein, E. M. (1989): Psychological correlates of survival in nursing home cancer patients. Gerontologist 29, 224–228

Sternberg, E. M., Wilder, R. L., Gold, P. W., Chrousos, G. P. (1990): A defect in the central component of the immune system-hypothalamic-pituitary-adrenal axis feedback loop is associated with susceptibility to experimental arthrisis and other inflammatory diseases. Annals of the New York Academy of Sciences 594, 289–292

Stones, M. J., Dornan, B., Kozma, A. (1989): The prediction of mortality in elderly institution residents. Journal of Gerontology 44, 72–79

Strang, P., Qvarner, H. (1990): Cancer-related pain and its influence on quality of life. Anticancer Research 10, 109–112

Strauman, T. J. (1989): Self-discrepancies in clinical depression and social phobia: cognitive structures that underlie emotional disorders? Journal of Abnormal Psychology 98, 5–14

Strauman, T. J., Lemieux, A. M., Coe, C. L. (1993): Self-discrepancy and natural killer cell activity: immunological consequences of negative self-evaluation. Journal of Personality and Social Psychology 64, 1042–1052

Stroebe, M. S., Stroebe, W. (1993): The mortality of bereavement: a review. In: Stroebe, M. S., Stroebe, W., Hansson, R. O. (Eds.): Handbook of bereavement: theory, research, and interventions. Cambridge University Press, New York, 175–195

Stutman, O. (1985): Immunological surveillance revisited. In: Reif, A. E., Mitchell, M. S. (Eds.): Immunity to cancer. Academic, Orlando, 323–345

Taylor, S. E., Lichtman, R. R., Wood, J. V. (1984): Attributions, beliefs about control, and adjustment to breast cancer. Journal of Personality and Social Psychology 46, 489–502

Temoshok, L. (1985): Biopsychological studies on cutaneous malignant melanoma: psychosocial factors associated with prognostic indicators, progression, psychophysiology, and tumor-host-response. Social Science and Medicine 20, 833–840

Tornling, G., Gustavsson, P., Hogstedt, C. (1994): Mortality and cancer incidence in Stockholm fire fighters. American Journal of Industrial Medicine 25, 219–228

Van der Ploeg, H. M. (1991): What a wonderful world it would be: a reanalysis of some of the work of Grossarth-Maticek. Psychology Inquiry 2, 280–285

Villa, M. L., Ferrario, E., Bergamasco E., Bozzetti, F., Cozzaglio, L., Clerici, E. (1991): Reduced natural killer cell activity and IL-2 production in malnourished cancer patients. British Journal of Cancer 63, 1010–1014

Vogt, T., Pope, C., Mullooly, J., Hollis, J. (1994): Mental health status as a predictor of morbidity and mortality: a 15-year follow-up of members of a health maintenance organization. American Journal of Public Health 84, 227–231

Waxler-Morrison, N., Hislop, T. G., Mears, B., Kan, L. (1991): Effects of social relationships on survival for women with breast cancer: a prospective study. Social Science and Medicine 33, 177–183

Weisman, A. D., Worden, J. W. (1976–1977): The existential plight in cancer: significance of the first 100 days. International Journal of Psychiatry in Medicine 7, 1–15

Wilcox, P. M., Fetting, J. F., Nettesheim, K. M., Abeloff, M. D. (1982): Anticipating vomiting in women receiving cyclophosphamide, methotrexate, and 5-FU (CMF) adjuvant chemotherapy for breast carcinoma. Cancer Treatment Reports 66, 1601–1604

Wyszynski, A. A. (1990): Managing noncompliance in the „difficult" medical patient. Psychotherapy and Psychosomatics 54, 181–186

Yirmiya, R., Ben-Eliyahu, S., Gale, R. P., Shavit, Y., Liebeskind, J. C., Taylor, A. N. (1992): Ethanol increases tumor progression in rats; possible involvement of natural killer cells. Brain, Behavior and Immunity 6, 74–86

Zanker, K. S., Kroczek, R. (1991): Looking along the track of the psychoneuroimmunologic axis for missing links in cancer progression. International Journal of Sports Medicine 12 (1 supplement), 58–62

Zonderman, A. B., Costa, P. T., McCrae, R. R. (1989): Depression as a risk for cancer morbidity and mortality in a nationally representative sample. Journal of the American Medical Association 262, 1191–1195

Zumoff, B., Gorzynski, J. G., Katz, J. L., Weiner, H., Levin, J., Holland, J., Fukushima, D. K. (1982): Nonobesity at the time of mastectomy is highly predictive of 10-year disease-free survival in women with breast cancer. Anticancer Research 2, 59–62

Übersetzung und Abdruck erfolgten mit freundlicher Genehmigung der Autoren und Harvard Medical School. Dieses Kapitel erschien unter dem Titel „Psychosocial Influences on Cancer Incidence and Progression" in Harvard Review Psychiatry 4:10–26, 1996 und wurde ermöglicht durch folgende Förderungen: Nr. 2RO1 1MH/CA47226-06 National Institute of Mental Health (NIMH); National Cancer Institute (NCI) Nr. CA61309-01 sowie das „Mind/Body Network" der John D. und Catherine T. MacArthur Foundation.

# Kapitel IV
## Psychoedukative Interventionen bei Krebspatienten: Vorgehensweisen und Behandlungsergebnisse[*]

*Von Fawzy I. Fawzy und Nancy W. Fawzy*

Erste Berichte über psychosoziale Interventionen bei Krebspatienten erschienen um das Jahr 1978. Zwischen 1978 und 1998 wurden dann ca. vier Dutzend Interventionsstudien veröffentlicht, die edukative, behaviorale, einzel- und gruppenpsychotherapeutische Therapieansätze umfaßten. Viele dieser Untersuchungen lösten beträchtliche Diskussionen aus. Berichtete positive Effekte auf den affektiven Zustand, das Bewältigungsverhalten, die Lebensqualität und die Schmerzkontrolle wurden allgemein von Laien wie von Wissenschaftlern akzeptiert (Bridge et al. 1988; Cassileth et al. 1985; Fawzy et al. 1990a; Fawzy et al. 1990b; Ferlic et al. 1979; Greer et al. 1992; Gustafson/Whitman 1978; Spiegel/Bloom 1983; Wood et al. 1978). Dennoch bezweifeln zahlreiche Personen, die Krebspatienten untersuchen und behandeln, den psychologischen Einfluß auf Verlauf, Rezidivrate und Überlebensdauer von Krebserkrankungen (Barraclough et al. 1992; Cassileth et al. 1985; Cassileth et al. 1988). Allerdings sprechen zunehmend empirische Befunde dafür, daß *effektive psychologische Interventionen* eine *günstige Rolle bei der Bewältigung* von malignen und nicht malignen Erkrankungen spielen (Fawzy et al. 1993; Greer 1991; Ornish et al. 1990; Ramirez et al. 1989; Spiegel et al. 1989). Psychologischen Effekten zugrundeliegende Mechanismen beruhen vermutlich auf *neuroendokrinen und immunologischen Reaktionen* (Ben-Eliyahu et al. 1991; Goodkin et al. 1992; Irwin et al. 1990a; Irwin et al. 1990b; Irwin et al. 1991).

Im folgenden werden die *Effekte psychologischer Interventionsstudien* auf das allgemeine *Befinden* und das *Immunsystem* von Krebspatienten dargestellt. Darüber hinaus wird ein strukturiertes edukatives kurzzeitiges Gruppentherapiemodell der Autoren beschrieben. Es werden die Ergebnisse dieser Intervention auf psychologische und immunologische Parameter bis zu sechs Monate nach der Behandlung bei Melanompatienten diskutiert (Fawzy et al. 1990a; Fawzy et al. 1990b). Weiterhin werden Daten über Rezidive und die Überlebensdauer zum Katamnesezeitpunkt fünf Jahre nach Abschluß der Therapie vorgestellt. Abschließend wird die individuelle Einzeltherapie mit der Gruppentherapie verglichen.

---

[*] Aus dem Amerikanischen übersetzt von Wolfgang Larbig und Volker Tschuschke

## 1. Psychosoziale Interventionen:
## Effekte auf die Gesundheit

Linn et al. (1982) untersuchten die Einflüsse von *psychosozialer Beratung* bei terminalen Krebspatienten. Diese Patienten zeigten positive Effekte auf die *Lebensqualität,* jedoch nicht auf körperliche Funktionen oder die Überlebensdauer. Die Autoren begründeten ihre Daten mit dem fortgeschrittenen Krankheitszustand, in dem sich die Patienten bereits befanden.

Spiegel und Mitarbeiter (1989; s. auch Kapitel 3) führten bei Patientinnen mit metastasierendem Brustkrebs eine prospektive Therapiestudie durch. Die Patienten der Experimentalgruppe trafen sich wöchentlich über die Dauer eines Jahres in psychotherapeutischen Kleingruppen. Im Vergleich zu Patienten in der Kontrollgruppe zeigten diese Patienten signifikant weniger psychophysische Anspannung, Müdigkeit, Konfusion und mehr Energie zum Follow-up-Zeitpunkt von 12 Monaten. Sie litten weniger stark unter Depressionen und Ängsten und zeigten in geringerem Ausmaß unangepaßtes Bewältigungsverhalten. Von ursprünglich 86 Patienten lebten nach 10 Jahren nur noch 3 Patienten. 83 Patienten waren inzwischen verstorben. Die **Überlebenszeiten** wiesen zwischen beiden Gruppen *signifikante Unterschiede* auf. Im Mittel überlebten die Patienten der Interventionsgruppe **36,3 Monate** im Gegensatz zu **18,9 Monaten** in der Kontrollgruppe. Geringere Einschränkungen der Stimmung und höhere Einschätzung der Energie im „Profile of Mood States" (POMS) waren am Ende der Behandlungsperiode mit der längeren Überlebenszeit assoziiert.

In einer anderen Studie von Richardson und Mitarbeitern (1990) wurden Patienten mit malignen hämatologischen Erkrankungen randomisiert entweder einer zweimal zweistündigen individuellen edukativen Intervention, die zu Hause oder in der Klinik durchgeführt wurde, oder einer Kontrollgruppe zugeteilt. Die Überlebenszeit korrelierte signifikant mit der Intervention und der Compliance hinsichtlich der Einnahme von Allopurinol, das eingenommen wurde, um die Nebenwirkungen der Chemotherapie zu lindern. Die Autoren folgern aus diesen Ergebnissen, daß der Einfluß sowohl der Compliance mit der Medikation als auch das edukative Therapieprogramm auf einem Placebo- bzw. psychosozialen Effekt beruhe.

Greer und Kollegen berichten über zwei Untersuchungen bei Brustkrebspatientinnen, die über die Dauer von 15 Jahren beobachtet wurden (1992). Es ließ sich zeigen, daß Patientinnen, die sich *passiv verhielten und sich hilflos und hoffnungslos* fühlten, kürzere Überlebenszeiten hatten als Frauen mit einem **kämpferischen Umgang** mit der Krankheit (**„fighting spirit"**). Sie wiesen auch ein positives Vermeidungsverhalten auf, in dem die Krankheit in den Hintergrund rückte, während die alltägliche Lebensbewältigung im Vordergrund stand. In einer anderen, prospektiven, randomisierten Studie konnte bei 174 Brustkrebspatientinnen mit Hilfe einer supportiven kognitiv-behavioralen Behandlung über 6 einstündige Sitzungen psychologischer Disstreß abgebaut werden (Greer et al. 1992). Es wurden Angst, Depression und das Anpassungsverhalten an die Erkrankung bei primär diagnostiziertem oder erneut aufgetretenem Brustkrebs untersucht. Im Vergleich zu Kontrollpersonen waren die Frauen in der Experimentalgruppe durch *signifikant erhöhten kämpferischen Umgang mit der Krankheit, durch signifikant erniedrigte Angst, Depression und fatalistische Einstellungen* charakterisiert. Einige dieser positiven Effekte waren noch über die Dauer von 4 Monaten beobachtbar.

## 2. Psychosoziale Interventionen bei Krebspatienten: Effekte auf das Immunsystem

Als psychobiologische Zwischenglieder zwischen dem psychologischen Status und der Gesundheit bzw. dem Immunsystem werden das *Nervensystem und endokrine Systeme* angenommen (Ben-Eliyahu et al. 1991; Goodkin et al. 1992; Irwin et al. 1990a; Irwin et al. 1990b; Irwin et al. 1991). Die Untersuchung der Zelldifferenzierung und Funktion des Immunsystems ist daher während der psychologischen Behandlung von Krebskranken von besonderem Interesse. Bei der körperlichen Abwehr von Krebs spielt das Immunsystem eine bedeutsame Rolle, ebenso bei Streß und Depression – bei Krebspatienten häufig beobachtbare Probleme, die die immunologischen Funktionen unterdrücken (Fauman 1982; Klein/Klein 1985). Eine Linderung dieser negativen psychologischen Faktoren, z. B. eine *Abschwächung ungünstiger Auswirkungen von Streß und Depression auf immunologische Parameter,* kann das **Immunsystem stärken.**

Bisher gibt es nur vereinzelte Arbeiten, die die Einflüsse psychologischer Interventionen bei Krebspatienten auf immunologische Indikatoren überprüft haben. Beispielsweise ließen sich von Gruber und Mitarbeitern (1993) bei Patientinnen mit Brustkrebs im Stadium I mit Hilfe von Entspannung, geleiteten Imaginationen und Biofeedbacktraining über die Dauer von 18 Monaten das Immunsystem und psychologische Variablen beeinflussen. So konnten signifikante Effekte auf die *natürliche Killerzellaktivität,* die *Reaktivität von Con-A* und *gemischte Lymphozytenreaktivität* sowie auf die *Zahl peripher zirkulierender Lymphozyten* erzielt werden. Weiterhin kam es zur Reduktion von Angst, allerdings war dieser Befund nicht signifikant. In einer kurzzeitigen Gruppentherapie bei akut an Krebs Erkrankten wurde im Vergleich zur chirurgischen Standardbehandlung das Krankheitsbewältigungsverhalten verbessert, emotionaler Disstreß verringert sowie das Immunsystem günstig beeinflußt. (Eine detaillierte Beschreibung dieser Untersuchung siehe weiter unten; Fawzy et al. 1990a; Fawzy et al. 1990b.)

## 3. Ein strukturiertes psychoedukatives Interventionsmodell bei Krebspatienten

Wir haben ein sechswöchiges psychoedukatives Interventionsmodell mit dem vorrangigen Ziel entwickelt, das **Copingverhalten** im Umgang mit der Erkrankung zu verbessern und **affektiven Disstreß** abzubauen. Während dieser Intervention treffen sich kleine Gruppen von 7 – 10 Patienten einmal in der Woche für die Dauer von jeweils 90 Minuten. Es handelt sich um strukturierte supportive Zusammenkünfte mit emotionaler Unterstützung, in denen Inhalte der Gesundheitserziehung, Streßbewältigung und Krankheitsbewältigung vermittelt werden.

### 3.1 Gesundheitserziehung

Edukative Komponenten dieser Interventionsform bestehen aus *leicht verständlichen Informationen* über die Krankheitsdiagnose und die Behandlung. Weiterhin werden die Patienten darüber instruiert, auf welche Weise sie mit krankheits- und behandlungsspezifischen Beschwerden wie Schmerzen, Übelkeit, Erbrechen und Haarverlust umgehen können. Auch werden Informationen gegeben, welche Alarmzeichen auf das Neu- oder Wiederauftreten von Krebs hinweisen. Edukative Interventionen enthalten auch genaue Aufklärungsrichtlinien über eine adäquate Ernährung. So wird z. B. die Bedeutung fettreduzierter Diät betont und auf günstige Effekte von Soja hingewiesen.

### 3.2 Streßmanagement

Das Streßmanagement läßt sich in zwei Therapiephasen untergliedern: 1. Die Patienten werden zunächst in der Wahrnehmung von Streß trainiert. Hierzu ist es notwendig, individuelle Ursachen für Streß zu erkennen sowie eigene akute und chronische Streßreaktionen auf der physiologischen, psychologischen und behavioralen Ebene zu identifizieren. 2. Daran anschließend konzentriert sich die weitere Behandlung auf verschiedene Möglichkeiten der Streßkontrolle. Es werden vier unterschiedliche Strategien der Streßbewältigung vermittelt: a) *Elimination* der Streßquellen durch *Problemlösen;* b) *Modifikation* der Streßquellen durch *Problemlösen;* c) Änderung der Einstellungen und Wahrnehmung von Stressoren durch *positive Neubewertung* und eine veränderte Sichtweise der Belastungssituation; d) Änderung körperlicher Belastungsreaktionen mit Hilfe von *Entspannung.*

Den Patienten werden einfache Entspannungsinstruktionen (s. ausführlicher in Kapitel 2) im Sinne der progressiven Muskelentspannung gegeben, die kombiniert mit Selbsthypnose oder geleiteter Imagination mit positiven Vorstellungen 15 bis 20 Minuten andauern. Die Patienten werden aufgefordert, diese Übungen täglich sowie auch abends vor dem Einschlafen oder nachts bei Be-

darf zum erneuten Einschlafen durchzuführen. Das Ziel dieser Entspannungsübungen ist, den körperlichen und psychischen Entspannungszustand regelmäßig
zu erleben und zu lernen, wie dieser Zustand zuverlässig und schnell erreicht
werden kann. Besonders hilfreich ist es, die Entspannung in **abgekürzter Form
in akuten Streßsituationen** einzusetzen.

### 3.3 Copingverhalten

Ein wichtiges Ziel der therapeutischen Vermittlung von effektiven Copingre-
aktionen ist die verbesserte Wahrnehmung folgender vier Komponenten eines
adäquaten Bewältigungsverhaltens: *Optimismus* – die Erwartung einer positiven Veränderung, *Praktikabilität* – es gibt in der Regel viele alternative Möglichkeiten der Bewältigung, *Flexibilität* im Einsatz unterschiedlicher Bewältigungsreaktionen, je nach der aktuellen Situation, *Inanspruchnahme von Hilfen,*
um bei Bedarf weitere Informationen und Unterstützung zu erhalten (Weisman
et al. 1980). Interventionen zur Verbesserung des Copingverhaltens bestehen
aus fünf Stufen des Problemlösens:

1. *Entspannung:* Entspannungstechniken reduzieren emotionale Anspannung auf ein
   niedriges Erregungsniveau, das bessere Handlungsmöglichkeiten zuläßt.
2. *Problemidentifikation:* Ein reales Problem zu identifizieren kann bedeuten, dieses Problem von einem zugrundeliegenden Problem zu trennen, z. B. Haß auf die Arbeit versus Haß auf die Verpflichtung zur Arbeit.
3. *„Brainstorming":* Alle möglichen Problemlösungen sollten unabhängig davon, ob
   sie als praktikabel oder als lächerlich eingeschätzt werden, aufgelistet werden.
4. *Auswahl und Ausführung einer angemessenen Strategie:* Es sollte diejenige Strategie
   ausgewählt werden, die besonders leicht durchführbar und besonders erfolgverspre-
   chend erscheint.
5. *Evaluation:* Wenn diese Strategie sich nicht als erfolgreich erwiesen hat, sollten erneut die fünf Stufen durchlaufen werden. Dies ist so häufig zu wiederholen, bis das
   Problem gelöst ist. Andernfalls sollte dieser Problemlösungsprozeß beendet werden,
   wenn keine Lösung erreicht werden konnte.

Danach werden die Patienten mit dem Copingkonzept konfrontiert. Es werden
drei allgemeine Copingmethoden vorgestellt (Namir et al. 1987): 1. *Aktive behaviorale Methoden* wie körperliche Übungen, Entspannungstechniken und häufige Gespräche mit Ärzten dienen dazu, mit der Krankheit besser fertig zu werden. 2. *Aktive kognitive Methoden* ermöglichen es, die Erkrankung besser zu
verstehen und zu akzeptieren, indem eher positive als negative Veränderungen,
die seit dem Ausbruch der Krankheit auftraten, fokussiert werden. 3. *Methoden
der Vermeidung,* z. B. vermeiden, im Kontakt mit anderen Menschen, Gefühle
über die Krankheit zu verstecken, sowie zu vermeiden, an die Krankheit zu denken oder aktiv mit ihr umzugehen.

Allgemein bewirken Methoden der Vermeidung *vermehrt psychologischen
Disstreß, Angst,* vermehrt indirekt geäußerten *Ärger, Depression* und *weniger
Lebensqualität.* Patienten, die aktive behaviorale und kognitive Copingmetho-

den einsetzen, berichten weniger über körperliche Beschwerden. Vielmehr erleben sie eine positive affektive Verfassung und mehr Selbstakzeptanz (Weisman et al. 1980).

Der letzte Teil des Copingprogrammes integriert Streßbewältigung sowie problemlösungsorientierte Bewältigungsstrategien mit Informationen hinsichtlich der Bewältigungsreaktionen und wie diese in spezifischen Situationen einzusetzen sind. Das methodische Vorgehen in dieser Therapiephase orientiert sich an dem sog. Omegaprojekt, in dem positive Copingstrategien zur *Minderung von Streß* und zur *Stabilisierung des Bewältigungsverhaltens* verwendet werden (Sobel/Worden 1982; Weisman et al. 1980). Dieser Therapieansatz beinhaltet auch das praktische Einüben von Problemlösetechniken bei persönlichen Konflikten und in Belastungssituationen mit Hilfe von verschiedenen umschriebenen problemorientierten Standardsituationen.

Es wurde eine Serie von 10 bildhaften Problembereichen entwickelt, die für Krebspatienten charakteristische allgemeine Problemsituationen illustrieren (Fawzy et al. 1990 a). Es handelt sich um folgende spezifische Situationen: *Zeitraum vor der Diagnosestellung* (Sorgen und Befürchtungen über die möglicherweise bedrohliche Diagnose); *Diagnose* (Akzeptieren der Diagnose und Mitteilung an die Familie und Freunde); *Arzt-Patienten-Beziehung* (Entwicklung einer vertrauensvollen Beziehung mit klarer Definition der Kommunikationsformen); *Behandlung* (Ängste, Isolation und Umgang mit dem überwältigenden technisch-apparativen Aufwand); *Körperbild* (Umgang mit operativ bedingten Narben, Verlust von Körperteilen, Verlust von Haaren und Gewicht); *Depression* (Umgang mit unterschiedlich intensiven depressiven Reaktionen, die sofort oder erst Jahre nach der Diagnosemitteilung auftreten); *persönliche Beziehungen* (Kommunikation von Gefühlen und Wahrnehmungen mit Familienangehörigen und Freunden); *Umgang mit Mitpatienten* (Kommunikation); *Zukunftspläne* (Feiern von Geburtstagen, Kauf von Häusern, Autos).

Jede Situation wird durch zwei unterschiedliche Bilder dargestellt. Unter dem ersten Bild wird mit einem kurzen Text die spezifische Situation sowie das Copingverhalten des Patienten, das nicht effektiv ist, beschrieben. Im zweiten Bild wird die gleiche Situation wie im ersten Bild dargestellt. Allerdings benutzt der Patient hier erfolgreichere Copingstrategien. Die Patienten werden in der Behandlung angeregt, diese Bilder ihren eigenen Lebenssituationen anzupassen.

### 3.4 Psychologische Unterstützung

Psychologische Unterstützung ist eine wesentliche Komponente während des gesamten therapeutischen Prozesses. Sie wird bereits in den ersten einleitenden Gesprächen wirksam. Psychologische Unterstützung hilft dem Patienten zu akzeptieren, daß die lebensbedrohliche Erkrankung die weitere Lebensplanung und Ziele vorzeitig unterbricht. Daraus resultierende erhebliche psychische Belastungen können im Rahmen der interdisziplinären medizinisch-psychiatrischen und psychologischen Behandlung reduziert werden, wenn der Patient befähigt wird, Enttäuschungen über die begrenzten Zukunftsaussichten zu verarbeiten. Im Rahmen der Bewältigung der Krebsdiagnose und medizinischen Therapie kann der Patient ermutigt werden, **neue Vorstellungen und Pläne** zu entwickeln. Hierzu ist es notwendig, alle Ressourcen des Patienten zu mobilisieren sowie das vorhandene soziale Netz zu nutzen, in dem nahe Bezugspersonen für die psychologische Unterstützung gewonnen werden. Dies bietet Angehörigen, Freunden und Kollegen die Möglichkeit, bedürfnisgerechte Hilfestellung zu leisten. Ebenso kann die Aktivierung religiöser Überzeugungen zur persönlichen Stabilisierung beitragen und die Patienten gleichzeitig anregen, praktische Hilfen von kirchlichen Organisationen in Anspruch zu nehmen. Patienten ohne formalreligiösen Glauben können ebenfalls durch Intensivierung freireligiöser philosophisch orientierter Vorstellungen sich selber neue Quellen emotionaler Unterstützung eröffnen, um innere Kraft und Hilfe für die weitere Krankheitsbewältigung zu gewinnen.

Vorteile dieses psychoedukativen Interventionsprogrammes liegen darin, den Patienten zu motivieren, mit dem Behandlungsteam zu kooperieren und sich eigenverantwortlich um die Anpassung und emotionale Verarbeitung der Erkrankung zu bemühen. Patienten, die an diesem Programm teilnehmen, werden durch psychologische Techniken in die Lage versetzt, besser mit der Krebserkrankung umzugehen sowie erneut Zukunftsperspektiven zu entwickeln.

## 4. Effekte der Modellintervention: Psychologische, immunologische Parameter, Rezidive, Überlebensdauer

### 4.1 Patienten und Methoden

Die Autoren untersuchten jeden Patienten mit einem malignen Melanom, der in die John-Wayne-Krebsklinik der Universität Los Angeles (UCLA) vom 1. 8. 1985 bis zum 31. 8. 1986 eingewiesen wurde. Folgende Selektionskriterien bestimmten die Aufnahme der Patienten in die Untersuchung: 1. Die Diagnose eines malignen Melanoms im Stadium I (ohne Metastasen) oder im Stadium II (Metastasen in lokalen Lymphknoten); 2. die medizinische Therapie bestand lediglich in der chirurgischen Exzision des Primärtumors oder in einigen Fällen in der Exzision lokaler Lymphknoten; 3. keine bisherige psychiatrische Behandlung; 4. Alter mindestens 18 Jahre; 5. ausreichende englische Sprachkenntnisse. Es wurden die Patienten von der Untersuchung ausgeschlossen, die folgende, das Immunsystem beeinflussende medizinische Therapien erhielten: Immuntherapie (Methoden der Bacillus-Calmette-Guérin/BCG-Impfung, Tumorzell-Vakzine, Interferon, Interleukine), Chemotherapie, Radiotherapie, Medikamente wie Steroide und hohe Dosen von Aspirin (Nixon 1982).

Den ausgewählten Patienten wurde mitgeteilt, daß ein Interesse daran besteht zu erfahren, wie sie mit der Diagnose umgehen und ob sie von einem strukturierten Gruppeninterventionsprogramm profitieren würden. Weiterhin wurden die Patienten darüber informiert, daß sie nach dem Zufallsprinzip entweder einer Interventions- oder einer Kontrollgruppe zugeteilt werden. Die Kontrollgruppe würde zwar ebenfalls durch psychologische und immunologische Meßmethoden erfaßt werden, erhielt aber keine psychoedukative Behandlung.

Die Datenerhebung und Behandlung bei 80 Patienten, die in die Untersuchung einwilligten, erfolgte in 4 Phasen. 38 von ursprünglich 40 Patienten der Experimentalgruppe wurden über 6 Monate erfaßt, 28 von ursprünglich 40 Patienten der Kontrollgruppe wurden ebenfalls während der Baseline und 6-Monats-Katamnese psychologisch und medizinisch untersucht. Alle Patienten unterschieden sich nicht signifikant hinsichtlich Alter, Geschlecht, Diagnose und anderen demographischen Variablen.

## 4.2 Intervention

Alle Patienten wurden kurz nach der chirurgischen Behandlung rekrutiert. Es wurden jeweils 7 – 10 Patienten nach dem ABBA-Design (A = Kontrollgruppe, B = Intervention) randomisiert den Gruppen zugeteilt. Die Patienten in der Experimentalgruppe nahmen im Durchschnitt für die Dauer von 3 – 4 Monaten an der Behandlung teil. Die Behandlungsgruppen von 7 – 10 Patienten pro Gruppe trafen sich einmal pro Woche für 1 ½ Stunden über 6 Wochen. Die Anwesenheit der Patienten in den einzelnen Gruppen war meist durchgängig gegeben. Die Patienten in der Kontrollgruppe erhielten keine psychoedukativen Maßnahmen und hatten auch keinen Kontakt zu den Gruppenleitern. Alle Patienten wurden jedoch mit denselben Erhebungsinstrumenten erfaßt.

## 4.3 Meßinstrumente

Die Daten wurden hinsichtlich des affektiven und immunologischen Status sowie hinsichtlich des Copingverhaltens während der Baselinephase 6 Wochen und 6 Monate nach der Therapie erhoben.

Der POMS („Profile of Mood States"; McNair et al. 1971) enthält 65 Items, die folgendes messen: Spannung – Angst; Depression – Niedergeschlagenheit; Ärger – Feindseligkeit; Energie – Aktivität; Müdigkeit – Trägheit; Verwirrung – Bestürzung. Die Resultate wurden in einem Summenscore aufsummiert, der ein generelles Maß für das Ausmaß der allgemeinen Stimmungsveränderung des affektiven Zustands ist (TMD = total mood disturbance). Hohe POMS-Werte sind ein Indikator für starke Stimmungsauffälligkeit.

Das Krankheitsbewältigungsverhalten wurde mit dem „Illness Coping Inventory" gemessen. Das Copingverhalten umfaßt drei kognitiv-behaviorale Komponenten, die durch 48 Items erfaßt werden (Namir et al. 1987).

Die Analyse immunologischer Parameter mit Hilfe eines fluoreszenzaktivierten Zellseparators (Immunphänotypisierung) umfaßte die Bestimmung der natürlichen Killerzellaktivität (CD56 [NKH1$^+$] und CD16 [Leu11$^+$]) und der großen granulären Lymphozyten oder LGLs (CD57 [Leu7$^+$]). Die Funktion wurde mittels eines „chromium release assays" gemessen (Herberman 1988; Jackson/Werner 1988).

### 4.4 Datenanalyse

Eine Kovarianzanalyse mit Meßwiederholung wurde verwandt, um POMS, Coping und Immunparameter zwischen den beiden Gruppen zu vergleichen. Mit Hilfe dieses statistischen Modells wurden Baselineunterschiede verschiedener Skalen zwischen den Gruppen kontrolliert. Die Fünf-Jahres-Katamnesedaten beziehen sich auf frühe Prädiktoren (affektiver Zustand, Coping und Immunparameter der Baseline und zum Follow-up-Zeitpunkt 6 Monate nach der Therapie), sowie auf die Rezidivrate und Überlebensdauer nach 5 Jahren. Die Daten des Fünf-Jahres-Follow-Ups wurden mit verschiedenen statistischen Methoden analysiert. Zunächst wurden parameterfreie Verfahren zur Analyse der Überlebensdauer gerechnet („Product limit" Schätzwerte der Überlebenszeit und „log-rank"-Tests; Lee 1992; StatXact 1991), basierend auf „exakten" Methoden der Inferenzstatistik. Danach wurde mit Hilfe des Fisher Tests (Lee 1992) die Beziehung zwischen Tod und/oder Rezidiv und Gruppe, sowohl in den Gesamtwerten wie nach Untergruppen geordnet über die anderen Risikofaktoren gerechnet. Mittels einer dreifaktoriellen Varianzanalyse (Gruppe x Geschlecht x Überleben/Tod) wurden psychologische Scores gerechnet.

Die Kontrollpatienten wurden balanciert und mit der Datenbasis der Patienten des John-Wayne-Krebsinstituts verglichen. Die Vergleiche ergaben, daß die Kontrollgruppe eine repräsentative Stichprobe darstellte.

### 4.5 Ergebnisse

*Demographie*

Zu Beginn der Studie waren die demographischen und klinischen Variablen (Tumordicke nach Breslow, Alter, Geschlecht, Verteilung befallener Regionen) zwischen der Interventions- und Kontrollgruppe nicht signifikant verschieden, mit Ausnahme des jüngeren Durchschnittsalters der Kontrollgruppe (45,7 versus 39 Jahre; p < .01). Das mittlere Alter der gesamten Stichprobe betrug 42 Jahre, bei 53 % weiblichen und 47 % männlichen Patienten. 99 % waren Kaukasier, 75 % hatten ein College besucht oder eine höhere Ausbildung absolviert, 64 % waren verheiratet. Hinsichtlich der Tumordiagnose befanden sich 94 % im Krankheitsstadium I.

Fünf Jahre nach Therapieabschluß wurden die Daten zur Überlebenszeit und zum Tod bei 37 Patienten der Experimentalgruppe und bei 37 Kontrollpatienten ausgewertet. Psychologische Daten hinsichtlich Coping und des affektiven Status waren bei 65 Patienten verfügbar. Immunologische Parameter wurden nur bei Patienten mit kompletten Daten bezüglich der natürlichen Killerzellen (NK-CD16) und Alpha-Interferon-erhöhten natürlichen Killerzellaktivität (NKCA) analysiert.

## Affektiver Status

Die Baseline-POMS-Werte zeigen, daß alle Patienten hohe Werte für psychologischen Disstreß hatten im Vergleich zu anderen Krebspatienten (Cella et al. 1989). Die POMS-Werte nach der 6-wöchigen Intervention wiesen nur in der *Energieskala* signifikante Gruppenunterschiede auf ($p < .026$). Die Patienten in der Interventionsgruppe berichteten über mehr Energie. Zusätzlich ergaben sich nicht signifikante Reduktionen der Werte für *Angst, Verwirrung, Depression, Müdigkeit und Stimmung* in der Interventionsgruppe, die bei der 6-Monats-Katamnese noch zunahmen. Patienten der Interventionsgruppe zeigten nun signifikante Reduktionen der Depression ($p < .017$), Müdigkeit ($p < .022$), Verwirrung ($p < .013$) und Stimmung ($p < .006$) sowie eine hochsignifikante Verbesserung der Energie ($p < .001$).

## Coping

Nach Therapieabschluß ließ sich im „Illness-Coping Inventory" nachweisen, daß in der Interventionsgruppe *aktiv-behaviorales Coping* signifikant häufiger eingesetzt wurde ($p < .0001$) als in der Kontrollgruppe. Sechs Monate nach der Intervention blieb das signifikante Ergebnis hinsichtlich aktiv-behavioralen Copings stabil ($p < .0001$). Zusätzlich zeigte die Interventionsgruppe signifikant vermehrtes kognitives Coping ($p < .030$) im Vergleich zur Kontrollgruppe.

## Korrelationen zwischen drei Coping-Methoden und affektivem Status

Bei den Interventionspatienten waren die Baselinewerte hinsichtlich *vermeidendem Coping* signifikant positiv korreliert mit Angst ($r = .45$, $p < .005$), Depression ($r = .46$, $p < .005$), Verwirrung ($r = .48$, $p < .003$), Energieverlust ($r = .40$, $p < .014$), Ärger ($r = .42$, $p < .010$) und Stimmung ($r = .47$, $p < .003$); *aktiv-behaviorales Coping* war signifikant negativ korreliert mit Ärger ($r = -.36$, $p < .028$). Nach Therapieabschluß blieben diese Korrelationen bestehen. Zusätzlich ergab sich eine signifikant negative Korrelation von aktiv-behavioralem Coping mit Energieverlust ($r = -.33$, $p < .040$). Bei der Sechs-Monats-Katamnese blieben diese Korrelationen stabil. Darüber hinaus zeigte aktiv-behaviorales Coping eine signifikant negative Korrelation mit Ermüdung (r = -.33, p < .045) und Stimmung (r = -.39, p < .015) sowie aktiv-kognitives Coping eine signifikant negative Korrelation mit Ärger (r = 0.35, p < .034).

*Immunparameter*

Baselinewerte für immunologische Parameter wiesen keine Gruppenunterschiede auf, sondern entsprachen den Werten gesunder Personen.

Nach Therapieabschluß zeigten sich signifikante Unterschiede beider Gruppen hinsichtlich CD57 LGLs (p < .025). Insbesondere stiegen die LGLs-Werte in der Interventionsgruppe im Zeitraum von der Baseline bis zum Therapieende deutlich an.

Bei der Sechs-Monats-Katamnese blieben die Unterschiede zwischen den Gruppen bezüglich CD57 LGLs signifikant (p < .038). Patienten der Interventionsgruppe demonstrierten stärkere LGLs-Anstiege im Zeitraum von der Baseline bis zur Sechs-Monats-Katamnese.

*Signifikante Anstiege der natürlichen Killerzellen,* bestimmt durch CD56 (p < .006) und CD16-Marker (p < .022) wurden in der Interventionsgruppe im Vergleich zur Kontrollgruppe sechs Monate nach Therapieabschluß gefunden. Zu diesem Zeitpunkt zeigten sich auch signifikante Anstiege der *Alpha-Interferon-erhöhten natürlichen Killerzellaktivität* (p < .034) im Vergleich zur Kontrollgruppe.

Es wurden individuelle Immunänderungen bei den Patienten der Interventionsgruppe über die Dauer von sechs Monaten ermittelt, um Zahl und Ausmaß der Änderungen zu erfassen. Die Mehrzahl der Patienten wiesen *Anstiege* der Prozentzahl der LGLs, NK-Zellen und NK-Funktionen auf, im Gegensatz zu den Kontrollpatienten. Stärkste Anstiege bei Patienten der Experimentalgruppe fanden sich bei den CD16 NK-Zellen und CD57 LGLs. Hinsichtlich der NKCA fanden sich mittelstarke bis starke Anstiege in der Mehrzahl der Patienten beider Gruppen.

*Beziehungen zwischen Immunparametern und affektiver Befindlichkeit*

Es wurde die Beziehung zwischen affektiven Änderungen und Änderungen der Immunparameter über 6 Monate untersucht, indem Werte der Depression, Angst, Ärger und Copingskalen mit Änderungen der Immunparameter korreliert wurden. Angst und Depression waren beide signifikant negativ korreliert mit CD57 LGLs (r = -.32, p < .01) und negativ korreliert mit Alpha-Interferon-erhöhter NKCA (Angst: r = -.37, p < .04; Depression: r = -.33, p < .06). Im Gegensatz hierzu war Ärger signifikant positiv korreliert mit CD57 LGLs (r = .39, p < .002) und mit Alpha-Interferon-erhöhter NKCA (r = .45, p < .008). Zusammenfassend stieg die Prozentzahl von CD57 LGLs und Alpha-Interferon-erhöhter NKCA parallel mit der Abnahme von Angst, Depression und der Zunahme von Ärger an.

## Rezidivrate und Überlebenschancen

Fünf Jahre nach Therapieabschluß starben 12 von 37 Patienten der Kontrollgruppe, und 3 Patienten berichteten über lokale Rezidive. In der Experimentalgruppe starben 3 von ursprünglich 37 Patienten, und bei 6 Patienten traten
Rezidive auf.
Für jeden Patienten wurden die Anzahl der Monate bis zum Rezidiv bzw. bis
zum Tod oder die Anzahl der Monate ohne Rezidiv berechnet (s. Abb. 1 und
2). Aus den Abbildungen wird ersichtlich, daß die Patienten der Experimentalgruppe *längere Intervalle ohne Rezidive und längere Überlebenszeiten* erlebten. Ein „log-rank Test" (Lee 1992; StatXact 1991) belegte statistische Signifikanz für die Überlebenszeit ($p = .008$), aber nicht für die Rezidivrate ($p = .139$).

## Risikofaktoren

Es wurden 4 Risikofaktoren identifiziert, die die Prognose beeinflussen. Zu diesen zählt das *Geschlecht,* die *Tumordicke nach Breslow* (vertikales Maß der initialen Läsion in Millimetern), *Alter* und *Tumorlokalisation.* Die Daten wurden
im Hinblick auf die Größe des Einflusses dieser Risikofaktoren ausgewertet.
Männliche Patienten der Kontrollgruppe hatten die kürzeste Überlebenszeit. Sie
unterschieden sich signifikant von den männlichen Patienten der Experimentalgruppe hinsichtlich Rezidivrate ($p = .04$) und Tod ($p = .003$) sowie von den
weiblichen Patienten der Kontrollgruppe hinsichtlich Rezidivrate ($p = .005$) und
Tod ($p = .001$). Alter und Tumorlokalisation der gesamten Stichprobe hatten keine signifikante Beziehung zur Überlebenszeit. Die *Tumordicke nach Breslow*
zum Diagnosezeitpunkt war der einzige signifikante Prädiktor für die Rezidivrate ($p = .035$) und Tod ($p = .037$).

## Risikokategorien der Tumordicke nach Breslow

Entsprechend der Klassifikation der Tumordicke nach Breslow von den „National Cancer Institutes" als größtem Risikofaktor wurden die Fünf-Jahres-Überle-
bensraten der Kontroll- und Experimentalgruppe auf die einzelnen Kategorien
unterschiedlicher Tumordicke bezogen. In der Gruppe mit der niedrigsten Bres-
low-Klassifikation (Tumordicke 0,75 mm oder weniger) befanden sich 18 Patienten der Kontrollgruppe und 12 Patienten der Experimentalgruppe. Ein Patient aus
der Kontrollgruppe verstarb (95 % Überleben), 2 andere Patienten der Kontrollgruppe hatten lokale Rezidive. In der Experimentalgruppe ereigneten sich keine
Rezidive oder Todesfälle innerhalb dieser Risikokategorie (100 % Überleben).
   In der 2. Risikokategorie mit einer Tumordicke zwischen 0,76 mm – 1,5 mm
hatte 1 von 7 Kontrollpatienten ein lokales Rezidiv, 1 Patient verstarb (85,8 %
Überleben). Von 12 Patienten der Experimentalgruppe dieser Kategorie hatten
2 Patienten Organmetastasen, während 2 andere Patienten verstarben (83 % Überleben).

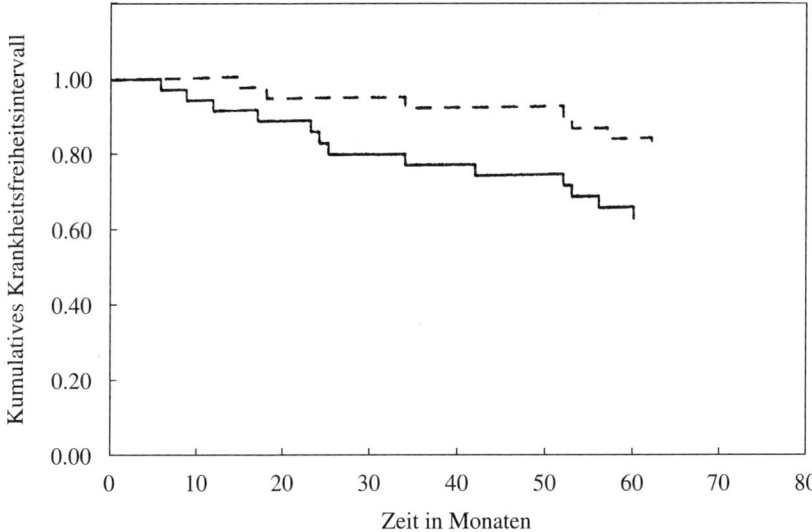

*Abbildung 1: Krankheitsfreiheitsintervall (Zeit von Studienbeginn bis zum ersten Rezidiv)*
*durchgezogene Linie: Kontrollgruppe;*
*gestrichelte Linie: Experimental-/Interventionsgruppe*

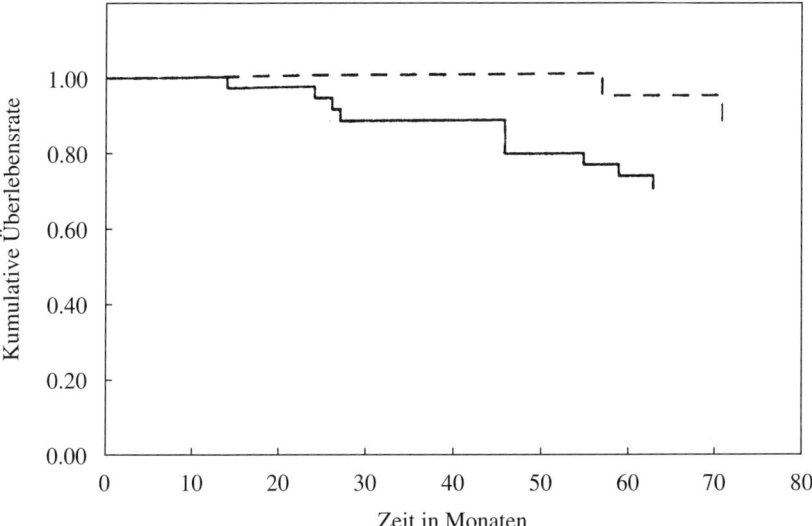

*Abbildung 2: Überlebensrate (Zeit von Studienbeginn bis zum Tod eines Patienten)*
*durchgezogene Linie: Kontrollgruppe;*
*gestrichelte Linie: Experimental-/Interventionsgruppe*

In der 3. Risikokategorie mit einer Tumordicke von mehr als 1,5 mm verstarben 8 von 9 Kontrollpatienten (11 % Überleben). Von 10 Patienten der Experimentalgruppe dieser Kategorie hatte 1 Patient ein lokales Rezidiv, 1 Patient hatte Lymphknotenmetastasen und 1 Patient verstarb (90 % Überleben, p = .001). Patienten in der höchsten Risikokategorie der Tumordicke nach Breslow wurden weiterhin im Krankheitsstadium I untersucht bezüglich der anderen Risikofaktoren wie Geschlecht, Tumorlokalisation, Alter. In der Kontrollgruppe befanden sich 7 männliche und 2 weibliche Patienten, in der Experimentalgruppe 6 männliche und 4 weibliche Patienten. Alle 7 männlichen und 1 der 2 weiblichen Kontrollpatienten starben. Keiner der 6 männlichen Patienten der Experimentalgruppe starb, dagegen 1 der 4 weiblichen Patienten. In der Hochrisikokategorie ergaben sich hinsichtlich der 5jährigen Überlebenszeit der Experimentalgruppe (n = 10) und der Kontrollgruppe (n = 9) keine signifikanten Unterschiede bei den weiblichen Patienten, jedoch statistisch signifikante Unterschiede bei den männlichen Patienten beider Gruppen (p = .001).

Der stärkste Risikofaktor hinsichtlich der Tumorlokalisation betrifft den *Rumpfbereich*. 5 Kontrollpatienten und 4 Patienten der Experimentalgruppe der Hochrisikokategorie hatten eine Tumorlokalisation im Rumpfbereich. Alle 5 Kontrollpatienten mit der Lokalisation des Primärtumors im Rumpfbereich starben, während nur 1 der 4 Patienten der Experimentalgruppe verstarb. Dieser Unterschied ist statistisch signifikant (p < .05).

Die Patienten der Experimentalgruppe waren in dieser Hochrisikokategorie signifikant älter als die Kontrollpatienten (p < .05).

## 5.  Diskussion

### 5.1 Erste Ergebnisse

Sechs Monate nach der Intervention zeigte die Interventionsgruppe weniger psychologischen Disstreß als die Kontrollgruppe, was sich in einem signifikant niedrigeren Niveau an Konfusion, Depression, Müdigkeit, allgemeinen Stimmungsschwankungen sowie erhöhter Vitalität ausdrückte. Es wird somit deutlich, daß die Teilnahme an dieser kurzzeitigen Interventionsmaßnahme die Belastungen für den Patienten reduzieren konnte, die mit einer Krebsdiagnose verbunden sind. Darüber hinaus ließ sich ein langfristiger günstiger Einfluß auf das emotionale Befinden dieser Krebspatienten nachweisen. Unmittelbar nach der sechswöchigen Intervention zeigten sich erste Veränderungen im Affekt. Allerdings waren die Unterschiede zwischen den Gruppen nicht signifikant. Die Linderung affektiven Disstresses benötigte Zeit.

Wir haben die psychologischen Schwierigkeiten der Patienten im Umgang mit ihrer Diagnose berücksichtigt, indem wir unsere *Interventionen* darauf ausrichteten, *effektives Coping zu fördern*, um das Verständnis über den Einbezug erforderlicher medizinischer Maßnahmen zu unterstreichen. Dies wurde durch die **Konzentration auf den edukativen Teil der Intervention** in folgenden Bereichen erreicht: Kenntnisse über die Erkrankung gewinnen, Erfahrungen im Umgang mit den täglichen Gesundheitsproblemen sammeln, Lernen, Gefühle auszudrücken und das Leben „so intensiv wie möglich zu leben" sowie das Lernen, hilfreiche Ressourcen zu nutzen. Problemlösung, positive Neubewertung und Entspannungstechniken wurden als adjuvante Methoden gelehrt, um den Patienten das Streß-Management bei ihren täglichen Aktivitäten zu ermöglichen. Schließlich erlaubte der Gruppenprozeß den Patienten, viele gemeinsame Probleme im Rahmen einer supportiven Umgebung anzusprechen.

Die Einschätzung der Copingfähigkeiten ergab im Gegensatz zum affektiven Zustand der Patienten einen unmittelbaren und kontinuierlichen Effekt in der Interventionsgruppe. Nach sechs Wochen waren die Veränderungen bereits offensichtlich *bei den Interventionspatienten, die signifikant häufiger aktivbehaviorales Coping* einsetzten. Nach sechs Monaten setzten sie gleichfalls signifikant mehr aktiv-kognitives Coping ein. Effektive Copingstrategien wurden nach sechs Wochen sowie über die Dauer der folgenden sechs Monate zunehmend verwendet.

Die Daten zeigen ebenfalls ein deutliches Muster der **Beziehung zwischen Copingstrategien und emotionalen Störungen,** die mit Hilfe des POMS gemessen werden. Patienten mit einem vermeidenden Coping wiesen signifikant höhere Werte affektiver Symptome während der Baseline, nach sechs Wochen und nach sechs Monaten auf. Speziell wiesen die Patienten mit einer ausgeprägten Vermeidungsstrategie in ihrem Copingverhalten (z. B. Drogen- oder Alkoholkonsum, Reduktion des Kontaktes mit anderen, Zurückhalten von Gefühlen, Vorbereitung auf das Schlimmste, ohne etwas dagegen zu unternehmen) ein höheres Angstniveau, mehr Depression und Konfusion, Mangel an Energie sowie ein größeres Ausmaß an affektiver Gesamtgestörtheit (TMD) auf.

Umgekehrt war der Gebrauch von aktiv-positiven Copingstrategien (z. B. der Versuch, ein Verständnis für die eigene Krankheit und ihre Bedeutung zu erreichen, zunehmendes Engagement in der Behandlung sowie Gespräche mit anderen, um Information/Unterstützung zu erlangen) mit mehr Energie, weniger Müdigkeit, weniger Ärger und TMD assoziiert. Zusammengefaßt: *In dem Maße, in dem aktive Copingstrategien zunahmen, nahmen negative Gemütslagen ab.*

Die Gruppenintervention war außerdem mit **Veränderungen im NK-Lymphoid-Zellensystem** verbunden. Nach Abschluß der sechswöchigen Intervention ergab sich als Hauptveränderung ein signifikanter Anstieg der Prozentzahlen der CD57 LGLs. Das CD57-Antigen ist assoziiert mit LGLs, die zytotoxische (z. B. tumorabtötende) Kapazität besitzen (Abo/Balch 1981). Zu diesem Zeitpunkt konnte kein Anstieg in Alpha-Interferon-stimulierter NK-Zytotoxizität festgestellt werden.

Sechs Monate später konnten eindeutig statistisch signifikante Immunzellveränderungen bei der Interventionsgruppe identifiziert werden. Speziell sahen wir eine erhöhte Prozentzahl an CD57 LGLs plus CD56 und CD16 NK-Zellen.

Zu diesem Zeitpunkt (nach sechs Monaten) hatte bei den Patienten, die eine Intervention erhielten, die *NK-Zytotoxizität signifikant* nach der Inkubation mit Alpha-Interferon zugenommen, verglichen mit Patienten der Kontrollbedingung. Alpha-Interferon ist ein zelluläres Produkt, das die zytotoxischen Aktivitäten von NK-Zellen stimuliert. Der zugrundeliegende Mechanismus für diese gesteigerte Stimulation von NK-Zellen muß noch aufgeklärt werden. Eine Erklärung liegt in der größeren Anzahl von NK-Zellen im peripheren Blut und – daraus folgend – in einer größeren Konzentration von Lymphozyten, die in der Lage sind, auf Alpha-Interferon bei der *In-vitro*-Analyse zu reagieren. Über eine Veränderung in der Reaktivität von immuneffektiven Zellen auf Lymphokine in Korrelation mit psychologischen Prozessen ist in der bisherigen Forschung noch nicht berichtet worden und bedarf zukünftiger Forschung.

Zusammengefaßt zeigen die Ergebnisse, daß die Interventionsgruppe nach sechs Monaten **ein signifikant erhöhtes Niveau einiger Subtypen von NK-Zellen und eine verstärkte Reaktivität dieser Zellen auf Interferon** aufwies.

Diese Studie wurde unternommen, um zu klären, ob der Interventionseffekt bei allen oder doch zumindest bei der Mehrheit der Personen innerhalb der Interventionsgruppe Auswirkungen hatte. Die Mehrheit unserer Patienten zeigte *eine gewisse Zunahme angestiegener Prozentzahlen von LGLs und NK-Zellen sowie der zytotoxischen Aktivitäten dieser Zellen.* Die Veränderungen betrafen oft mehr als 25 %. Nur ein Drittel der Kontrollpersonen zeigte derartige Veränderungen. Wir untersuchten auch, ob diese Immunveränderungen bei allen Patienten über die Zeit mit psychologischen Reaktionen korreliert waren. Bei den kombinierten Gruppen war das Ausmaß der Veränderung der Immunparameter über die Zeit signifikant mit dem Ausmaß an Veränderungen in verschiedenen Stimmungszuständen korreliert. Speziell kann festgehalten werden: *Je größer die Abnahme an berichteten depressiven und ängstlichen Symptomen über die Dauer von sechs Monaten der Studiendauer, desto größer war der prozentuale Anstieg von LGLs und die Zunahme an NK-Zellen-Zytotoxizität.* Darüber hinaus ist es interessant, daß zusätzlich mit den Abnahmen in den Depressions-Niedergeschlagenheits- und Spannungs-Angst-Subskalen des POMS ein **Anstieg an Ärger mit diesen Immunveränderungen** korreliert war. Somit waren die Personen, die die größten Veränderungen in ihren Immunwerten zeigten, diejenigen, die geringere Depression und Angst, aber mehr Ärger berichteten. Der Ausdruck von Ärger wurde von den Gruppenleitern eher als Ausdruck von Selbstsicherheit und Herausforderung denn als Ausdruck von Irritation oder Wut bewertet.

Während andere Untersuchungen kurzfristige Veränderungen im Immunsystem nach einer Gruppenintervention zeigten, gab es entweder keine Follow-up-Untersuchungen, in denen die Effekte überprüft wurden, oder die Veränderungen gingen beim Ein-Monats-Follow-Up wieder auf die Baseline-Werte zurück (Rabkin/Streuning 1976; Sklar/Anisman 1981). Die vorgelegte Studie weist nach, daß eine **psychoedukative kurzzeitige Gruppenintervention mit**

**längerfristigen Veränderungen im NK-System assoziiert war.** *Größere Veränderungen konnten zum Sechs-Monats-Follow-Up, nicht aber unmittelbar nach der Intervention festgestellt werden.* Eine nähere Betrachtung des NK-Systems demonstrierte, daß für die Mehrheit der Interventionspatienten die Prozentzahl an NK-Zellen – definiert über die CD56- und CD16-Antigene – zunahm. Speziell vermehrten sich bei 100 % unserer Patienten die CD16-NK-Zellen und bei 74 % die CD56-NK-Zellen. Weiterhin nahmen bei 94 % die CD57-granulären Lymphozyten zu. Diese Veränderungen zeigen eine konsistente Zunahme der Anzahl der NK-Zellen an, vermutlich als Reaktion auf die Intervention. Dies wiederum legt die Vermutung nahe, daß das NK-Zellen-System vielleicht auf psychologische und/oder behaviorale Veränderungen reagiert. Sollte dies der Fall sein, so sind jedoch die Mechanismen dieser Interaktion, die für die Immunveränderungen verantwortlich sein könnten, unbekannt.

Kurzgefaßt: **Coping- und affektiver Zustand der Patienten wurden durch die Intervention verbessert,** obwohl die **Bindeglieder dieser Veränderungen mit den Immunzellveränderungen nicht geklärt** sind und somit eine Herausforderung für die zukünftige Forschung darstellen.

### 5.2 Fünf-Jahres-Follow-Up: Rezidive und Überleben

Obwohl sich unsere strukturierte, kurzzeitorientierte psychoedukative Intervention als hilfreich bei der Entwicklung von Copingverhalten und bei der Verminderung von Disstreß für einige Patienten erwies, galt die Überprüfung des Einflusses der Intervention auf Rezidive und Überleben nicht als primäres Ziel dieser Studie. Die Studie wurde nicht geplant, um diesen Einfluß zu überprüfen, zumal die Stichprobe dieser Untersuchung viel zu klein war. Verallgemeinerungen sind deshalb nur sehr eingeschränkt möglich. Trotz der geringen Stichprobengröße, speziell in der Hochrisikokategorie, sollen unsere Ergebnisse an dieser Stelle etwas genauer diskutiert werden. Die zukünftige Forschung sollte zur Klärung dieser Fragen größere Stichproben mit präzis stratifizierten Patienten verwenden.

Die Überlebensanalyse (vgl. Abb. 1) zeigt, daß diejenigen Patienten, die an der strukturierten, psychoedukativen Intervention teilnahmen, **eine signifikant bessere Überlebensrate** aufwiesen als die Patienten der Kontrollgruppe. Es fand sich außerdem ein **definitiver Trend in dieselbe Richtung bei den Rezidiven.** Da unsere Kontrollgruppe repräsentativ für die Normalbevölkerung war und die Kontroll- und Experimentalgruppen adäquat parallelisierte Gruppen waren (nebst randomisierter Zuweisung), legen die Ergebnisse den Schluß nahe, daß die Intervention möglicherweise eine Rolle bei den differentiellen Ergebnissen hinsichtlich Rezidiv und Überleben gespielt hat.

Eine Reihe von Erklärungen kann zur Interpretation der Daten herangezogen werden. Die Intervention könnte Gewohnheiten bezüglich der Gesundheit unterstützt haben (durch verbesserte Kenntnisse und Ermutigung), wie den

Gebrauch von Sonnenschutzmitteln, die Zeit der Sonnenexposition, bessere Ernährung und sportliche Betätigungen. Effektiveres Coping könnte angeregt worden sein und sich in einer Verbesserung der partnerschaftlichen Arzt-Patienten-Beziehung, in positiveren Einstellungen und größerer Compliance mit der Behandlung und den Follow-up-Maßnahmen niedergeschlagen haben.

Richardson et al. (1990) fanden, daß der Gebrauch spezieller edukativer und supportiver Programme, zugeschnitten auf die **Verbesserung von Compliance, mit signifikanter Verlängerung der Patienten-Überlebenszeit assoziiert** war, die sowohl abhängig als auch unabhängig von den Effekten auf die Compliance war. Patienten unserer Studie haben wahrscheinlich ihren Streß besser zu beherrschen gelernt, indem sie ihre persönlichen Stressoren durch Problemlösetechniken oder Änderungen ihrer Einstellungen gegenüber diesen Stressoren eliminierten oder veränderten (z. B. Stressoren wurden als weniger wichtig und damit weniger streßvoll wahrgenommen), und/oder sie veränderten ihre physiologischen Reaktionen auf Streß durch *Entspannungstechniken.* **Soziale Unterstützung** wurde als ein wichtiger Faktor bei Ergebnissen von Gesundheitsstudien nachgewiesen (Rabkin/Streuning 1976; Sklar/Anisman 1981; Soloman/Amkrant 1981). Die Patienten der Interventionsgruppe erhielten ein größeres Ausmaß an sozialer Unterstützung durch ihre Teilnahme an den Gruppen. Sie waren in der Lage, ihre Gefühle frei gegenüber verständnisvollen und interessierten Zuhörern auszudrücken. Sie profitierten davon zu erfahren, wie andere mit Streß bei einer vergleichbaren Erkrankung umgingen. Obwohl die Intervention vermutlich einigen Patienten geholfen hat, können wir nicht spezifizieren, welche Komponenten der Intervention am hilfreichsten für bestimmte Patienten waren.

Vier kürzlich als Indikatoren für eine schlechte Prognose bei einem malignen Melanom identifizierte Faktoren sind die Tumordicke nach Breslow von 1.5 mm oder tiefer, männliches Geschlecht, höheres Lebensalter sowie die Lokalisation der initialen Läsion im Rumpfbereich. In der Gesamtstichprobe unterstützen unsere Daten die Hypothesen von den vier Risikofaktoren. Die Tumordicke nach Breslow war der stärkste prognostische Indikator, sowohl für rezidivfreies als auch für allgemeines Überleben bei allen Patienten. Männliches Geschlecht war in unserer Studie nur in der Kontrollgruppe von prädiktivem Wert. Alter und Lokalisation des Melanoms waren nicht signifikant.

Da die initiale Tumordicke sehr wichtig war, verglichen wir experimentelle Patienten mit der Kontrollgruppe bezüglich der Risikokategorien der Tumordicke. Die Überlebensprozentzahl der Patienten beider Gruppen in der ersten und zweiten Kategorie der Tumordicke ist ziemlich gut. *Die Intervention war am erfolgreichsten bei Patienten der Höchstrisikokategorie* (d. h. Tumordicke größer als 1.5 mm), da 9 von 10 Patienten der Experimentalgruppe noch lebten, im Gegensatz zur Kontrollgruppe, in der nur einer von 9 Patienten überlebte. Es konnte weder der erste Operateur noch der Ort der Follow-up-Untersuchung (beide am John-Wayne-Krebsinstitut) als Erklärung für die Unterschiede herangezogen werden.

Wie bei den Ergebnissen für die gesamte Stichprobe war die Variable „Geschlecht" prognostisch ein sehr relevanter Faktor für Überleben in der höchsten Risikokategorie der Tumordicke. Die Anzahl der Frauen und Männer in beiden Gruppen war vergleichbar, aber die Überlebensrate bei den Männern der Kontrollgruppe war signifikant schlechter.

Zusätzlich wurde die Prognose generell schlechter eingeschätzt bei den Patienten, deren initiale Läsion im Rumpfbereich lokalisiert war. Obwohl die Tumorlokalisation für die Gesamtstichprobe aufgrund der Analyse hinsichtlich Überleben nicht signifikant war, war sie signifikant unterschiedlich für die Patienten in der höchsten Risikokategorie. Alle fünf Kontrollpersonen starben im Vergleich zu nur einem verstorbenen Patienten von vier Patienten der Experimentalgruppe.

Die Kontrollpatienten in der höchsten Risikokategorie waren im Durchschnitt elf Jahre jünger als die Experimentalpatienten. Dieser Unterschied war signifikant. Da das Risiko für Ältere größer ist, hätte die Kontrollgruppe eine bessere Prognose haben müssen. Ungeachtet dieses günstigeren prognostischen Indikators war die Anzahl der Sterbefälle in der Kontrollgruppe signifikant größer als in der Experimentalgruppe.

## 5.3 Die Bedeutung psychologischer und immunologischer Ergebnisse

Nach unserer Kenntnis ist dies die erste Untersuchung, die die Bedeutung der Beurteilung individueller Baselinewerte für Stimmung und Coping sowie ihrer Veränderungen über die Zeit nachgewiesen hat. Überraschenderweise fanden wir, daß **Baseline-Disstreß ein kritisches Maß für Bewußtheit und verhaltensbezogene Motivation** darstellt, anstatt ein negativer Faktor zu sein. Wir fanden auch heraus, *daß prämorbides Copingverhalten der Individuen und die wirksame Bewältigung lebensbedrohlicher Situationen kritische Faktoren sind.* Die Patienten mit aktiv-behavioralen Copingressourcen haben vermutlich die besten Ergebnisse hinsichtlich Gesundung aufzuweisen.

Die Kenntnis des affektiven Status und des Copingverhaltens während der Baseline ist wesentlich für die Identifikation von Mitgliedern jeder Untergruppe sowie für die Vorbereitung einer Intervention, die spezifische Bedürfnisse berücksichtigt. Z. B. benötigen Patienten mit hohem Niveau an Disstreß und niedrigem Baseline-Copingniveau Interventionen, die eine Aktivierung ihrer Ressourcen und Verbesserung des Copingverhaltens anstreben. Patienten mit intensivem Disstreß und hohem Copingniveau benötigen Interventionen, die die Bedeutung der Mobilisation von Copingstrategien betonen. Die beiden genannten Gruppen reagieren mit hoher Wahrscheinlichkeit auf derartige Interventionen, um Disstreß zu vermindern.

Auf der anderen Seite *laufen jene Patienten das größte Risiko, die die Bedeutung und die Bedrohung einer Krebserkrankung für ihr Wohlbefinden bagatellisieren.* Tatsächlich sind sie wahrscheinlich nicht offen für Interventionen, weil deren Notwendigkeit nicht erkannt wird. Diese Personen zeigen niedrigen Baseline-Disstreß und niedrige Copingwerte. Sie sind nicht bereit, eigene Coping-ressourcen zu mobilisieren. Die mangelhafte Aktivierung von Bewältigungs-verhalten ist dafür verantwortlich, daß die Patienten einer Vielzahl von psycho-logischen und somatischen Problemen, die mit der Diagnose und der Behandlung der Krebserkrankung verbunden sind, unvorbereitet ausgeliefert sind.

Interventionen sollten sich bei dieser Gruppe von Patienten darauf konzen-trieren, die realistische Bedrohung des Krebses auf das Wohlbefinden zu ver-deutlichen, um dann zu helfen, ihre Copingressourcen zu mobilisieren. Das Mot-to der Intervention für diese spezielle Gruppe könnte lauten: „Minimiere nicht, mobilisiere!"

Es ist weiterhin *wichtig, Veränderungen im Niveau von Disstreß und Coping über die Zeit zu untersuchen,* da Baselinemessungen oder Untersuchungen zu anderen Zeitpunkten nicht erlauben, irgendeine Art von Beziehung zwischen Coping, affektivem Status und dem Auftreten von Rezidiven oder Überleben herzustellen (Barraclough et al. 1992; Cassileth et al. 1985; 1988).

**Veränderungen im Immunsystem, vermittelt durch neuroendokrine Prozesse, können ein verbindendes Glied zwischen psychologischem Zu-stand und dem Verlauf des Krebses sein.** Der streß-induzierte kortikotrope Releasing-Faktor (CRF) bewirkt ein Absinken der NKCA der Milz (Irwin et al. 1990 a; Irwin et al. 1990 b). Die Freisetzung des Neuropeptids Y über streß-in-duzierte Aktivierung des sympathischen Nervensystems ist außerdem assozi-iert mit einer NCKA-Modulation (Irwin et al. 1991). Es wurde auch berichtet, daß akutem Streß ausgesetzte Ratten einen substantiellen Abbau von NKCA gegen ein syngenes Mammakarzinom *in vitro* aufwiesen. Dieselben Ratten zeig-ten ein zweifach erhöhtes Wachstum oberflächlicher Lungenmetastasen, wenn sie mit diesem Tumor injiziert wurden (Ben-Eliyahu et al. 1991). Goodkin et al. (1992) fanden, daß ein aktiver Copingstil positiv mit NKCA bei asympto-matisch HIV-1-seropositiven Männern assoziiert war.

*Die meisten der überlebenden Melanompatienten zeigten bereits während der Baseline erhöhte Werte für aktiv-behaviorales Coping, oder sie verbesserten ihr Coping im Verlauf von sechs Monaten.* Sie wiesen **signifikante Abnahmen an emotionalem Disstreß** wie auch eine **signifikante Zunahme an CD16-NK-Zellen** auf. Zusätzlich trat eine signifikante Zunahme an Alpha-Interferon-stimulierter NKCA auf. Die verstorbenen Patienten hatten keine signifikanten Veränderungen in diesen Parametern.

*Die Verbesserungen im Coping und in der affektiven Befindlichkeit, zusam-men mit den Veränderungen der Immunparameter auf seiten der Überleber-gruppe und die ausgebliebenen Veränderungen auf seiten der Gruppe der Ver-storbenen waren bereits sechs Monate nach Therapieabschluß feststellbar.* Die-se Befunde waren ungefähr drei Monate vor Auftreten der ersten Rezidive erkennbar. Es ist sicherlich verlockend, bei diesen Patienten den enormen Schritt von der Feststellung dieser Änderungen des Immunsystems zur Hypo-these einer kausalen Beziehung zwischen diesen Änderungen und dem Tumorstillstand bzw. der Metastasenbildung vorzunehmen. Es muß jedoch angemerkt werden, daß das Immunsystem ein hochkomplexes, bislang noch kaum erforschtes System mit multiplen Mechanismen und Verknüpfungen ist. Eine Auswahl nur weniger bestimmter Parameter zu einigen Zeitpunkten ist nicht ausreichend, um befriedigend immunologische Prozesse zu erklären.

Fazit: Von uns durchgeführte psychoedukative Interventionen sind hilfreich bei der Unterstützung effektiven Copingverhaltens sowie zur Reduktion von Disstreß. Außerdem bieten sie möglicherweise zusätzlich einigen Nutzen für das Überleben. Andere Forscher wie Spiegel et al. (1989), Ornish et al. (1990), Richardson et al. (1990) und Greer (1991) haben über ähnliche Effekte berichtet. Dennoch sind weitere Untersuchungen erforderlich, um die zugrundeliegenden Mechanismen dieser Beziehungen besser aufzuklären.

## 6. Gruppen- versus Individual-Intervention

In dem Maße, in dem die Ergebnisse der oben beschriebenen Untersuchung Verbreitung finden, stellt sich die Frage bezüglich des relativen Wertes solcher Interventionen im Rahmen eines Gruppenformats im Vergleich zu einer Eins-zu-eins-Situation bei der Individualtherapie. Diese Frage ist zweifellos von Interesse angesichts der Schwierigkeiten bei der Organisation, der Rekrutierung und Durchführung von Gruppentherapien. Die wichtigste Frage ist, ob eine der genannten Interventionsformen effektiver ist als die andere. Mehr als zwei Dutzend Individual- und Gruppentherapiestudien wurden durchgeführt. *Alle zeigen variable Ausmaße lang- und kurzfristiger Verbesserungen im Copingverhalten und in der affektiven Befindlichkeit.* Die Hauptschwierigkeit bei der Klärung dieser Frage, welches therapeutische Setting effektiver ist, ist darin zu sehen, daß einzelne Interventionsinhalte dieser Studien unterschiedlich waren sowie auch verschiedene Kombinationen von individueller Psychotherapie, Gruppenpsychotherapie, edukativer und behavioraler Maßnahmen erfolgten (Fawzy et al. 1995). Unterschiede im Outcome könnten demnach eher den Inhalten als der Therapieform zugeschrieben werden.

Wir wollten daher den Beitrag einer Gruppenintervention im Vergleich zu einer individuellen Intervention nach einem Jahr untersuchen. Die bereits beschriebene strukturierte psychoedukative Studie wurde im Gruppenformat durchgeführt und mit einer zweiten Untersuchung verglichen, in der die Intervention auf der Basis einer Eins-zu-eins-Situation durchgeführt wurde. Beide prospektive Longitudinal-Studien verwendeten den gleichen Kurzzeit-Ansatz, eine strukturierte psychoedukative Intervention, deren Inhalt aus Gesundheitserziehung, Streßmanagement, dem Training von Copingfertigkeiten sowie psychologischer Unterstützung bestand. Da beide Untersuchungen nicht zeitgleich durchgeführt wurden, wurden die Patienten innerhalb jeder Studie randomisiert einer Interventions- und Kontrollgruppe, nicht aber randomisiert der Gruppen- oder individuellen Intervention zugewiesen.

## 6.1 Methodologie: Auswahlkriterien, Stichprobenauswahl, Erhebungsinstrumente

Alle Patienten beider Studien hatten die Diagnose eines malignen Melanoms. Sie wurden aus der John-Wayne-Krebsklinik in Los Angeles rekrutiert. Die Gruppeninterventionspatienten wurden in der Zeit von 1. 8. 1985 – 31. 8. 1986 rekrutiert (Fawzy et al. 1990 a). Die Patienten mit Individualtherapie wurden in der Zeit von 1. 5. 1990 – 31. 12. 1991 rekrutiert (Fawzy 1995). Alle Patienten erfüllten die bereits früher beschriebenen Kriterien und wurden in vergleichbarer Weise rekrutiert. Es wurden nur diejenigen Patienten in die Datenanalyse einbezogen, von denen vollständige Baseline- und Ein-Jahres-Erhebungen vorlagen. Von den ursprünglich 80 für die Gruppeninterventionsstudie rekrutierten Patienten wurden 38 der Interventions- und 28 der Kontrollgruppe zugewiesen und in die Datenanalyse einbezogen. Von den 63 Patienten, die für die Individual-Studie rekrutiert worden waren, konnten 16 für die Interventions- und 22 für die Kontrollbedingung miteinbezogen werden. Personen, die zum Follow-Up nach einem Jahr der Studie nicht mehr zur Verfügung standen, waren entweder fortgezogen oder hatten unvollständige Fragebögen abgegeben.

Was die Erhebungsinstrumente betrifft, so wurden dieselben Verfahren, wie unter 4. beschrieben, in beiden Studien angewendet.

## 6.2 Behandlung

Alle Patienten unterzogen sich aufgrund ihres Tumors einem standardisierten chirurgischen Eingriff, der in einer großzügigen Entfernung des Primärherdes und, falls indiziert, in einer operativen Entfernung regionaler Lymphknoten bestand. Alle füllten die gleichen Fragebögen aus.

Es trafen sich 7 – 10 Patienten in der Gruppenbedingung (wie früher bereits beschrieben) für 1 ½ Stunden wöchentlich über die Dauer von sechs Wochen. Die Treffen, die zwar strukturiert, dennoch supportiv waren, wurden von einem Psychiater, einem Therapeuten und einer ausgebildeten Krankenschwester geleitet. Patienten in der Individualbedingung erhielten an zwei Terminen ca. drei Stunden Unterricht, durchgeführt von derselben Schwester, die an der Gruppentherapiestudie teilnahm (die außerdem eine Doktorandin für Nursing Science war). Keine der Kontrollgruppen erhielt unsere psychoedukative Intervention. Der Inhalt für die Interventionsmodelle war in beiden Studien identisch und wurde bereits früher beschrieben. Den Patienten in beiden Untersuchungen wurden alle Informationen mündlich übermittelt. Den Patienten in der Individualbedingung wurde außerdem ein Informationsmanual gegeben, das Abbildungen der Copingszenarios mittels schriftlicher Beschreibung der Situation und der verwendeten Copingtechniken enthielt. Diese schriftlichen Erläuterungen dienten als Zusammenfassung der Diskussionen, die in der Gruppenbedingung stattgefunden hatten. Die Patienten der Individualbedingung gaben die Manuale zwecks zukünftigen Gebrauchs und zur Überarbeitung wieder zurück.

## 6.3 Statistische Analyse

Ein lineares Kovarianz-Modell für wiederholte Messungen fand in beiden Studien Anwendung, um die POMS- und Copingskalen zwischen den Interventions- und Kontrollgruppen zu vergleichen. Eine detaillierte Beschreibung dieser Analyse ist an anderer Stelle dargestellt (Fawzy et al. 1990 a). Veränderungswerte wurden für jede Gruppe berechnet, und t-Tests wurden durchgeführt, um statistisch signifikante Zwischen-Gruppen-Veränderungen zu bestimmen.

# 7. Ergebnisse

## 7.1 Coping

Nach einem Jahr zeigten die Patienten der Gruppenbedingung einen signifikant größeren Gebrauch von aktiv-behavioralen Copingstrategien sowie aktiv-positiven, aktiv-expressiven, aktiv-vertrauenden und ablenkenden Copingstrategien. Sie verwendeten auch etwas häufiger vermeidende Copingstrategien.

Einige signifikante Veränderungen der Zwischen-Gruppen-Scores waren gleichfalls nach einem Jahr in beiden Gruppen feststellbar. Patienten der **Gruppenbedingung zeigten Verbesserungen in vier der Copingskalen:** aktiv-behaviorales, aktiv-positives, kognitiv-passives Coping und Ablenkung. Kontrollpatienten in der Gruppenbedingung verwendeten weniger effektive Techniken der aktiven Expression. Patienten der Individualbedingung verwendeten mehr effektive aktiv-positive Strategien, aber zugleich mehr ineffektive kognitiv-passive Strategien. Patienten der Kontrollgruppe der Individualbedingung verwendeten weniger effektive Strategien der aktiven Expression, dagegen mehr ineffektive kogni-tiv-passive Strategien, aber auch mehr effektive Ablenkungsstrategien (s. Tab. 1).

## 7.2 Affektive Befindlichkeit

*Alle Patienten berichteten durchschnittlichen bis höheren Disstreß zum Base-line-Zeitpunkt,* vergleichbar mit anderen Krebspatienten. Baselinewerte für beide Studien zeigten ähnliche Scores, wobei die Patienten der Interventionsbedingung höheren Disstreß erlebten.

In beiden **Interventionsgruppen,** der Individual- und Gruppenbedingung, wiesen die Patienten **klinisch signifikante Abnahmen in ihrer affektiven Gesamtbelastung (POMS) nach einem Jahr** auf. Die Interventionspatienten der Gruppenbedingung zeigten signifikant weniger Konfusion und ein geringeres Defizit an Vitalität verglichen mit den Kontrollen. Weiterhin zeigten Zwischengruppen-Veränderungen signifikante Verbesserungen der affektiven Befind-

*Tabelle 1: Vergleich zwischen Einzel- und Gruppenstudien – Coping Scores*

| | Einzel-Studie | | | | Gruppen-Studie | | | |
|---|---|---|---|---|---|---|---|---|
| | Baseline | | 1 Jahr | | Baseline | | 1 Jahr | |
| Coping-methoden | Kontroll-gruppe (n=21) | Unters.-gruppe (n=16) | Kontroll-gruppe (n=21) | Unters.-gruppe (n=16) | Kontroll-gruppe (n=28) | Unters.-gruppe (n=38) | Kontroll-gruppe (n=27) | Unters.-gruppe (n=38) |
| Aktiv-Kognitiv | 47.95 | 49.82 | 51.80 | 50.57 | 49.96 | 52.84 | 48.74 | 51.94 |
| Aktiv-Behavioral | 50.93 | 54.11 | 54.37 | 56.67 | 52.00 | 56.42 | 51.97 | 59.02*† |
| Vermeidung | 19.76 | 20.15 | 20.06 | 20.98 | 19.93 | 21.68 | 19.52 | 21.59* |
| **Coping-strategien** | | | | | | | | |
| Aktiv-Positiv | 17.66 | 18.69 | 19.57 | 20.91† | 17.47 | 19.76 | 18.42 | 21.19*† |
| Aktiv-Expressiv | 9.34 | 9.13 | 8.24† | 8.76 | 8.46 | 8.97 | 7.73† | 9.26* |
| Aktiv-Vertrauensvoll | 7.84 | 9.03 | 8.04 | 8.13 | 7.57 | 8.05 | 6.72 | 8.27* |
| Kognitiv-Positiv | 21.86 | 23.06 | 23.86 | 24.11 | 22.18 | 24.00 | 22.12 | 24.06 |
| Ablenkung | 14.90 | 15.65 | 17.25* | 15.69 | 15.93 | 17.32* | 16.27 | 18.33*† |
| Kognitiv-Passiv | 5.95 | 6.31 | 7.51† | 7.42† | 7.00 | 7.92 | 7.36 | 7.42† |
| Passiv-Resignation | 9.57 | 9.00 | 9.46 | 9–15 | 10.18 | 9.63 | 9.43 | 9.27 |
| Vermeidung-Rückzug | 4.24 | 4.28 | 4.01 | 4.37 | 3.71 | 4.57* | 3.70 | 4.10 |

Zunahme des Scores = Verbesserung des Coping
*Abnahme des Scores = Verbesserung des Coping*
\* p<.05  ANCOVA zwischen den Gruppen
† p<.05  Innerhalb der Gruppen

lichkeit in jeder POMS-Kategorie für die Patienten der Gruppenintervention. Dagegen hatten die Kontrollen der Gruppeninterventionsbedingung nur Verbesserungen in ihrer Vitalität. Bei Patienten der Individualintervention kam es zu keinen signifikanten Gruppenunterschieden, nur die Interventionspatienten zeigten Verbesserungen, verglichen mit der Baselinemessung. Dies gilt auch für ihr Vitalitätsniveau (s. Tab. 2).

*Tabelle 2: Vergleich zwischen Einzel- und Gruppenstudien – Affektiver Zustand (POMS)*

| POMS | Einzel-Studie | | | | Gruppen-Studie | | | |
| | Baseline | | 1 Jahr | | Baseline | | 1 Jahr | |
| | Kontroll-gruppe | *Unters.-gruppe* | Kontroll-gruppe | *Unters.-gruppe* | Kontroll-gruppe | *Unters.-gruppe* | Kontroll-gruppe | *Unters.-gruppe* |
|---|---|---|---|---|---|---|---|---|
| Scores | (n=22) | *(n=16)* | (n=22) | *(n=16)* | (n=28) | *(n=38)* | (n=28) | *(n=38)* |
| Angst | 8.73 | *10.56* | 8.65 | *9.20* | 7.25 | *11.11\** | 7.13 | *5.411†* |
| Verwirrung | 5.86 | *7.19* | 6.18 | *5.71* | 4.96 | *7.00* | 4.87 | *3.49\*†* |
| Depression | 5.91 | *8.88* | 9.85 | *6.25* | 4.79 | *10.13\** | 5.08 | *3.701†* |
| Wut | 4.94 | *7.50* | 8.75 | *6.85* | 5.21 | *9.66\** | 5.84 | *5.321†* |
| Kraftlosigkeit | 15.51 | *17.31* | 15.36 | *13.25†* | 15.18 | *15.21* | 13.61† | *10.51\*†* |
| Müdigkeit | 7.45 | *10.50* | 7.65 | *7.66* | 7.07 | *9.38* | 6.28 | *4.281†* |
| Gesamt-Mittel-wert (TMD) | 48.40 | *61.94* | 54.60 | *51.46* | 44.46 | *62.48\** | 43.02 | *32.561†* |

Abnahme des Scores = Verbesserung des Affektzustandes
\* p<.05 ANCOVA zwischen den Gruppen
† p<.05 Innerhalb der Gruppen

# 8. Diskussion

## 8.1 Coping

Es gab zu keinem Zeitpunkt signifikante Gruppenunterschiede bei den Patienten in der Individualtherapie. Zwischengruppenveränderungen waren verwischt, da beide Interventionsgruppenpatienten mehr effektive aktiv-positive und ineffektive kognitiv-passive Copingstrategien verwendeten. Die Patienten der Kontrollbedingungen verwendeten mehr Ablenkung, was durchaus als effektiv anzusehen ist. Sie verwendeten aber gleichzeitig weniger effektive aktiv-expressive und mehr ineffektive kognitiv-passive Strategien.

Es ließen sich mehrere statistisch signifikante Zwischen-Bedingungs-Ergebnisse in der Gruppenstudie finden. Zum Baseline-Meßzeitpunkt benutzten die Interventionspatienten mehr Ablenkung als hilfreiche Copingstrategie, zugleich aber mehr vermeidend-sozial-zurückgezogenes Verhalten als negative oder ineffektive Strategie. *Nach einem Jahr setzten die Patienten der Gruppeninterventionsbedingung statistisch und klinisch signifikant mehr aktiv-behaviorales Coping ein als die Kontrollgruppenpatienten.* Aktiv-behaviorales Coping bezieht sich auf positive Veränderungen hinsichtlich der Anpassung an verschiedene Aspekte der Erkrankung. Hierbei spielen Aktivitäten wie sportliche Betätigung, Entspannungstechniken, Verbesserung der Ernährung und eine

Verbesserung der Arzt-Patienten-Beziehung eine Rolle. Die Patienten der Gruppeninterventionsbedingung setzten außerdem signifikant mehr aktiv-positives, aktiv-expressives, aktiv-vertrauensvolles und ablenkendes Coping ein. Aktiv-positive Strategien umfassen eine Zunahme an Engagement, an planendem Handeln und Lebensgenuß „im Augenblick". Aktiv-expressive Strategien bestehen aus Gesprächen mit anderen, um Informationen zu erhalten bzw. anderen Krebskranken Unterstützung zu geben. Aktiv-vertrauensvolle Strategien basieren auf der Suche nach einem Freund, nach Angehörigen oder einem Arzt, um Unterstützung oder Hilfe zu erhalten. Ablenkungsstrategien beziehen sich auf Aktivitäten, die großen Spaß machen, sowie auf die vermehrte Aufnahme sozialer Kontakte. Interessanterweise verwendeten die Patienten der Gruppeninterventionsbedingung auch ineffektive, vermeidende Copingstrategien. Es ist wichtig, zwischen der effektiveren Strategie wie Ablenkung und der wahren Vermeidung – die Elemente der Verleugnung enthält – zu unterscheiden.

**Interventionspatienten berichteten sehr viel mehr über aktiv-behaviorales Coping** und zeigten damit ihre Absicht, effektiv mit ihrer Diagnose und der Behandlung umzugehen. Sie hatten darüber hinaus gelernt, keine „Krebs-Krüppel" zu werden. Das Motiv für eine kontinuierliche Behandlung liegt in dem Wunsch nach Heilung oder zumindest in einer Langzeitremission der Erkrankung. Zur Verbesserung der Lebensqualität wurden diese Patienten unterrichtet, alles zu tun, was therapeutisch notwendig ist. Dies dient auch dazu, 24stündiges tägliches Grübeln über die Erkrankung zu vermeiden. Die Patienten wurden auch ermutigt, ihr *Leben zu genießen, was sich in ablenkendem Coping ausdrückte.*

### 8.2 Affektiver Zustand

Baselinemuster, die für alle Patienten durchschnittliche bis höhere Werte für Disstreß zeigten, waren in beiden Studien bemerkenswert ähnlich. Interventionspatienten zeigten höheres Disstreß-Niveau. Dieses Ergebnis mag durch die Tatsache erklärt werden, daß in beiden Untersuchungen die Patienten bereits randomisiert den Studien-Bedingungen zugeordnet worden waren, bevor sie die Baseline-Einschätzungen vervollständigen konnten. Daher wußten alle Interventionspatienten, daß sie in der Experimentalgruppe waren. Dieser Umstand mag dazu beigetragen haben, mehr über den Einfluß der Krebserkrankung auf ihr Leben nachzudenken und sich über Gefühle hinsichtlich des zusätzlichen Disstresses bewußt zu werden.

Über die Zeit gesehen gab es als einzige signifikante Veränderung in jeder Untersuchung für die *Patienten der Kontrollgruppen* eine *Verbesserung der Vitalität im Vergleich zur Baseline-Erhebung.*

Dagegen konnte eine **konsistente klinische Verbesserung in der affektiven Befindlichkeit bei den Interventionspatienten in beiden Untersuchungen** festgestellt werden. *Das Ausmaß an Verbesserung war deutlich größer für die*

*Patienten der Gruppeninterventions- als für die Patienten der Individualinterventionsbedingung.* Zur Baseline-Erhebung waren die Individual- und Gruppen-TMD-Scores 61.94 bzw. 62.48. Nach einem Jahr fand sich bei den Patienten der Individualinterventionsbedingung in jeder POMS-Kategorie eine generelle Abnahme von 10 Punkten in der affektiven Gesamtgestörtheit auf 51.46. Diese Abnahmen waren statistisch gesehen nicht signifikant. Sie zeigen dennoch eine geringe klinische Verbesserung an. Die 4-Punkte-Verbesserung in den Vitalitätsscores war dagegen eine signifikante Verbesserung innerhalb der Gruppe (verglichen mit der Baseline-Messung).

*Nach einem Jahr wiesen die Gruppeninterventionspatienten statistisch signifikant weniger Konfusion und eine Abnahme an Kraftlosigkeit im Vergleich zu den Kontroll-Patienten auf.* Die Gruppeninterventionspatienten erzielten eine Reduktion ihrer Werte um etwa die Hälfte in jeder POMS-Kategorie. Ihre TMD-Scores erreichten nun durchschnittlich 32.56, eine Abnahme um 30 Punkte. Diese Veränderungen waren innerhalb der Gruppenveränderungen statistisch signifikant.

Es ist plausibel, daß **ohne Intervention eine geringe oder keine positive Veränderung** bei den Kontrollgruppenpatienten in beiden Untersuchungen bewirkt wurde. Die individuelle Intervention schien zu helfen (Fawzy 1995), aber die Effekte waren nicht so dramatisch und konstant wie die bei der Gruppenintervention. Obwohl zum Zeitpunkt der Baseline-Erhebung die Patienten der Individualinterventionsstudie niedrigere Werte aufwiesen, litten diese Patienten nach einem Jahr immer noch deutlich unter psychologischem Disstreß. Dagegen verbesserten sich die Patienten der Gruppeninterventionsstudie in diesem Bereich substantiell.

Es kann sein, daß der Unterschied auf einem „Dosis-Effekt" beruht. Die Patienten in der Gruppeninterventionsbedingung erhielten neun Stunden Intervention, die Patienten der Individualinterventionsbedingung dagegen nur drei Stunden. In der Individualstudie hingegen hatte jeder Patient die ungeteilte Aufmerksamkeit seines Therapeuten und mußte nicht darauf warten, bis er an der Reihe war, Fragen zu stellen und Gefühle auszudrücken. Die Patienten in der Gruppenstudie mußten die Zeit mit acht bis zehn anderen Patienten teilen. Den Patienten der Individualinterventionsbedingung wurden zusätzlich detaillierte und umfangreiche schriftliche Informationen bezüglich des Inhaltes der Intervention zur gründlichen Durchsicht mitgegeben.

Eine alternative Erklärung liegt möglicherweise in der **Coping-Disstreß-Beziehung.** Anpassung und Coping sind Faktoren, die direkt die Stimmung beeinflussen. Der affektive Status wird bei befriedigender Bewältigung neuer Probleme oder Situationen positiv beeinflußt. Die Patienten der Gruppeninterventionsbedingung hatten die Möglichkeit, ihre Copingfertigkeiten in der Gruppe auszuprobieren. Vermutlich hat diese gruppeninduzierte Unterstützung des Coping zu einem verbesserten affektiven Zustand geführt.

Ein anderer möglicher Faktor ist wahrscheinlich die **emotionale Unterstützung während der Gruppensitzungen.** Nach der dritten Sitzung waren vorher einander vollständig Fremde in der Lage, eine kohäsive Gruppe zu formen. Die Kameradschaft wuchs mit jeder Sitzung. Individuen wurden fähig, für einige Zeit eigene Probleme zurückzustellen und sich auf andere in der Gruppe zu konzentrieren. Händehalten, Sich-Umarmen und verbale Ermunterungen waren übliche Verhaltensweisen. Die emotionale Unterstützung setzte sich außerhalb der Gruppen fort und entwickelte sich zu einem wichtigen Bestandteil beim Abbau von emotionalem Disstreß.

### 8.3 Limitierung der Aussagen

Einige Einschränkungen betreffen die Tatsache, daß es sich nicht um zwei gleichzeitig durchgeführte Studien handelt. Die erste betrifft den Effekt der *Krankengeschichte,* in der von außen kommende, unabhängige Variablen innerhalb des Intervalls zwischen den Meßzeitpunkten Einfluß nehmen können (Kerlinger 1973, 319). In diesen beiden Untersuchungen wurden die Prä- und Post-Messungen ein Jahr voneinander getrennt durchgeführt, um in vergleichbaren Zeiträumen Effekte zu erzielen. Die aktuellen Studien wurden fünf Jahre versetzt durchgeführt, so daß potentiell unterschiedliche historische Einflüsse wirksam werden konnten. Obwohl ein Gefühl der Bedrohung nicht vermieden werden kann, hatten sich keine bedeutsamen Ereignisse in der unmittelbaren sozialen Umgebung eingestellt.

Eine weitere Beschränkung der Interpretation vorliegender Ergebnisse beruht in der *Reifung.* Dieser Aspekt bezieht sich nicht auf spezifische Situationen, ist aber mit Wachstum oder Veränderungen des Organismus, der untersucht wurde, verknüpft. Es gibt keinerlei Hinweise dafür, daß Reifungsunterschiede zwischen beiden Untersuchungen auftraten. Die Patienten waren alle frisch diagnostiziert sowie vergleichbar im Alter zum Zeitpunkt der Rekrutierung. Sie wurden außerdem zu vergleichbaren Follow-up-Zeitpunkten untersucht.

## 9.  Schlußfolgerungen

Basierend auf den empirischen Ergebnissen wie auch auf den klinischen Eindrücken der Autoren waren bei malignen Melanom-Patienten die angebotenen strukturierten psychoedukativen Interventionen in beiden Formaten – individuell und in der Gruppe – zu einem frühen Zeitpunkt der Behandlung hilfreich bei der Verminderung von affektivem Disstreß bis zu einem Jahr nach Diagnosestellung. Jedoch war das **Ausmaß der Verbesserung für die Gruppeninterventionsbedingung größer.** Dieser Unterschied kann durch **Verbesserungen im Coping** erklärt werden, das **in der Gruppenbedingung,**

**aber nicht in der Individualbedingung** feststellbar war. Patienten, deren Copingverhalten besser wurde, fühlten sich auch besser. Zusätzlich spielte das der Gruppenintervention inhärente enorme Ausmaß an emotionaler Unterstützung eine bedeutsame Rolle bei der Abnahme von affektivem Disstreß. Überdies ist das Gruppenformat neben den positiven Ergebnissen auch noch kostengünstiger.

Während die individuelle Therapie immer eine wichtige Rolle für einige Patienten spielen wird, bietet vermutlich das **Gruppenformat mit strukturierten psychoedukativen Interventionen bei Krebspatienten einige klare Vorteile.** Vielleicht stellt eine Kombination beider Verfahren eine besonders günstige Lösung in der Behandlung von Krebspatienten dar. Eine initiale diagnostische und informatorische Sitzung, gefolgt von einer kurzzeitigen psychoedukativen Gruppenintervention mit psychiatrischer Kooperation – falls indiziert – könnte ein interessantes Modell für die zukünftige Entwicklung und Evaluation sein.

## Literatur

Abo, T., Balch, C.M. (1981): A differentiation antigen of human and NK and K cells identified by a monoclonal antibody (HNK-1). Journal of Immunology 127, 1024 – 1029

Barraclough, J., Pinder, P., Cruddas, M., Osmond, C., Taylor, I., Perry, M. (1992): Life events and breast cancer prognosis. British Medical Journal 304 (6834), 1078 – 1081

Ben-Eliyahu, S., Yirmiya, R., Liebeskind, J.C., Taylor, A.N., Gale, R.P. (1991): Stress increases metastatic spread of a mammary tumor in rats: evidence for mediation by the immune system. Brain, Behavior and Immunity 5, 193 – 205

Bridge, L.R., Benson, P., Pietroni, P.C., Priest, R.G. (1988): Relaxation and imagery in the treatment of breast cancer. British Medical Journal 5, 297 (6657), 1169 – 1172

Cassileth, B.R., Lusk, E.J., Miller, D.S., Brown, L.L., Miller, C. (1985): Psychosocial correlates of survival in advanced malignant disease. New England Journal of Medicine 312, 1551 – 1555

Cassileth, B.R., Walsh, W.P., Lusk, E.J. (1988): Psychosocial correlates of cancer survival: subsequent report 3 to 8 years after cancer diagnosis. Journal of Clinical Oncology 6 (11), 1753 – 1759

Cella, D.F., Tross, S., Orav, J.E., Holland, J.C., Silberfarb, P.M., Rafla, S. (1989): Mood states of patients after the diagnosis of cancer. Journal of Psychosocial Oncology 7 (1/2), 45 – 54

Fauman, M.A. (1982): The central nervous system and the immune system. Biological Psychiatry 17 (2),1459 – 1482

Fawzy, F.I., Wellisch, D., Yager, J. (1977): Psychiatric liaison to the bone-marrow transplant project. In: C.E. Hollingsworth, Pasnau, R.O. (Eds.): The Family in Mourning. Grune & Stratton, New York.

Fawzy, F.I., Namir, S., Wolcott, D.L., Mitsuyasu, R.T., Gottlieb, M.S. (1989a): The relationship between medical and psychological status in newly diagnosed gay men with AIDS. Psychiatric Medicine 7 (2), 23 – 33

Fawzy, F.I., Namir, S., Wolcott, D.L. (1989b): Structured group intervention model for AIDS patients. Psychiatric Medicine 7, 35 – 45

Fawzy, F. I., Cousins, N., Fawzy, N. W., Kemeny, M. E., Elashoff, R., Morton, D. (1990a): A structured psychiatric intervention for cancer patients: I. Changes over time in methods of coping and affective disturbance. Archives of General Psychiatry 47, 720–725

Fawzy, F. I., Kemeny, M. E., Fawzy, N. W., Elashoff, R., Morton, D., Cousins, N., Fahey, J. L. (1990b): A structured psychiatric intervention for cancer patients: II. Changes over time in immunological measures. Archives of General Psychiatry 47, 729–735

Fawzy, F. I., Fawzy, N. W., Hyun, C., Elashoff, R., Guthrie, D., Fahey, J., Morton, D. (1993): Malignant melanoma: effects of an early structured psychiatric intervention, coping, and affective state on recurrence and survival six years later. Archives of General Psychiatry 50, 681–689

Fawzy, F. I., Fawzy, N. W., Arndt, L. A., Pasnau, R. O. (1995): Critical review of psychosocial interventions in cancer care. Archives of General Psychiatry 52, 100–113

Fawzy, N. W. (1995): A structured psychoeducational nursing intervention for newly diagnosed malignant melanoma patients. Cancer Nursing 18, 427–438

Ferlic, M., Goldman, A., Kennedy, B. J. (1979): Group counseling in adult patients with advanced cancer. Cancer 43, 760–766

Goodkin, K., Blaney, N. T., Feaster, D., Fletcher, M. A., Baum, M. K., Mantero-Atienza, E., Klimas, N. G., Millon, C., Szapocznik, J., Eisdorfer, C. (1992): Active coping style is associated with natural killer cell cytotoxicity in asymptomatic HIV-1 seropositive homosexual men. Journal of Psychosomatic Research 36 (7), 635–650

Greer, S. (1991): Psychological responses to cancer and survival. Psychological Medicine 21 (1), 43–49

Greer, S., Moorey, S., Baruch, J. D., Watson, M., Roberston, B. M., Mason, A., Rowden, L., Law, M. G., Bliss, J. M. (1992): Adjuvant psychological therapy for patients with cancer: a prospective randomized trial. British Medical Journal 301 (6828), 675–680

Gruber, B. L., Hersh, S. P., Hall, N. R. S., Waletzky, L. R., Kunz, J. F., Carpenter, J. K., Kverno, K. S., Weiss, S. M. (1993): Immunological responses of breast cancer patients to behavioral interventions. Biofeedback and Self-Regulation 18 (I), 1–21

Gustafson, J., Whitman, H. (1978): Towards a balanced social environment on the oncology service: The Cancer Patient Group. Social Psychiatry 13, 147–152

Herberman, R. (1988): Natural killer cell activity and antibody-dependent cell-medicated cytotoxicity. In: Rose, N. R., Friedman, H., Fahey, J. L. (Eds.): Manual of Clinical Laboratory Immunology. American Society for Microbiology, Washington DC, 308–314

Irwin, M., Vale, W., Rivier, C. (1990a): Central corticotropin-releasing factor mediates the suppressive effect of stress on natural killer cytotoxicity. Endocrinology 126, 2837–2844

Irwin, M., Hauger, R. L., Jones, L., Provencio, M., Britton, K. T. (1990b): Sympathetic nervous system mediates central corticotropin releasing factor induced suppression of natural killer cytotoxicity. Journal of Pharmacology and Experimental Therapeutics 255, 101–107

Irwin, M., Brown, M., Patterson, T., Hauger, R., Mascovic, A., Grant, I. (1991): Neuropeptide Y and natural killer cell activity: findings in depression and Alzheimer caregiver stress. The FASEB Journal 5, 3100–3107

Jackson, A., Warner, N. L. (1988): Preparation, straining, and analysis by flow cytometry of peripheral blood leucocytes. In: Rose, N. R., Friedman, H., Fahey, J. L. (Eds.): Manual of Clinical Laboratory Immunology, American Society for Microbiology, Washington DC, 226–235

Kerlinger, F. N. (1973): Foundations of Behavioral Research, 2. Aufl. Holt, Rinehart and Winston Inc., New York

Klein, G., Klein, E. (1985): Evolution of tumors and the impact of molecular oncology. Nature 315, 190–195

Lee, E. T. (1992): Statistical Methods for Survival Data Analysis. 2. Aufl. John Wiley and Sons, New York

Linn, M. W., Linn, B. S., Harrris, R. (1982): Effects of counseling on for late stage cancer patents. Cancer 49, 1048–1055

McNair, D. M., Lorr, M., Doppelman, L. F. (1971): Profile of Mood States Instrument. In: McNair, D. M., Lorr, M., Doppelman, L. F. (Eds.): Manual for the Profile of Mood States. Educational and Industrial Testing Service, San Diego CA, 3–29

Namir, S., Wolcott, D. L., Fawzy, F. I., Alumbagh, M. J. (1987): Coping with AIDS: psychological and health implications. Journal of Applied Social Psychology 17, 309–328

Nixon, D. W. (1982): Melanoma. In: Nixon, D. W. (Eds.): Diagnosis and Management of Cancer. Addison-Wesley Publishing Co., Reading, Mass. 16, 238–247

Ornish, D., Brown, S. E., Scherwitz, L. W., Billings, J. H., Armstrong, W. T., Ports, T. A., McLanahan, S. M., Kirkeeide, R. L., Brand, R. J., Gould, K. L. (1990): Can lifestyle changes reverse coronary heart disease? Lancet 336 (8708), 129–133

Rabkin, J., Streuning, E. (1976): Life events, stress, & illness. Science 194, 1013–1020

Ramirez, A. J., Craig, T. K., Watson, J. P., Fentiman, I. S., North, W. R., Rubens, R. D. (1989): Stress and relapse of breast cancer. British Medical Journal 298 (6669), 291–293

Richardson, J. I., Shelton, D. R., Krailo, M., Levine, A. M. (1990): The effect of compliance with treatment on survival among patients with hematologic malignancies. Journal of Clinical Oncology 8 (2), 356–364

Sklar, L., Anisman, H. (1981): Stress and cancer. Psychological Bulletin 89 (3), 369–406

Sobel, H. J., Worden, J. W. (1982): Helping Cancer Patients Cope: Practitioner's Manual. Guilford Publications, New York

Soloman, G. S., Amkrant, A. A. (1981): Psychoneuroendocrinological effects on the immune response. Annual Review of Microbiology 35, 155–184

Spiegel, D., Bloom, J. R., Yalom, I. D. (1981): Group support for metastatic cancer patients: a randomized prospective outcome study. Archives of General Psychiatry 38, 527–533

Spiegel, D., Bloom, J. (1983): Group therapy and hypnosis reduce metastatic breast carcinoma pain. Psychosomatic Medicine 45, 333–339

Spiegel, D., Bloom, J. R., Kraemer, H. C., Gotthell, E. (1989): Effect of psychosocial treatment on survival of patients with metastatic breast cancer. Lancet 2 (8668), 888–891 StatXact. (1991): Statistical Software for Exact Nonparametric Inference. Cytel Software Corporation, Cambridge, MA

StatXact (1991): Statistical software for exact nonparametric inference (Computer program). Cytel Software Corporation, Cambridge, MA

Weisman, A. D., Worden, J. W., Sobel, H. J. (1980): Psychosocial screening, intervention with cancer patients Boston: Project Omega.

Wood, P. E., Milligan, I., Christ, D., Liff, D. (1978): Group counseling for cancer patients in a community hospital. Psychosomatics 19, 555

# Kapitel V
# Bronchialkarzinom – psychosoziale Faktoren und Interventionsmöglichkeiten bei Entwicklung, Verlauf und Bewältigung

*Von Kurt Fritzsche, Andreas Hammel und Michael Wirsching*

Der Überblick über psychosoziale Einflüsse und Wirksamkeit von psychotherapeutischen und psychosozialen Interventionen beim Bronchialkarzinom beruht auf einer kritischen Sicht der Literatur von 1978–1999.

Bisher existiert erst eine Übersicht zu psychosozialen Aspekten bei Lungenkrebs-Patienten von Bernhard und Ganz (1991), die sich mehr an Onkologen richtet und Fragen der Raucherprävention sowie der Beeinflussung von krankheits- und therapiebegleitenden körperlichen Symptomen behandelt.

In der Literatur ist einmal von Patienten mit Bronchialkarzinom und ein anderes Mal von Lungenkarzinom die Rede. Da 95 % der Lungenkarzinome Bronchialkarzinome sind, verwenden wir im folgenden beide Ausdrücke synonym.

## 1. Das Bronchialkarzinom – Häufigkeit, Klassifizierung, Therapie und Prognose

Das Bronchialkarzinom ist bei Männern in den industrialisierten Ländern mit großem Abstand die häufigste Krebserkrankung. Das Verhältnis Männer zu Frauen betrug bis vor etwa 1980 noch ca. 10:1. Im Zuge der allgemeinen Zunahme der Häufigkeit des Bronchialkarzinoms seit 1970 hat sich dieser Unterschied aber bis auf 3:1 verringert. Bei Frauen liegt es mittlerweile auf Platz drei aller Tumorerkrankungen. Die Zunahme der registrierten Bronchialkarzinome wird auch auf die verbesserte Diagnostik in den letzten Jahrzehnten zurückgeführt.

**Zigarettenraucher haben ein bis zu 30fach höheres Risiko,** an einem Bronchialkarzinom zu erkranken, als Nichtraucher. *Nur 15 % aller Bronchialkarzinome kommen bei Nichtrauchern vor.*

Das Bronchialkarzinom macht 95 % aller Fälle von Lungenkarzinomen aus. Ein Großteil der Patienten befindet sich im Alter zwischen 50 und 60 Jahren. Ein wesentlich kleinerer Teil ist erst 40–50 Jahre alt. Erst dann folgt das siebte und schließlich das achte Lebensjahrzehnt.

## 1.1 Tumorklassifizierung und -graduierung (Grading)

Die histologische Typisierung (Typing) folgt der 2. WHO-Klassifikation von 1981. Die mittlere Überlebenszeit ohne Therapie kann wie folgt angegeben werden:

| | |
|---|---|
| 1. Plattenepithelkarzinom (45 %) | 7 Monate |
| 2. Kleinzelliges Karzinom (25 %) | 2 Monate |
| 3. Adenokarzinom (20 %) | 8 Monate |
| 4. Großzelliges Karzinom (10 %) | 4 Monate |
| 5. Adenosquamöses Karzinom | |
| 6. Karzinoid Tumor | |
| 7. Karzinom der Bronchialwanddrüsen | |
| 8. Andere Formen | |

Tumorgraduierung:

G 1 = hochdifferenzierte Tumore mit niedrigem Malignitätsgrad
G 2 = mittelhochdifferenzierte Tumore mit mittlerem Malignitätsgrad
G 3 = wenigdifferenzierte Tumore mit hohem Malignitätsgrad
G 4 = undifferenzierte Tumore mit sehr hohem Malignitätsgrad

## 1.2 Tumorstadieneinteilung (TNM-Staging)

Die Stadieneinteilung erfolgt nach den Symbolen T (Primärtumor), N (Lymphknotenbeteiligung) und M (Fernmetastasen). Die unterschiedlichen TNM-Kombinationen werden in den Stadien 0–IV gruppiert. Diese **Stadiengruppierung** spiegelt eine vergleichbare Prognose der jeweils eingeschlossenen TNM-Kombinationen wider und ist gleichzeitig auch *eine grobe Richtlinie für die therapeutischen Optionen.* Umschriebene Tumormanifestationen ohne Beteiligung vitaler Organe können chirurgisch vollständig reseziert werden. Tumorausdehnungen, die nicht über das Mediastinum und die angrenzenden Lymphabflußgebiete hinausgehen, eignen sich für eine Bestrahlung. Fernmetastasen schließen die Möglichkeit einer kurativen Lokalbehandlung aus und erfordern, wenn verfügbar, eine Chemotherapie. Für die klinische Praxis hat sich besonders bei den kleinzelligen Bronchialkarzinomen die Unterscheidung in *limitierte Tumorausdehnung (limited disease)* und *weitergehende Tumorausdehnung (extensive disease)* als brauchbar erwiesen.

## 1.3 Das Krankheitsbild

Zu unterscheiden sind ein **uncharakteristisches frühes** und ein **ausgeprägtes spätes Stadium.** Vorzeichen des Bronchialkarzinoms sind die Beeinträchtigung des Allgemeinbefindens und eine zunächst unerklärliche Leistungsminderung. Nicht erklärbarer Reizhusten ist ein bedeutendes und meist leider verkanntes Frühzeichen. Hinzu kommen Druckgefühle in der Brust, manchmal Kurzatmigkeit und Herzklopfen. Anamnese, Symptomatik, physikalische Untersuchung und Röntgenthoraxaufnahme ermöglichen in diesem Frühstadium nur eine Verdachtsdiagnose und diese auch nur in einem Teil der Fälle. Da die Symptome sehr uncharakteristisch sind, werden sie oft banalen Erkrankungen zugerechnet. Eine Frühdiagnose ist oft auf einen radiologischen Zufallsbefund zurückzuführen.

Nach weiteren drei Monaten ist ein *rapider Anstieg der Beschwerden* zu verzeichnen. Fast 20 % der Patienten haben bei der Einweisung in die Klinik schon nachweisbare Metastasen.

Beim ausgeprägten späten Krankheitsbild treten dann quälender Husten, evtl. haemorragisches Sputum, Abmagerung und schnelle Abnahme der körperlichen Belastbarkeit ein. Komplikationen sind ausgeprägte Dysnoe, ziehende Schmerzen im Brustraum, sekundäre Bronchiektasen, Pleuraergüsse und Symptome, welche von Metastasen in Gehirn und Knochen herrühren.

## 1.4 Therapie

Das therapeutische Vorgehen ist einerseits von der Histologie und andererseits von der Ausdehnung der Erkrankung abhängig. *Bei nicht kleinzelligen Bronchialkarzinomen ist die bis heute wirksamste Behandlung die Resektion.* Sie kommt aber nur für ca. 25 % der Fälle in Frage. Die höchsten fünf Jahresresultate sind im Stadium I zu erzielen. Die Angaben reichen von 60–80 %. Für das Stadium II reduzieren sie sich auf 30–40 %. Für das Stadium III a nochmals auf 15–25 %.

Beim *kleinzelligen Bronchialkarzinom* befinden sich ca. 70 % der Patienten bei Diagnosestellung in einem metastasierten Stadium, nur ca. 30 % weisen ein limitiertes Tumorstadium auf. Trotz Verbesserung der Chemotherapie-Protokolle sind die mittleren Überlebensraten noch unbefriedigend: Sie betragen im Stadium limited disease ca. 12–16 Monate mit einer Zwei-Jahres-Überlebensrate von 15–25 %, während im Stadium extensive disease das mediane Überleben unter zehn Monaten und das zwei Jahre erkrankungsfreie Überleben unter 5 % liegen.

Die Strahlentherapie kommt im Stadium limited disease als konsolidierende Maßnahme nur in erreichter Voll- oder Teilremission zum Einsatz. Eine parallel durchgeführte prophylaktische Hirnschädelbestrahlung senkt die Inzidenz von Hirnmetastasen entscheidend.

Zusammenfassend sind folgende Probleme für die Bronchialkrebserkrankung maßgeblich: Die **Symptomlosigkeit des Leidens im Frühstadium,** die **Indolenz mancher Patienten** und die **ärztliche Fehlbeurteilung** trotz Intensivierung und Verfeinerung der Untersuchungsmethoden führen dazu, daß immer noch 75 % der Patienten in inoperablem Zustand in die Klinik kommen.

## 2. Psychosoziale Faktoren in der Entstehung des Bronchialkarzinoms

### 2.1 Rauchen und Umweltgifte

*80 % – 90 % der Bronchialkarzinome werden durch Rauchen mitverursacht*, wobei den im Zigarettenkondensat angereicherten Karzinogenen und solchen in Form von polizyklischen Kohlenwasserstoffen die entscheidende Rolle zukommt (DHHS 1982; Royal College of Physicians 1983; WHO 1986). Auch Passivrauchen erhöht das Erkrankungsrisiko. Mit zunehmender Dauer einer Nikotinkarenz scheint sich das Erkrankungsrisiko zu reduzieren. Das Risiko ist dosisabhängig. Weiterhin anerkannte auslösende Noxen sind *Asbest- und Silikatstäube, radioaktive Stäube, Chrom- und Nickeldämpfe, sowie Kokereirohgase.* Sie stellen bei gewerblicher Exposition eine entsprechende Gefährdung der Berufstätigen dar und können zudem das Karzinomrisiko des Zigarettenrauchers potenzieren. Bei den bronchioalveolären Karzinomen wird eine virale Ätiologie vermutet.

Im Vergleich zu direkten psychosozialen Risikofaktoren, wie Verlust einer nahen Bezugsperson oder traumatischen Erlebnissen, ist Rauchen ein indirekter Risikofaktor. Er vermittelt sich über soziale Normen und Werte, z. B. Peer-Group-Verhalten. Vielfältige Präventionsstrategien sind entwickelt worden. Die *Patienten verleugnen oft den Zusammenhang zwischen ihrem Rauchverhalten und der Entwicklung ihrer Erkrankung* (Mumma/McCorkel 1983; Levine/Ziegler 1975). Abstinenz von Rauchen im Verlauf der Erkrankung ist vor allem wegen der dadurch verursachten Zunahme von Atemnot und Husten notwendig. Unter dem Schock der Diagnose und der unmittelbar daran anschließenden Behandlung hören fast alle Patienten mit dem Rauchen auf. Jedoch etwa die Hälfte beginnt im Laufe eines Jahres wieder regelmäßig zu rauchen (Davison/Duffin 1982).

Eine umgekehrte Beziehung besteht zwischen Auftreten von Bronchialkarzinom und sozioökonomischem Status (Fraumeni/Blot 1982). Hier spielen die Expositionen von chemischen Stoffen vor allem in Industrieregionen eine Rolle.

### 2.2 Persönlichkeit

In den fünfziger und sechziger Jahren gab es einige Untersuchungen, die bestimmten Persönlichkeitsmerkmalen, wie Neigung zur Hilflosigkeit, Resignation und Depression sowie Unterdrückung von Emotionen und rationalisierende Abwehr, bei der Entstehung von Krebserkrankungen eine Rolle zuwiesen (vgl. auch Kapitel 3 in diesem Buch). Auch für das Bronchialkarzinom gab es solche Untersuchungen (Kissen/Rao 1969; Kissen et al. 1969; Abse et al. 1974). Spätere prospektive Studien sind in ihren Ergebnissen sehr widersprüchlich, so daß sich kein spezifisches Persönlichkeitsmuster erkennen läßt.

**Rauchen und Persönlichkeitsfaktoren scheinen zusammenzuwirken** (Blomke et al. 1984). Es gibt jedoch noch zu wenig systematische Arbeiten, die die Zusammenhänge zwischen Persönlichkeitsmerkmalen und Rauchen belegen. In der Untersuchung von Wirsching (1990) fand sich gesundheitsschädigendes Verhalten wie Rauchen, aber auch Symptomnegierung oder zu spät in Anspruch genommene ärztliche Hilfe in extremer Ausprägung bei kleinzellig erkrankten Patienten. Nicht kleinzellig erkrankte Bronchialkrebspatienten zeigten ebenfalls gesundheitsschädigende oder zumindest vernachlässigende Verhaltensweisen, unterschieden sich aber hierbei nur wenig von der Vergleichsgruppe der Frauen mit Mastopathiebefund.

Bei Wirsching (1990) wurden auch psychosoziale Belastungen im Jahr vor der Krebsdiagnose erfragt. Sowohl brustkrebskranke Frauen als auch Patienten mit kleinzelligem Bronchialkarzinom zeigten sich in ca. zwei Drittel der Fälle extrem belastet: starke familiäre, berufliche und soziale Probleme wurden für den vorangegangenen Jahreszeitraum berichtet. Meist bestanden sie schon über längere Zeit. Aber auch in der Kontrollgruppe der Frauen mit Mastopathie fanden sich über 50 % starke Belastungen, ebenso wie in der großen Gruppe der an nicht kleinzelligem Bronchialkarzinom erkrankten Patienten. Dies bestätigt zwar die *Hypothese, daß starke psychosoziale Belastungen der Krebserkrankung vorausgehen,* zeigt jedoch auch, *daß diese Belastungen keine spezifische Bedeutung haben.* Sie scheinen vielmehr als Lebensbelastungen in der untersuchten Altersgruppe weit verbreitet zu sein. Aus diesem Grund gewinnt die Untersuchung der psychologischen Bewältigungsmechanismen von psychosozialen Belastungen eine zusätzliche Bedeutung. **Weniger die Stärke und die Art der Streßbelastungen sind entscheidend, sondern die Bewältigungsformen.**

Erst einige wenige Arbeiten beschäftigen sich mit dem Verständnis der *immunologischen Mechanismen bei Bronchialkarzinom* und der daraus abgeleiteten Therapiemöglichkeiten. Die Bestimmung von Immunparametern im Zusammenhang mit psychosozialen Verlaufsfaktoren oder psychotherapeutischen Interventionen liegen bisher nicht vor.

## 3. Die Überlebenszeit in Abhängigkeit von psychosozialen Faktoren

Gute Übersichten zu den Auswirkungen psychosozialer Faktoren auf die Überlebenszeit bei Krebserkrankungen allgemein und den damit verbundenen methodologischen Problemen finden sich bei Faller (1997a) und bei Spiegel/Kato (Kapitel 3) in diesem Buch. Obwohl das Bronchialkarzinom zu den häufigsten Krebserkrankungen gehört, sind Untersuchungen über den Einfluß psychosozialer Faktoren auf die Entwicklung, den Verlauf und die Bewältigung der Erkrankung im Vergleich zu anderen Krebsarten selten. *Tumorstadium und Kar-*

*nofsky-Index* haben sich *als valideste prognostische Indikatoren im Krankheitsverlauf* erwiesen (Stanley 1980; O'Connel et al. 1986; Sorensen et al. 1989; Bernhard/Ganz 1991; Bülzebruck et al. 1991; Holle/Flechtner 1991; Shinkai et al. 1992; Ohlhauser et al. 1994; Feld et al. 1996; Moore 1996). Erst wenige Arbeiten untersuchten den Einfluß psychosozialer Faktoren auf die Überlebenszeit.

Eine Untersuchung von Ell et al. (1992) (n = 294) zeigte, daß *emotionale Unterstützung ein Prädiktor bei noch nicht fortgeschrittenen Stadien (limited disease) des Bronchialkarzinoms* sein kann. Keine Effekte auf die Überlebenszeit wurden jedoch bei fortgeschrittenen Krankheitsstadien gefunden. Hier war das Tumorstadium der einzige Prädiktor für die Überlebenszeit.

In einer Studie von Stavraky et al. (1988) (n = 224) hatten folgende Faktoren positiven Einfluß auf die Mortalität nach einem Jahr: ein *starkes Bedürfnis nach Betreuung und Zuwendung* sowie die Extreme zweier Persönlichkeitsmerkmale (nüchtern/ zurückhaltend oder begeisterungsfähig).

Weisman und Worden (1975) fanden im Vergleich zu anderen Krebsarten folgende signifikante Unterschiede: Lungenkrebspatienten klagen über mehr körperliche Symptome, sie weisen wichtige Bezugspersonen häufiger zurück, waren häufiger frustriert, empfindlicher und unzufriedener mit dem Krankheitsverlauf und artikulierten häufiger Suizidgedanken. Die Autoren schlußfolgerten daher, daß die Auseinandersetzung mit emotional belastenden Themen im Kontext von Lungenkrebs durchweg belastender sei als bei anderen Neubildungen (Weisman/Worden 1976/1977).

In einer prospektiven kontrollierten Studie (Kaasa et al. 1989) bei 102 Patienten mit inoperablem nicht kleinzelligem Bronchialkarzinom (limited disease) zeigten univariante Survival-Analysen, daß **Allgemeinsymptome, psychosoziales Wohlbefinden und Krankheitsstadium die besten Prädiktoren** waren. In einer multiplen Regressionsanalyse waren Allgemeinsymptome (Müdigkeit, Appetitlosigkeit, Schlafstörungen und Schmerzen) die dominierenden Faktoren, und gutes psychosoziales Wohlbefinden lag an zweiter Stelle. Diese Patienten lebten im Durchschnitt doppelt so lange wie Patienten mit schlechtem psychosozialem Wohlbefinden. Auch wenn dieser Effekt in erster Linie auf das Ausmaß der Erkrankung (Krankheitsstadium) zurückzuführen ist, sind umgekehrte Effekte nicht auszuschließen.

In einer prospektiven, hypothesengeleiteten Untersuchung von Faller (1997 b) zu den Zusammenhängen von psychologischen Faktoren und Überlebenszeit von Bronchialkarzinompatienten (n = 103) unter Einbezug aller relevanten biologischen Prädiktoren war **aktives problemorientiertes Coping und das Gefühl der Hoffnung mit einer längeren Überlebenszeit verbunden, emotionale Belastungen, Depressivität und depressives Coping** ging **mit einer kürzeren Überlebenszeit** einher. Dieser prädiktive Effekt bestand statistisch unabhängig vom Einfluß der bekannten somatischen Risikofaktoren. Der Effekt des aktiven Coping lag in vergleichbarer Höhe wie der des Karnofsky-Index.

Wirsching (1990) beschränkte sich angesichts der hoffnungslosen Prognose des kleinzelligen, inoperablen Bronchialkarzinoms auf die prognostisch günstigere Gruppe, der mit kurativer Zielsetzung operierten Patienten mit nicht metastasierendem, nicht kleinzelligem Bronchialkarzinom (n = 70). *Keine der untersuchten individuellen und familiären psychologischen Variablen hatte einen direkten Einfluß auf die Krankheitsentwicklung.* Auch das jeweilige Alter der Patienten hatte keinerlei verlaufsbestimmende Wirkung.

Zusammenfassend läßt sich festhalten: Entgegen der Meinung einiger Autoren, daß beim Bronchialkarzinom wegen seines raschen Verlaufes psychologische Faktoren keine bedeutsame Rolle spielen können (Anderson 1992; Levy/Roberts 1992), gibt es Studien, die Hinweise auf solche Zusammenhänge liefern. Die Ergebnisse sind jedoch uneinheitlich und unterliegen *methodischen Einschränkungen.* Ein direkter Einfluß psychosozialer Faktoren auf den Krankheitsverlauf, z. B. über psychoneuroimmunologische Bindeglieder, worauf einzelne Untersuchungen bei Brustkrebs und malignem Melanom hinweisen, läßt sich bisher bei Bronchialkarzinom nicht nachweisen. Möglich erscheint jedoch eine indirekte psychosomatische Wirkung in dem Sinne, daß die beschriebenen positiv wirksamen psychosozialen Faktoren wie soziale Unterstützung, psychosoziales Wohlbefinden mit wenig emotionaler Belastung sowie aktives Coping zu einer besseren medizinischen Compliance mit der medizinischen Behandlung führen können (Faller 1997 b). Dies trägt dazu bei, daß Medikamente zuverlässig eingenommen werden, Chemotherapie wegen schlechter Verträglichkeit nicht vorzeitig abgebrochen wird und Untersuchungstermine regelmäßig wahrgenommen werden.

## 4. Auswirkungen des Krankheitsverlaufs und der Behandlung auf körperliches Befinden, psychische Symptomatik, Bewältigungskompetenz und familiäre Interaktionen

Lebensqualität gilt als ein multidimensionales Konstrukt, das die körperliche Ebene, das psychische Befinden und die sozialen Interaktionen einschließt. Für diesen Abschnitt haben wir die einzelnen Aspekte der Lebensqualität nach Auswirkungen der Erkrankung und Behandlung auf das körperliche Befinden, die psychischen Belastungen und die familiären Interaktionen getrennt. Zwischen allen drei Dimensionen gibt es jedoch vielfältige Wechselwirkungen, die jeweils erwähnt werden.

### 4.1 Körperliches Befinden

Die körperlichen Funktionen sind durch die Erkrankung selbst und die Nebenwirkungen der Therapie erheblich eingeschränkt. Die wichtigsten Beeinträchtigungen sind:

**Schmerzen:** 30% – 40% der Patienten im Frühstadium und 60% – 90% der Patienten mit fortgeschrittener Erkrankung haben behandlungsbedürftige Schmerzen (Marino et al. 1986; Daut/Cleeland 1982). Die Schmerzen sind meistens organischer Ursache, werden jedoch durch psychosoziale Belastungen verstärkt. Bei chronischen Schmerzen treten Schlafstörungen, Appetitlosigkeit und depressive Symptome auf (Foley 1985). Chronische Schmerzen lösen zudem in der Familie des Patienten oft Gefühle von Hilflosigkeit und Angst aus (Cassileth et al. 1985).

**Dyspnoe:** Dieses Symptom ist ein Indikator für ein fortschreitendes Tumorwachstum und kann starke Ängste hervorrufen. Bis auf einige supportive Entspannungstechniken, die auch vom Pflegepersonal angewendet werden können (Foote et al. 1986), gibt es wenige systematische Untersuchungen zu diesem Problem.

**Übelkeit und Erbrechen:** Akute Übelkeit und Erbrechen kommen in ca. 70% – 80% der Patienten im Rahmen der Chemotherapie vor. Es gibt jedoch auch das Syndrom der „antizipierten Übelkeit", das bei 18% – 57% der Patienten auftritt. Es wird meistens durch Angst verursacht und fördert damit das maladaptive Verhalten gegenüber der Erkrankung (Burish/Carey 1986).

**Erschöpfung:** Schwäche und Müdigkeit, wenn nicht unmittelbar auf die fortschreitende Erkrankung rückführbar, ist meist Folge der Chemo- oder Radiotherapie. Sie kann aber auch Ausdruck einer latenten oder manifesten Depression sein.

**Schlafstörungen:** Auch hier bestehen vielfältige Zusammenhänge zwischen Ein- und Durchschlafstörungen und ungenügend behandelten Schmerzzuständen, Atemnot und psychischen Symptomen wie Angst (Silberfarb et al. 1985).

**Neurophysiologische Veränderungen:** Kognitive Veränderungen bei Patienten unter Chemotherapie oder Radiotherapie sind beschrieben worden (Silberfarb et al. 1980; 1983; Kaasa/Mastekaasa 1988 b). Auch bei Langzeitüberlebenden des kleinzelligen Bronchialkarzinoms fanden sich in 75% neurologische Störungen (Johnson et al. 1985).

### 4.2 Psychische Symptome und psychosoziale Probleme bei Diagnosestellung und im Verlauf

Ginsburg et al. (1995) fanden bei 57 Patienten mit neu diagnostiziertem Lungenkrebs, die sich jedoch bereits unter Radio- oder Chemotherapie befanden, im Rahmen eines diagnostischen Interviews folgende Symptome und Belastungen:

- Nach psychiatrischen Diagnosekriterien wiesen zum Untersuchungszeitpunkt lediglich zwei Patienten (4 %) eine affektive Störung und 6 Patienten (12 %) eine Anpassungsstörung auf.
- Bei 16 Patienten (31 %) wurde retrospektiv eine affektive oder eine Angststörung oder beides vermutet. 4 % hatten eine Anpassungsstörung unmittelbar in der Folge der Diagnosemitteilung, die sich zum Zeitpunkt des Interviews wieder zurückgebildet hatte.
- 46 % der Patienten gaben einen Alkoholabusus an, 13 % auch noch zum Zeitpunkt des Interviews.
- Alle Patienten rauchten, 63 % wurden als nikotinabhängig eingestuft.

Folgende Gefühle wurden geäußert: Traurigkeit (44 %), Angst (29 %), seelischer Schock (17 %), Schuldgefühle (8 %), Ärger und Wut (4 %). 13 % hatten Selbstmordgedanken oder dachten über ihren bevorstehenden Tod nach (31 %). 30 % akzeptierten ihre Diagnose, und 10 % drückten Optimismus aus. Die Hälfte der Patienten litt unter Schlafstörungen, davon 29 % stark. Die gleiche Verteilung ergab sich für Libidoverlust. Konzentrationsprobleme (19 %) und eingeschränkte Arbeitsfähigkeit oder Interessenverlust (33 %) wurden ebenfalls berichtet. 29 % machten sich Sorgen über ihre Familie und 8 % über Arbeit oder finanzielle Probleme. Die meisten der Patienten (79 %) hatten gute familiäre Unterstützung, 44 % fanden Unterstützung in ihrer religiösen Überzeugung.

Die Ergebnisse machen deutlich, daß trotz geringer Prävalenzen für psychische Störungen nach DSM III-Kriterien die psychischen und sozialen Belastungen einen bedeutenden Anteil an dem subjektiven Krankheitserleben haben.

In einer Untersuchung von Hopwood und Thatcher (1990) bei Patienten mit fortgeschrittenem kleinzelligen Bronchialkarzinom (n = 283) wiesen 22 % grenzwertige und 36 % der Patienten erhöhte Werte für Angst und Depressivität, gemessen mit dem „Hospital Anxiety and Depression Scale" (HADS), auf.

Hughes (1985 a; b) fand bei 16 % von 134 Lungenkrebspatienten schon vor Diagnosestellung eine manifeste Depression. In einer Follow-up-Untersuchung zwei bis drei Monate später bestand in einer Untergruppe von 50 Patienten die depressive Symptomatik in gleichem Prozentsatz fort. Patienten ohne spezifische Behandlung waren dabei deutlich depressiver.

Wie bei anderen lebensbedrohlichen körperlichen Erkrankungen ist es schwierig, zwischen biologischen Prozessen, Folgen der medikamentösen Behandlung und eigenständiger psychischer Erkrankung zu unterscheiden. Ein Beispiel sind die endokrinen paraneoplastischen Syndrome (Holland 1989 a; b), die beim kleinzelligen Bronchialkarzinom in ca. 12 % der Fälle vorkommen. Sie können über die ACTH-Produktion direkte psychische Wirkungen, z.B. in Form einer Depression, entfalten (Bernhard/Ganz 1991). Eine exakte diagnostische Zuordnung ist nur durch wiederholte psychische Untersuchungen im Verlauf möglich.

Bei 450 Patienten fanden Cella et al. (1987) einen signifikanten Zusammenhang zwischen dem körperlichen Befinden der Patienten, dem Krankheitsstadium und der psychischen Belastung in Form einer linearen, ansteigenden Zunahme der psychischen Symptome mit Zunahme der körperlichen Beschwerden.

Kaasa et al. (1988 a) untersuchten sowohl die durch die Erkrankung selbst verursachten Auswirkungen auf das subjektive Wohlbefinden als auch die Nebenwirkungen der Chemo- oder Radiotherapie bei 101 Patienten mit inoperablem nicht kleinzelligem Bronchialkarzinom (limited disease). Die krankheitsbezogenen Symptome beeinflußten stark das psychosoziale Wohlbefinden, während die subjektiv empfundenen Nebenwirkungen der Behandlungen in keiner signifikanten Beziehung dazu standen. Die Autoren zogen daraus den Schluß, daß die Patienten die Belastungen durch die Behandlung möglicherweise als notwendiges Übel zur Überwindung des Tumors und als ein Ansprechen der Behandlung interpretierten und dadurch leichter akzeptierten. Auch Depressionen waren bei Patienten, die Radio- oder Chemotherapie erhielten, wie bei Hughes (1995 b), weniger häufig als in der unbehandelten Patientengruppe. Da die positiven Korrelationen zwischen körperlichem Befinden und Alltagsbewältigung auf der einen und psychosozialem Wohlbefinden auf der anderen Seite in frühen Krankheitsphasen noch unstabil waren und sich erst nach ca. drei Monaten als starke Korrelation herauskristallisierten, schließen Kaasa et al. (1988, 834):

„Mit der Zeit scheinen sich bei den meisten Patienten ihre Gefühle und Reaktionen zu stabilisieren. Veränderungen des Wohlbefindens sind dann direkt mit der aktuellen Entwicklung der Erkrankung gekoppelt, während vorher noch starke Schwankungen zwischen Hoffnung und Verzweiflung vorherrschen" (Übers. v. d. Verf.).

In der Verlaufsuntersuchung von Wirsching (1990) über zwei Jahre wurden *ca. 40 % der Patienten (n = 104) im Verlauf der Behandlung als ängstlich eingestuft,* obwohl bei den meisten dieser Patienten vor Therapiebeginn Abwehrmechanismen wie Gefühlsunterdrückung, Rationalisierung und Konfliktvermeidung diagnostiziert wurden. Die Angstabwehr ließ sich offensichtlich im Verlaufe der Behandlung kaum noch aufrechterhalten. Sowohl nach drei Monaten als auch nach einem Jahr nahm die Angst statistisch signifikant ab. Nach einem Jahr gaben 70 % der Befragten an, weitgehend frei von Angst zu sein. Am Ende des zweiten Krankheitsjahres hatten sich die Verhältnisse erneut gewandelt. Die *Angst stieg* jetzt wieder *in Abhängigkeit vom Krankheitsverlauf signifikant an.*

Die Hoffnung auf ein Überleben schwankte im zweijährigen Untersuchungszeitraum sehr stark. Etwa ein Drittel der Erkrankten äußerten im Gespräch wenig Hoffnung auf ein Überleben. Bei durchgängig vorhandener Betonung optimistischer Tendenzen wechselten in allen drei Untersuchungsintervallen jeweils die Hälfte aller Befragten, je nach aktueller Befindlichkeit, ihre Einstellung. Es herrschten auch optimistische Einstellungen vor. Diese Patienten versuchten, sich selbst Mut zu machen, die Hoffnung nicht aufzugeben und sich vor unerträglicher Verzweiflung zu schützen. *Starke Gefühlsverleugnungen,* wie sie in der Literatur als vorherrschender Abwehrmodus auch im Verlauf angegeben werden, *waren selten zu beobachten.*

Offene Hilflosigkeit wurde bei Diagnosestellung nur in Einzelfällen beobachtet, bei der Mehrheit nicht. Diese **betont autonome Grundhaltung** blieb auch nach drei Monaten, nach einem Jahr und nach zweijährigem Beobachtungszeitraum konstant.

Die psychische Entwicklung war in den letzten 12 Monaten in allen untersuchten Merkmalen statistisch unabhängig von den somatischen Faktoren wie Tumorrezidiv und progredientes Tumorwachstum.

### 4.3 Bewältigungskompetenz

*Abwehrmechanismen und Coping*

In den zuerst referierten Untersuchungen von Wirsching (1990) fanden sich zwei klinisch unterscheidbare Patientengruppen: Die erste umfaßte 70 Patienten mit einem primär nicht metastasierenden, nicht kleinzelligen Bronchialkarzinom. Diese Patienten wurden 1–3 Tage nach dem Erstgespräch mit kurativer Zielsetzung operiert. Die zweite Gruppe umfaßte 34 Patienten mit primärem kleinzelligen Bronchialkarzinom. Diese Gruppe bekam 1–3 Tage nach der Erstuntersuchung den ersten Zyklus einer mehrmonatigen Chemotherapie. Die meisten Patienten waren sich ihrer Belastungen durchaus bewußt, wollten sie aber keineswegs zeigen, „weil sonst alles noch schwerer würde", „weil dadurch ja auch nichts besser würde", „weil sie schon genug zu ertragen hätten". *Es herrschte demnach im Vergleich zur Verleugnung der reifere und prognostisch günstigere Abwehrmechanismus der „bewußten Unterdrückung"* (Vaillant 1988) vor.

Auch wenn **rationalisierende Haltungen** vor allem **bei den bronchialkrebskranken Männern der häufigste Beantwortungsmodus** war, gab über ein Drittel an, besonders gefühlsbetont zu sein. Konfliktvermeidung in Form von Aggressionshemmungen und Harmonisierungstendenzen fanden sich in diesem Stadium bei ca. 80 % der Befragten. Dennoch wurden sie in der Mehrzahl als gesprächsbeteiligt und engagiert eingeschätzt. Unzugängliche oder im anderen Extrem anklammernde Haltungen wurden nur selten beobachtet.

Ein weiterer Bewältigungsmechanismus war der **ausgeprägte Altruismus.** Alle 34 Patienten mit inoperablem kleinzelligen Bronchialkarzinom waren fast ausschließlich um das Wohlergehen derjenigen, die ihnen nahestehen, besorgt, ohne daß sie eigene Wünsche äußerten. Niemandem zur Last fallen, eher geben als nehmen, sich für andere Menschen einsetzen, z. B. für Mitpatienten im Krankenzimmer, solange die eigenen Kräfte reichen, wurden im Umfeld des Krebskranken immer wieder respektvoll und/oder bewundernd vermerkt. Oft wird die Grenze zur Selbstaufopferung überschritten. Wir vermuten, daß es sich um eine altruistische Abtretung eigener Bedürfnisse handelt: Die Patienten setzten sich für andere so stark ein, wie sie sich selbst gern unterstützt sähen.

Zusammengefaßt bildeten **Gefühlsunterdrückung, Rationalisierung, Konfliktvermeidung, Altruismus** bei durchaus engagierter Gesprächsbeteiligung ein kohärentes Muster, wobei im Gegensatz zur Darstellung in der Literatur die Gefühle bewußt unterdrückt wurden. Die Patienten nahmen ihre Gefühle durchaus auf schmerzliche Weise wahr, entschlossen sich aber, diese nicht zu zeigen, und versuchten, sich in der so belasteten Situation zusammenzureißen. Daß dies nur unvollkommen gelang, zeigten *die häufigen Gefühlsausbrüche bei den inoperablen krebskranken Männern.*

In einer Regressionsanalyse zu den medizinischen und demographischen Einflüssen auf das initiale Bewältigungsverhalten wurde dieses Verhalten angesichts schwerer und lebensbedrohlicher Krankheiten von zusätzlichen soziodemographischen und medizinischen Variablen kaum beeinflußt. Vielmehr müssen wir von sehr grundlegenden allgemein verbreiteten Verhaltens- und Lebensweisen ausgehen.

**Im *Verlauf* wurde die überwiegende Mehrzahl der Befragten weiterhin als aggressionsgehemmt eingestuft.** Harmonisierende Konfliktvermeidung war eines der konstantesten durchgängigen Merkmale. Anders dagegen die Entwicklung des altruistischen Aufopferungsverhaltens. Nachdem bereits nach den ersten drei Krankheitsmonaten extreme Aufopferungstendenzen verschwunden waren, befanden sich Geben und Nehmen im zweiten Krankheitsjahr weitgehend im Gleichgewicht. Die Patienten äußerten eigene Erwartungen, waren aber auch weiter bereit, auf andere einzugehen.

Eine große Variabilität des emotionalen Empfindens im Vergleich zu eher konstantem Copingverhalten fand auch Faller et al. (1994 a; b). Allerdings zeigten sich auch bei dieser Untersuchung die Probleme der Verlaufsbeurteilung bei einer zu kleinen Stichprobe durch eine zu hohe Drop-out-Rate nach einem Jahr. Art und Erfolg der medizinischen Behandlung hatte keinen großen Einfluß auf das emotionale Befinden und die eingesetzten Copingverhaltensweisen. Erst nach einem Jahr mit Zunahme von Rezidiven und Metastasen kam es zu einer Abnahme aktiver Copingmechanismen. Obwohl alle Patienten mit identischen Einschnitten in Krankheits- und Behandlungsverlauf (Diagnosestellung, Abschluß der Primärbehandlung, Rezidiv, Metastasierung) konfrontiert waren, gab es eine große individuelle Bandbreite von emotionalem Befinden und Coping. Manche Copingstrategien scheinen demnach mehr als andere dispositionell verankert zu sein. Bei der Bewertung erwiesen sich aktives Herangehen und Distanzieren als günstig. Trost zu suchen hatte überraschenderweise eine belastungsverstärkende Wirkung. Die Autoren interpretieren diese Wirkung von Trost dahingehend, daß sich soziale Unterstützung ungünstig auswirke:

„Ein intensives Eingehen auf die emotionale Befindlichkeit des Patienten muß nicht zwingend zu einer Abnahme der emotionalen Belastung führen, sondern es kann auch zu einer intensiven Auseinandersetzung mit den Ursachen der Belastung, verstärkten temporalen Vergleichsprozessen (‚früher war alles besser‘) und ‚grüblerischen Reaktionstendenzen‘ kommen" (Aymanns 1992, 187).

Eine ungünstige Wirkung emotionszentrierter Verarbeitungsweisen, wie wunscherfüllender Phantasien, fanden auch Felton/Reverson (1984) sowie Quinn et al. (1986). Hier hatten sich die Copingstrategien „wish-fulfilling-fantasy", „self-blaming denial" und „emotional expression" als ungünstig in bezug auf emotionale Belastungen im zeitlichen Längsschnitt erwiesen, sowohl bei Zugrundelegung der Patientenselbstbeschreibungen als auch von Beurteilungen durch den Partner.

Das Vorherrschen von Krankheitsverarbeitungsformen, die dazu dienen, emotionale Belastungen zu kontrollieren, beschreibt Faller (1995). Die Äußerungen der Betroffenen auf die Interviewfrage „Was hilft Ihnen, mit Ihrer Situation zurechtzukommen?" wurden mit dem Kategoriensystem der *Berner Bewältigungsformen (BEFO)* ausgewertet. An der Spitze der Nennungen standen Optimismus (40%), Ablenken (40%), Haltung bewahren (31%) und Akzeptieren (28%). Im *Freiburger Fragebogen zur Krankheitsverarbeitung (FKV)* stellte sich ein ganz ähnliches Bild dar: Kampfgeist, Selbstermutigung und Ablenkung standen auch hier im Vordergrund.

In der Bedrohung durch starkes Leiden, Sterben und Tod werden Verhaltens- und Denkweisen aktiviert, die diese Gefahr verdrängen und die Bewältigung des unmittelbar Naheliegenden in den Vordergrund stellen. Dies erinnert an Beschreibungen von Primo Levi (1992, 65 ff.) über das Arbeits- und Vernichtungslager Auschwitz:

„Die Fähigkeit des Menschen, sich auch in offenbar verzweifelnden Situationen einen Schlupfwinkel zu schaffen, sich abzukapseln, eine dünne Schutzwand um sich zu errichten, ist erstaunlich groß und verdiente eine eingehende Untersuchung. Es handelt sich dabei um einen sehr heiklen Anpassungsvorgang, der z. T. passiv und unbewußt, z. T. aktiv ist, wie einen Nagel über dem Bett einzuschlagen, um nachts die Schuhe dranzuhängen; stillschweigende Nichtangriffspakte mit den Nachbarn abzuschließen; die Gepflogenheiten und Gesetze des jeweiligen Kommandos und des jeweiligen Blocks zu erraten und zu akzeptieren… Beim Kampf gegen Hunger und Kälte und bei der Arbeit bleiben für einen Gedanken nur wenig Raum. Jeder reagiert auf seine Weise, jedoch fast keiner so, wie es am verständlichsten wäre, nämlich realistisch mit Resignation oder Verzweiflung."

## *Subjektive Krankheitstheorie – Kausalattribution*

Mumma und McCorkel (1983) verglichen Patienten mit Myokardinfarkt und Lungenkarzinom miteinander in bezug auf die Kausalattribution. Während die Patienten mit Herzinfarkt am häufigsten ihren Lebensstil für ihre Krankheit verantwortlich machten, wußten Patienten mit Lungenkrebs häufig nicht, was ihre Krankheit verursacht hatte. Wenn eine Ursache angegeben wurde, dann am ehesten eine Kombination aus Rauchen und der Exposition von giftigen Stoffen. *Es scheint, als hätten Patienten mit Lungenkrebs möglicherweise vor dem Hintergrund von abgewehrten Schuldgefühlen und in dem Bemühen um psychische Stabilität Schwierigkeiten, die Selbstverantwortung für ihre Krankheit, auch wenn die Risikofaktoren bekannt sind, anzuerkennen.*

In der Untersuchung von Faller et al. (1995 b) wiesen Patienten mit einem eher psychosozialen Krankheitskonzept mehr emotionale Belastungen auf, waren depressiver und hoffnungsloser als Patienten mit einer externen Attribuierung wie „Zigaretten rauchen" und „Giftstoffe am Arbeitsplatz". Eine *solche externe Kausalattribution scheint sich eher günstig auf das emotionale Befinden auszuwirken.* Im Sinne einer Wechselwirkung ist es jedoch auch vorstellbar, daß eine Krankheitstheorie, die eher psychische und soziale Faktoren als Auslöser heranzieht, die Folge einer schon vorher vorhandenen und wahrgenommenen depressiven Einstellung mit Hilflosigkeit und Hoffnungslosigkeit ist.

## 4.4 Familiäre Interaktion zu Beginn und im Verlauf der Erkrankung

Patienten mit Bronchialkarzinom zeigen eine Tendenz zu sozialem Rückzug (McGeough et al. 1980). Das Fortschreiten der Erkrankung, insbesondere der damit verbundene schlechte körperliche Zustand, die Atemnot und die Schmerzen begrenzen das soziale Leben des Patienten. Viele Patienten möchten auch nicht von anderen Menschen abhängig sein. Auf diese Weise bedrohen Angst, Hilflosigkeit und Hoffnungslosigkeit nicht nur den Kranken, sondern auch die Angehörigen. Rollen, Aufgaben und Verantwortung müssen in der Krankheit neu bestimmt werden. Umgekehrt wird die soziale und familiäre Unterstützung als wichtige Determinante der Krankheitsbewältigung, u. U. sogar des Krankheitsverlaufes angesehen (Cohen/Syme 1985; Broadhead/Caplan 1983; Bloch 1983; Campbell 1986).

Den Untersuchungen von Wirsching (1990) liegt das phänomenologisch ausgerichtete, integrative familiendynamische Konzept von Olson (1983), das sog. zirkumplexe familien-diagnostische Modell, zugrunde. Es umfaßt die drei Dimensionen Zusammenhalt, Entwicklungsfähigkeit und Kommunikation.

In die Untersuchungen gingen die auswertbaren Angaben von 45 Familien ein, in denen ein Mitglied entweder wegen eines nicht kleinzelligen Bronchialkarzinoms mit kurativer Zielsetzung (keine Fernmetastasen) 1–2 Wochen zuvor operiert worden war (n=32) oder wegen eines kleinzelligen Bronchialkarzinoms (n=13) primär einer zyklischen Chemotherapie unterzogen wurde. Die Hälfte der kleinzellig Erkrankten hatte bereits Fernmetastasen (extensive disease). Das Allgemeinbefinden der Patienten war zum Zeitpunkt des Familienerstgesprächs kaum beeinträchtigt. Anwesend waren in dem Gespräch außer dem Patienten am häufigsten ein Ehepartner (78 %) oder Kinder (33 %). Die wichtigsten Ergebnisse sind die im folgenden genannten:

**Zusammenhalt:** *Unabhängig von der klinischen Diagnose war die emotionale Bindung der befragten Familienmitglieder sehr stark* und kam einer *Verklammerung* gleich. In fast allen Familien waren die Mitglieder ausschließlich um das Wohlergehen der jeweils anderen besorgt und stellten eigene Bedürfnisse in den Hintergrund. Weiterhin zeigte sich die größte Zahl der Familien gegenüber dem Umfeld deutlich abgegrenzt oder isoliert. Lediglich bei den Familien der an nichtkleinzelligem Bronchialkarzinom Erkrankten und kurativer Zielsetzung operierten Patienten, also mit besserer Prognose, waren die Abgrenzungen weniger stark.

**Entwicklungsfähigkeit:** *Über 80 % der Familien wurden im Erstgespräch als starr oder gar festgefahren eingestuft.* Die Betroffenen gaben an, jetzt zunächst alles unverändert lassen zu wollen, geplante Veränderungen der Lebenssituation wurden, wenn irgend möglich, aufgeschoben. So schnell wie möglich sollte zum Alltag, wie er vor der Erkrankung herrschte, zurückgekehrt werden. Im Gespräch selbst verhielten sich die Familien überwiegend gleichförmig, änderten ihr Verhalten im Verlauf des Interviews kaum. Infragestellungen oder Angebote alternativer Sicht- oder Verständnismöglichkeiten wurden in diesen ersten Gesprächen kaum je von den Familien angenommen. Diese *geringe Veränderungsbereitschaft* war unabhängig von der Art, Schwere und Behandlung des Bronchialkarzinoms. Die Familien versuchten, ihr Gleichgewicht durch starke wechselseitige Ergänzung zu behalten: Zeigte ein Familienmitglied Schwächen, so verhielten sich die anderen unmittelbar unterstützend. Wurden Zweifel an der Genesung spürbar, so folgten gleich ebenso starke optimistische Äußerungen. Wurden konflikthafte Meinungen nur angedeutet, ließ Beschwichtigung nicht lange auf sich warten.

**Kommunikation:** Die Mehrzahl der Familien (ca. 80 %) zeigte in beiden Diagnosegruppen *überwiegend vermeidende, harmonisierende Stile der Auseinandersetzung.* In dieser frühen Krankheitsphase wurde nicht gestritten, etwaige Meinungsverschiedenheiten wurden verschoben oder gar nicht erst angesprochen. Die Familien zeigten den Gesprächspartnern sehr deutlich, wie sie jeglichen Konflikt als unzumutbare und unerträgliche zusätzliche Belastung empfanden. Ihr Bemühen war in eindeutiger Weise darauf ausgerichtet, die krankheitsbedingten Belastungen durch ein harmonisches, konfliktfreies Familienklima zu mindern. Selbst offenkundige Widersprüche und Interessengegensätze wurden ohne Gegenrede stillschweigend hingenommen. Dieser Interaktionsstil übertrug sich sehr stark auf die psychologischen Gesprächspartner. Die Therapeuten gaben oft an, sich „wie auf Watte zu bewegen" oder im anderen Fall „wie in einem Minenfeld" tabuisierter, ängstlich vermiedener, potentiell konflikthafter Themen zu arbeiten. Die Familien wurden in ihrer überwiegender Zahl (87,5 %) als stark gespannt erlebt, gelegentlich wurde das Klima sogar als explosiv bezeichnet.

Medizinische und soziodemographische Variablen hatten keinen nennenswerten Einfluß auf die familiendynamischen Zielvariablen. Das bestätigt, wie bereits für den einzelnen Patienten beschrieben, daß auch für die Familie als ganzes Alters-, Geschlechts- und Statusunterschiede angesichts des Schocks einer Krebsdiagnose in den Hintergrund treten.

**Entwicklung des familiären Beziehungssystems in den ersten beiden Jahren nach der Diagnosestellung:** Die Gespräche mit dem Patienten und seiner Familie wurden drei Monate, ein Jahr und zwei Jahre nach Diagnosestellung wiederholt. Viele Patienten verstarben im Untersuchungszeitraum. Weil es nicht immer möglich war, die ganze Familie zum vorgesehenen Termin zusammenzubringen, nahm die Zahl der Fälle im zweijährigen Untersuchungszeitraum deutlich ab. Von den ursprünglich 45 Familien wurden nach drei Monaten noch mit 35, nach einem Jahr mit 22 und nach zwei Jahren nur noch mit 11 gesprochen. Angesichts so kleiner Fallzahlen müssen alle folgenden Ergebnisse unter größtem Vorbehalt interpretiert werden.

Die Mehrzahl der Kranken erlebte nach zweijährigem Leiden trotz des überwiegend progredienten Krankheitsverlaufs eine deutliche Belastungsminderung. Die betroffenen Familien hatten sich offensichtlich mit ihrer Situation arrangiert. Die anfänglich starken wechselseitigen Bindungen auf allen psychologischen Ebenen, welche einer *Verklammerung* gleichkam, *löste sich schrittweise auf,* ohne jedoch in Desintegration zu münden. Die Ehepartner nahmen anfänglich zurückgestellte Eigenaktivitäten wieder auf, die Kinder wandten sich wieder ihrer Altersgruppe zu, ohne Schuldgefühle zu haben und ohne den Kontakt zur Kernfamilie abzubrechen. Weiterhin wurden die zunächst ganz aufgehobenen interpersonellen Abgrenzungen wieder verstärkt. Insbesondere am Ende des ersten Krankheitsjahres wurden auch Konflikte wieder ausgesprochen und ausgetragen. Zerstritten, massiv disqualifizierend zeigten sich jedoch nur einzelne, bei denen schon vor der Krankheit schwere Konflikte bestanden hatten. Daß eine zuvor intakte Familie durch die Krankheit in ein schwerwiegendes Zerwürfnis geriet, wurde nicht beobachtet.

Die *wachsende Differenzierung* bei Erhalt der Integrationsfähigkeit und die *wachsende Fähigkeit zur Konfliktbewältigung* ließen die Familien nach einem Jahr wesentlich flexibler und entwicklungsbereiter erscheinen, was bei dem zumeist unausweichlich tödlichen Ausgang des Krebsleidens ganz besonders wichtig erscheint. Die Mehrzahl der untersuchten Familien hatten in diesen beiden Jahren den Krebstod eines Ehepartners, eines Elternteils oder Geschwisters – eine der schwersten vorstellbaren Belastungen innerhalb der Familie – zu ertragen. Die hier vorgestellten Ergebnisse sprechen dafür, daß die Mehrzahl der Betroffenen trotz der anfänglichen Einschränkungen ihres Entwicklungsvermögens auf mittlere Sicht gute Voraussetzungen für die gelungene Bewältigung mitbringen. Diese Vermutung wird durch den Befund bestätigt, daß die Familien nach zwei Jahren deutlich gelassener wirkten, eher bereit waren, sich dem Entwicklungsverlauf anzuvertrauen, wogegen anfänglich mit Anspannung aller Kräfte und Energie dem drohenden Tod begegnet werden sollte.

Einschränkend ist zu sagen, daß dieses eher zuversichtliche Bild der spontanen Entwicklung der Patienten und ihrer Familien bei einer Untergruppe von Fällen mit besonders günstigem Krankheitsverlauf gewonnen wurde.

Der Einfluß des Tumorwachstums auf die individuelle und familiäre Entwicklung während des ersten Krankheitsjahres ist gering und widerspruchsvoll. Anders dagegen das Allgemeinbefinden (Karnofsky-Index). Bei spürbarer Leistungsminderung und Verschlechterung des Allgemeinbefindens erstarrte die Familie wieder, zog sich von der Umgebung zurück und wies wieder starke Verklammerung und Verschmelzung auf. Der familiäre Lösungs- und Individuationsprozeß, wie er sonst nach 1–2 Jahren zu beobachten war, blieb aus. Das sichtbare Schwinden der körperlichen Kräfte und die damit spürbare unübersehbare Progression der Erkrankung hatte offensichtlich stärkeren Einfluß als das objektive Tumorstadium.

**Soziale Unterstützung als Belastung:** Daß die Unterstützungsbemühungen bei Bronchialkrebserkrankten sowohl für den Unterstützer als auch für den Kranken selbst zur Quelle der Belastung werden können, zeigen Faller et al. (1995 a). Die Angehörigen dieser Patienten schätzten sich selbst als stärker belastet ein als die Patienten selbst. Vermutlich verglichen sich die Angehörigen mit anderen Gesunden, die Patienten jedoch mit anderen Mitpatienten, die zum Teil an einem fortgeschrittenerem Stadium der Erkrankung litten und körperlich und psychisch stärker waren. Auch in bezug auf Erwartungen, was für den Patienten hilfreich ist, divergieren die Auffassungen: Die Gesunden sahen oft ein vordringliches Ziel darin, den Krebskranken froh und optimistisch zu stimmen. Eine gemeinsame optimistische Zukunftsperspektive wurde als Voraussetzung emotionaler Unterstützung gesehen. Dementsprechend bemühten sich viele Angehörige, die Kranken aufzumuntern. Die Patienten befinden sich dann in einem Dilemma: einerseits müssen sie ihre Belastung zum Ausdruck bringen, um Unterstützung zu erhalten, andererseits kann eine zu weitgehende Selbstenthüllung zum emotionalen Rückzug der anderen führen. So ist es nicht verwunderlich, daß die Patienten in ihrer Selbstdarstellung ein günstigeres Bild ihres seelischen Zustandes zu vermitteln versuchen, als es von Außenstehenden beobachtet und wahrgenommen wird.

## 5. Der Einfluß von psychosozialen Interventionen auf Bewältigung und Verlauf

**Bei ca. 30 % der Patienten ist aufgrund einer schlechten psychosozialen Anpassung mit behandlungsbedürftigen psychischen Störungen** zu rechnen (Weis et al. 1994). Psychosoziale Interventionen zur Verbesserung der Lebensqualität und des emotionalen Befindens beschränken sich auf wenige Studien. Hauptgrund ist der ungünstige Krankheitsverlauf. Andersen (1992) vermutet, daß die Zeit zu kurz sei, um psychologische Interventionen wirksam werden zu lassen. Hinzu kommt die öfter beschriebene *Unzugänglichkeit* *emotionaler Prozesse bei diesen Patienten* und der auf den ersten Blick als Verleugnung, Bagatellisierung und Dissimulation anmutende Umgang mit der Erkrankung, der auf Psychotherapeuten eher abschreckend wirkt (Schwarz 1989; Faller 1997 b).

Eine Reihe von Arbeiten beschäftigt sich mit verhaltensmedizinischen Interventionen für spezifische Symptome wie Schmerz (Foley 1985; Breitbart 1989; Twycross/Lack 1984), Übelkeit, Erbrechen (Burish/Lyles 1981; Lyles et al. 1982; Morrow/Morell 1982; Redd 1987) und Appetitlosigkeit (Mattes et al. 1987).

Linn et al. (1992) randomisierten 120 Patienten mit unterschiedlichen Krebsdiagnosen, darunter eine Subgruppe von n = 65 Patienten mit Bronchialkarzinom. Die Patienten der Experimentalgruppe wurden unter der Anleitung von Elisabeth Kübler-Ross mit und ohne Angehörige in ihrem letzten Lebensabschnitt intensiv begleitet. Die drei Hypothesen lauteten: a) die Betreuung erhöht die Lebensqualität durch Reduktion von Depression und Entfremdung sowie durch Steigerung von Selbstvertrauen und internaler Kontrolle, b) die verbesserte Krankheitsverarbeitung beeinflußt die körperlichen Funktionen und c) die Überlebenszeit läßt sich durch die verbesserte Krankheitsverarbeitung verlängern. Die Datenerhebung erfolgte vor der Randomisierung sowie nach ein, drei, sechs und zwölf Monaten.

Hypothese a) wurde bestätigt – die Patienten erfuhren eine signifikante Verbesserung der Lebensqualität. Nicht bestätigt wurden jedoch Hypothesen b) und c); es ergaben sich keine Unterschiede zwischen den Gruppen hinsichtlich des somatischen Krankheitsverlaufs und der Überlebenszeit. Auch für die Subgruppe der Patienten mit Bronchialkarzinom fand sich eine Verbesserung der Lebensqualität ohne Einfluß auf den Krankheitsverlauf.

Wirsching et al. (1989) beschreiben die Erfahrungen mit psychologischen Interventionen im Rahmen des psychoonkologischen Konsildienstes. 164 Patienten mit primärem Bronchialkarzinom wurden drei Untersuchungsgruppen randomisiert zugeteilt:

1. Medizinische Regelversorgung (MED): n = 70
2. Erstgespräch, anschließend Gespräche nur bei Bedarf („counseling on demand", COD): n = 46
3. Regelmäßige Gespräche unter Einbeziehung der nächsten Angehörigen mit Kontakten zu den behandelnden Ärzten und Pflegepersonal („consultation liaison-service", CLS): n = 58.

Bei den Ergebnissen ist zwischen der Einzelbetreuung und dem paar- bzw. familienzentrierten Vorgehen zu unterscheiden. Die Einzelbetreuung verbesserte signifikant das Gesundheitsverhalten, kaum das psychische Befinden. Das Einbeziehen der nahen Bezugspersonen verbesserte das emotionale Befinden, ließ eigene Bedürfnisse und Belastungen eher erkennen und führte zu einer offenen und engagierten Gesprächsatmosphäre in der Familie.

In bezug auf die Überlebenszeit ergaben sich in zwei Subgruppen Ergebnisse, die im Hinblick auf die kleine Patientenzahl auch Zufallsbefunde sein könnten und von daher vorsichtig interpretiert werden müssen:

- Innerhalb der Patientengruppe der kleinzellig erkrankten, palliativ-chemotherapierten Patienten, die nach einem eher supportiv ausgerichteten Konzept betreut wurden, **hatte die intensivst betreute Gruppe (CLS, n = 18) die längste Überlebenszeit.** Die nur sehr begrenzt betreuten Patienten (COD, n = 16) standen in der Mitte **und die nicht zusätzlich psychotherapeutisch betreuten, nur medizinisch versorgten Patienten (MED, n = 17) hatten die kürzeste Überlebenszeit.**
- Bei den nicht kleinzellig Erkrankten mit sehr geringer Überlebenswahrscheinlichkeit hatte die Gruppe (n = 12) mit einem konfliktklärenden Gespräch (Screening) und kaum weiteren Kontakten (COD) die niedrigste Überlebenszeit. *Es kann nicht ausgeschlossen werden, daß diese eher konfliktzentriert geführten Gespräche in einer kritischen Krankheitsphase zusätzlich belasteten und damit verlaufsbeeinträchtigend wirkten.*

Eine kontrollierte randomisierte Studie von McCorkle et al. (1989) weist auf die zwiespältigen Folgen eines spezialisierten ambulanten Pflege- und Betreuungsdienstes für Patienten mit fortgeschrittenem Lungenkrebs gegenüber einer eher traditionellen Versorgung durch den Hausarzt hin: Beide intensiv betreuten Gruppen fühlten sich durch die Erkrankung signifikant weniger belastet und konnten im Schnitt sechs Wochen länger zu Hause gepflegt werden als die Kontrollgruppe. Überraschenderweise schätzte jedoch die Kontrollgruppe ihren Gesundheitszustand subjektiv besser ein als die intensiv betreuten Gruppen. Die Autoren schließen daraus, daß durch die intensivere Pflege, Betreuung und Eingehen auf die individuellen Bedürfnisse der Patienten Abwehrmechanismen, die Patienten vor schmerzhaften oder erschreckenden Informationen schützen, gelockert wurden. Die Patienten in dieser traditionell versorgten Gruppe waren zwar über ihre Krankheit informiert, hatten das aber offensichtlich wieder verdrängt oder gaben dieser Information keine Relevanz mehr. Demgegenüber wurden die Patienten bei der intensiven und ambulanten Pflege durch die Präsenz der Krankenschwester zu Hause und deren Aktivitäten ständig an das Fortschreiten ihrer Erkrankung erinnert, und die Möglichkeiten der Verleugnung waren eingeschränkt. Eine andere Möglichkeit der Erklärung ist, daß die Patienten, die nur durch den Hausarzt betreut worden waren, sich zusammen mit dem Hausarzt eine gemeinsame **Verleugnungsstrategie** in bezug auf das Fortschreiten der Krankheit geschaffen hatten. Diese Illusionen halfen den Patienten dabei, Veränderungen bei sich selbst nicht als belastend wahrzunehmen. Die Krankenschwestern besprachen unterdessen mit den Patienten und ihren Angehörigen den Verlauf ihrer Erkrankung und die Möglichkeiten des Überlebens und schufen somit ein realistischeres Bild.

In einer qualitativen Untersuchung beschreibt Egli (1995) die „individuelle Wirklichkeit" von Krebskranken, Onkologen und Psycho-Onkologen bei der psychotherapeutischen Begleitung von Patienten mit Lungenkrebs. Die Psychotherapeuten fühlten sich in den Gesprächen mit den Patienten oft sehr unwohl. Ihr Therapieangebot schien die Patienten nicht zu erreichen. Eine engere Beziehung kam daher selten zustande. Zurück blieben Enttäuschung, Vorwürfe an die abwehrende Haltung der Patienten und Schuldgefühle, nicht genügend getan zu haben. Hier scheinen **Übertragungs- und Gegenübertragungsprozesse** zwischen Patient und Psychotherapeut wirksam zu werden: Während bei den Patienten eher aktive Bewältigungsmechanismen wie der Versuch, etwas zu unternehmen, Hoffnung in die Chemotherapie und Umstellung der Ernährung, breiten Raum einnahmen, standen **bei den Psychotherapeuten Ohnmacht, Hilflosigkeit und Ärger** im Vordergrund. Dies wiederum sind die nicht ausgesprochenen negativen Gefühle des Patienten, der oft nur mühsam sein Gleichgewicht wahrt und ansonsten wie über einem Abgrund schwebt. Aktive Vorstöße der Psychotherapeuten in diese Richtung wirkten sich als kontraproduktiv oder zumindest als störend aus. Gerade beim Bronchialkarzinom mit dem extremen Gefühl der Bedrohung und der großen Verletzlichkeit und Empfindlichkeit wirkt jede Thematisierung von Problembereichen schnell als eine Infragestellung und wird mehr oder weniger offen aggressiv zurückgewiesen.

Eigene Erfahrungen im psychosomatischen Konsil- und Liaisondienst an den Universitätskliniken in Heidelberg und Freiburg können die Schilderungen der schwierigen Arzt-Patienten-Interaktionen bestätigen. Zwei Beispiele sollen die Unterschiede zwischen einem eher konfliktorientierten und einem eher ressourcenorientierten Vorgehen illustrieren:

Beispiel A.

Frau E. M., 59 Jahre alt, lebte in den letzten fünf Jahren mit ihrem Ehemann in Spanien. Keine Kinder. Sie wurde wegen eines Rezidivs eines vor zwei Jahren operierten Plattenepithelkarzinoms der linken Lunge erneut stationär aufgenommen. Bis auf linksseitige, atemabhängige Thoraxschmerzen, die wahrscheinlich auf einen Pleuraerguß zurückzuführen waren, war das Allgemeinbefinden nicht beeinträchtigt. Anlaß für die Konsilanforderung war eine psychische Labilität, Nervosität und Unruhe.

Der Erstautor (K. F.) war zum Zeitpunkt des Konsils noch wenig vertraut mit psychotherapeutischen Interventionen bei Tumorpatienten, speziell bei Bronchial-Ca. Er orientierte sich beim Erstgespräch an den Erfahrungen psychodiagnostischer Gespräche im Rahmen seiner psychoanalytischen Ausbildung: lebensgeschichtliche Entwicklung, psychischer Befund, Psychodynamik bewußter und unbewußter Konflikte. In dem über eine Stunde dauernden Gespräch erzählte die Patientin viel über ihr vergangenes und gegenwärtiges Leben, über frühere Belastungen, unerfüllte Wünsche und ihr jetziges Leben in Spanien. Am Ende des Gespräches wirkte die Patientin erschöpft, jedoch nicht unzufrieden.

Beim drei Tage später vereinbarten neuen Gesprächstermin, diesmal auf einer Station der Abteilung für Strahlentherapie – die Behandlung hatte noch nicht begonnen – begrüßte die Patientin im Bett liegend den Konsilarius:

„Bloß nicht wieder reden. Ich möchte nicht mehr reden. Das letzte Gespräch hat mich so angestrengt. Ich brauche etwas, was mich ablenkt, z. B. Entspannungsübungen. Können Sie mit mir nicht Autogenes Training machen?"

Die daraufhin vereinbarten Termine zum Erlernen der Progressiven Muskelentspannung nach Jacobson kamen nie zustande. Ebenso sagte die Patientin ein geplantes gemeinsames Gespräch mit dem Ehemann ab.

Das Erstgespräch hatte die Patientin emotional labilisiert. Um weitere Belastungen durch Gespräche zu vermeiden, wich sie auf ein nonverbales Behandlungsverfahren aus und vermied schließlich überhaupt weitere Kontakte.

Beispiel B.

Herr W. F., 48 Jahre alt, war von Beruf selbständiger Versicherungsvertreter. Seine Diagnose lautete: inoperables gemischtzelliges zentrales Bronchialkarzinom. Die stationäre Aufnahme erfolgte wegen akutem fieberhaftem Harnwegsinfekt unter dem 2. Zyklus der ambulant durchgeführten Chemotherapie. Auf der Konsilanforderung stand: „Patient wirkt niedergeschlagen, deprimiert, beunruhigt über Krankheitsverlauf."

Der Patient stand dem Gespräch mit dem psychosomatischen Konsiliarius (K. F.) skeptisch gegenüber. Hintergrund war eine drei Jahre zurückliegende Scheidung, die von seiner Ehefrau aktiv betrieben worden war, nachdem sie sich mit ihrer Unzufriedenheit über die Partnerschaft einer Psychotherapeutin anvertraut hatte. Der Patient hatte offensichtlich diese Trennung noch nicht verarbeitet, fühlte sich gekränkt, war jedoch auch in der Lage, eigene Anteile an der Entwicklung zu sehen.

Das Gespräch wurde jedoch bewußt nicht konfliktorientiert geführt, sondern die Bewältigung der jetzigen schwierigen Krankheitsphase in den Mittelpunkt gerückt. Alle Deutungen, die eine weitere Labilisierung des sowohl körperlich als auch psychisch geschwächten Patienten hätten bewirken können, wurden vermieden. Statt dessen wurden ressourcenorientiert seine bisherigen Leistungen im Beruf, in seiner Familie und auch in der Bewältigung seiner Erkrankung in den Vordergrund gestellt. Zusätzlich entlastend erwies sich die Ermunterung, Gefühle wie Ärger, Wut, Enttäuschung und auch Schmerz und Traurigkeit auszudrücken und als adäquate Gefühlsäußerung zu verstehen.

Der Patient war am Ende des Gesprächs sehr entlastet und fühlte sich gestärkt. Die Ungewißheit über den weiteren Verlauf trat zurück, statt dessen erinnerte er sich an andere schwierige Situationen in seinem Leben, die er schon erfolgreich bewältigt hatte. Auf seinen Wunsch hin fanden noch zwei weitere Gespräche im stationären Rahmen statt.

In der Folgezeit wurde eine Wirbelsäulenmetastase entdeckt und bestrahlt. Die positiven Erfahrungen in diesen unterstützenden Gesprächen führten bei dem Patienten zu dem Wunsch, wieder psychotherapeutische Hilfe, diesmal am Heimatort, in Anspruch zu nehmen.

# 6. Probleme in der Beziehung zwischen Arzt, Pflegepersonal und Patient

Die Untersuchungen zu diesem Thema sind widersprüchlich und Ausdruck der unterschiedlichen Perspektiven von Arzt, Pflegepersonal, Patient und Angehörigen im Angesicht der lebensbedrohlichen Erkrankung. In einer Untersuchung von Kivelitz et al. (1989) wurden Lungenkrebspatienten sowohl von Schwestern als auch von Ärzten als skeptisch, mißtrauisch und im sozialen Umgang schwierig bezeichnet. Demgegenüber berichten Housten und Kendall (1992), daß Patienten mit Lungenkrebs, die vom klinischen Personal in einer interessierten, empathischen und nicht urteilenden Art und Weise ermutigt wurden, ihre Gefühle zu verbalisieren, Angst und Bedrohung bewältigten und leichter in einen Trauerprozeß eintraten. Die Behandler, die mit solchen ungünstigen Krankheitsverläufen konfrontiert werden, müssen jedoch ihre eigenen Gefühle bei der Konfrontation mit der Terminalphase und dem Tod prüfen, bevor sie diese Fragen offen und in einer für den Patienten und seiner Familie akzeptablen Weise diskutieren können.

Faller et al. (1992; 1995 a) fanden, daß wichtige Merkmale des emotionalen Befindens und der Krankheitsverarbeitung nach der Diagnosestellung eines Bronchialkarzinoms vom Patienten, einem Angehörigen, dem behandelnden Arzt, einer Krankenschwester und dem Interviewer eher unterschiedlich eingeschätzt wurden (siehe auch Abschnitt 4.4). Die Unterschiede wiesen immer in die Richtung, daß sich der Kranke positiver, d. h. emotional weniger belastet, besser an die Erkrankung angepaßt, mit günstigerem Bewältigungsverhalten darstellte, als er von seinem jeweiligen Interaktionspartner wahrgenommen wurde. Für die Arzt-Patient-Beziehung zeigte sich der wichtige Befund, daß die Vertrauenssetzung in die Ärzte in der Selbstwahrnehmung des Patienten stärker war als in der Fremdbeurteilung durch den Arzt und daß Schwestern und Pfleger eher als Adressaten des Ärgers des Patienten herhalten mußten. Im Unterschied zu Ärzten und Schwestern bestätigten die Angehörigen die Zuversicht, die der Patient auch selbst empfindet. Hier schien die große Hoffnung, die Patienten und Angehörige in die Wirksamkeit der Behandlung setzten, am stärksten wirksam zu sein. Ärzte und Schwestern versuchten durch ihre andere Sichtweise eine Enttäuschungsprophylaxe zu betreiben und die hoffnungsvolle, aber meist illusionäre Erwartung des Patienten zu dämpfen. Als Experten und körperlich weitgehend Gesunde gingen sie von der Annahme aus, daß man durch eine so schwere und prognostisch ungünstige Erkrankung emotional stärker beeinträchtigt sein müsse. Hierin kann die Gefahr der Isolierung und der unfreiwilligen Entmündigung des Kranken liegen, der sich in seinem Selbstbild von seiner Umgebung nicht bestätigt sieht und sich daraufhin zurückzieht, indizierte Unterstützungsangebote ablehnt und verstärkt seine Autonomie betont.

# 7. Schlußfolgerungen für die ärztliche und psychotherapeutische Tätigkeit

Für Ärzte und Psychotherapeuten auf onkologischen Stationen und in ambulanter Praxis ergeben sich folgende Notwendigkeiten:

1. *Die individuelle und familiäre Abwehr mit ihrer stabilisierenden Wirkung ist zu respektieren:* das therapeutische Vorgehen muß einen „dritten Weg" suchen zwischen einer ausschließlichen stützenden Vorgehensweise und Interventionen, die primär konfliktorientiert oder regressionsfördernd sind und damit den Patienten überfordern. Der Arzt und der Psychotherapeut darf sich weder durch Hoffnungslosigkeit bestimmen

lassen, noch zu unrealistischen, zwangsläufig in Enttäuschung mündenden Rettungsphantasien verleiten lassen (Faller 1993). Durch kurzfristige Orientierung an dem bagatellisierenden und verleugnenden Abwehrverhalten des Patienten können im Rahmen einer vertrauensvollen therapeutischen Beziehung mittelfristig die emotionale Belastung und die Probleme der Umorientierung auf die verbleibende Lebenszeit zur Sprache kommen.

2. Der medizinische Kontext der psychotherapeutischen Maßnahme muß berücksichtigt werden. Unmittelbar nach Diagnosemitteilung, wo häufig Ungewißheit, Hoffnungslosigkeit und Verzweiflung in Anbetracht der unsicheren Prognose geäußert werden, ist psychotherapeutische Unterstützung hilfreich. *Ungünstig ist ein Erstgespräch unmittelbar vor der Operation,* da der Patient in seinen Gedanken und Gefühlen ganz auf diesen Eingriff eingestellt ist und wenig Raum für ein reflektierendes Gespräch bleibt. *Dagegen ergeben sich postoperativ oder im Rahmen der Chemo- oder Radiotherapie genügend Anknüpfungspunkte für ein psychotherapeutisches Gespräch.* Dennoch sollte die begrenzte Zeit und Energie aller Beteiligten beachtet werden: Patient, Angehöriger und Behandler sind oft bis an die Grenze ihrer psychophysischen Kapazität erschöpft. Psychotherapeutische Hilfe wird in solchen Zeiten der Akutbehandlung als nachgeordnet erlebt.

3. *Unterschiedliche Bewältigungsstile herrschen vor:* Anstelle der Orientierung an Idealen, normativ bestimmten Konzepten der Krebsbewältigung und der Lebensqualität sollte auch in deutlich abweichenden Verhaltensweisen wie übertriebener Euphorie oder Rückzug und Verleugnung der Versuch der Bewältigung erkannt werden, auch wenn dieser zunächst unerwartete, manchmal auch negative Folgen haben kann. Das Erkennen und Verstehen dieser unterschiedlichen Stile und Strategien ist wichtig. Das Einordnen in psychodiagnostische Kategorien oder die Orientierung an Behandlungsmanualen ist in dieser Situation nur sehr begrenzt hilfreich. Statt dessen ist ein abgestuftes therapeutisches Vorgehen mit differentieller Indikation für die verschiedenen psychotherapeutischen Angebote von Beratung, Information, über Vermittlung von Bewältigungstechniken bis zu psychodynamischer Psychotherapie notwendig. Eine längerfristige, auch den Sterbensprozeß begleitende Psychotherapie kommt jedoch nur bei 1–2% aller Patienten zustande (Bleeker 1978; Schwarz 1995).

4. Werden diese Bedingungen beachtet, so ist mit psychosozialen Interventionen sowohl auf der Symptomebene (Angst, Depression, Hoffnungslosigkeit) als auch bei der Lebensqualität in Form von befriedigenden sozialen Beziehungen und geringeren Beeinträchtigungen durch die Erkrankung eine *nachweisbare Verbesserung* zu erzielen. Dabei *haben sich supportive, längerfristig angelegte Ansätze unter Einbeziehung des Familiensystems bewährt.* Der Einfluß psychotherapeutischer Interventionen auf die Überlebenszeit bleibt offen.

5. Der Psychotherapeut, tritt er als Forscher oder als Behandler dieser Patientengruppe gegenüber, sollte sich über seine *Gegenübertragungsreaktionen* in Form von Todesangst, Resignation, Hilf- und Hoffnungslosigkeit bewußt sein. Nur so können sich negativ auswirkende Übertragungs- und Gegenübertragungsreaktionen vermieden werden, kann ein tiefergehendes Verständnis für den individuellen Anpassungs- und Bewältigungsprozeß des Patienten und seiner Familie gewonnen werden. Andernfalls kommt es zu wechselseitiger Festschreibung der schon bestehenden Vorurteile gegenüber Psychosomatik und Psychotherapie bzw. des Bildes eines mit psychotherapeutischen Mitteln nicht zu erreichenden Bronchialkrebspatienten.

## 8. Konsequenzen für die Forschung

Patienten mit Bronchialkarzinom sind Stiefkinder psychologischer Forschung. Der ungünstige, oft auf Monate bis maximal 2–3 Jahre begrenzte Krankheitsverlauf nach Diagnosestellung erschwert Verlaufsuntersuchungen. Die äußerst schlechte Prognose beim kleinzelligen Bronchialkarzinom durch die rasche Metastasierung ist unter anderem auf das Vorhandensein von Mikrometastasen z. B. im Knochenmark (Panteel 1996) schon vor Diagnose des Primärtumors zurückzuführen. Die kontrollierte Erfassung solcher prognoseentscheidender Parameter ist jedoch äußerst schwierig.

Die meisten der hier vorgestellten Ergebnisse sind eher als vorläufig und hypothesengenerierend denn als gesichert einzustufen. Insbesondere die Unvollständigkeit der psychologischen Verlaufsdaten sowie das Fehlen geeigneter biologischer Bindeglieder, wie z. B. immunologische Parameter, lassen bisher nur beschränkte Aussagen über psychosoziale Wechselwirkungen zu. Ziele bleiben weiterhin die Identifizierung von psychosozial stark belasteten Subgruppen zu Beginn der Behandlung und die Weiterentwicklung psychotherapeutischer und psychosozialer Behandlungsmaßnahmen. Für die Durchführung zukünftiger Studien ist deswegen die Einhaltung der auch für sonstige psychoonkologische Forschung geltenden Kriterien zu beachten: angemessene Größe und Repräsentativität der Stichprobe, um Subgruppenanalysen im Hinblick auf somatische und psychosoziale Faktoren durchzuführen; ausführliche Beschreibung der somatischen Paramater und der Behandlungsverfahren; hypothesengeleiteter, prospektiver Untersuchungseinsatz; Längsschnittdesign mit mehreren Meßzeitpunkten; multimodale Erfassung von Krankheitsverarbeitung, psychischer Symptomatik und sozialer Unterstützung in Fremd- und Selbsteinschätzung. Bei Interventionsstudien sollte ein ausgearbeitetes Behandlungsmanual vorliegen.

### Literatur

Abse, D. W., Wilkins, M. M., Castle, R. L. vd, et al. (1974): Personality and behavioral characteristics of lung cancer patients. Journal of Psychosomatic Research 18, 101–113
Anderson, B. L. (1992): Psychological interventions for cancer patients to enhance the quality of life. Journal of Consulting and Clinical Psychology 60, 552–568.
Aymanns, P. (1992): Krebserkrankung und Familie: Zur Rolle familialer Unterstützung im Prozeß der Krankheitsbewältigung. Huber, Bern/Göttingen/Toronto
Bernhard, J., Ganz, P. A. (1991): Psychosocial issues in lung cancer patients (Part 1 and 2). Chest 99, 216–223 and 480–485
Bleeker, J. A. C. (1978): Brief psychotherapy with lung cancer patients. Psychotherapie, Psychosomatik, Medizinische Psycholgie 29, 282–287
Bloch, D. A., (1983): Family sytems medicine: the field and the journal. Family Systems Medicine 1, 3–11
Blomke, M., Engelhardt, V., Stelzer, O. (1984): Psychosocial factors and smoking as risk factors in lung carcinoma. Journal of Psychosomatic Research 28, 221–229

Bülzebruck, H., Drings, P., Kayser, K., Schulz, V., Tuengerthal, S., Vogt-Moykopf, I. (1991): Classification of lung cancer: first experience with the new TNM classification (4th edition). European Respiratory Journal, 4, 1197–1206

Burish, T. G., Lyles, J. N. (1981): Effectiveness of relaxation training in reducing adverse reactions to cancer chemotherapy. Journal of Behavioral Medicine 4, 65–78

Burish, T. G., Carey, P. (1986): Conditioned aversive responses in cancer chemotherapy patients: theoretical and developmental analysis. Journal of Consulting and Clinical Psychology 54, 593–600

Broadhead, W. E., Caplan, B. H. (1983): The epidemiologic evidence for a relationship between social support and health. American Journal of Epidemiology 117, 521

Breitbart, W. (1989): Psychiatric management of cancer pain. Cancer 63, 2336–2342

Campbell, T. L. (1986): Family's impact on health: a critical review. Family Systems Medicine 4, 135–191

Cassileth, B. R., Lusk, E. J., Miller, D. S., Brown, L. L., Miller, C. (1985): Psychosocial correlates of survival in advanced malignant disease? New England Journal of Medicine 312, 1551–1555

Cella, D. F., Orofiamma, B., Holland, J. C., Silberfarb P. M., Tross, S., Feldstein, M., et al. (1987): The relationship of psychological distress, extent of disease, and performance status in patients with lung cancer. Cancer 60, 1661–1667

Cohen, L. A., Syme, S. L. (Eds.) (1985): Social support and health. Academic Press, Orlando

Daut, R. L., Cleeland, C. S. (1982): The prevalence and severity of pain in cancer. Cancer 50, 1913–1918

Davison, G., Duffin, M. (1982): Smoking habits of long-term survivors of surgery for lung cancer. Thorax 37, 331–333

DHHS US Department of Health and Human Services (1982): The Health consequences of smoking. Cancer: a report of the Surgeon General, US Department of Health and Human Services (DHHS publication PHS 82–50179)

Egli, H. (Ed.) (1995): Lungenkrebs und Lebensqualität. Eine qualitative Untersuchung der individuellen Wirklichkeit von Krebskranken, Onkologen und Psycho-Onkologen. Europäische Hochschulschriften, Reihe 6: Psychologie, Vol 472. Lang/Europäischer Verlag der Wissenschaften, Bern

Ell, K., Nishimoto, R., Mantell, J., Hamovitch, M. (1992): Social relation, social support und social survival among patients with cancer. Journal of Psychosomatic Research 36, 531–541

Faller, H., Lang, H., Schilling, S., Wagner, J. (1992): Krankheitsverarbeitung bei Bronchialkarzinom aus der Sicht der Patienten, ihrer Angehörigen und der Betreuer. Eine 5-Ebenen-Untersuchung. Psychotherapie, Psychosomatik, Medizinische Psychologie 42, 322–331

Faller, H. (1993): Zum Umgang mit Illusionen bei der psychotherapeutischen Betreuung terminal Krebskranker. Praxis der Psychotherapie 38, 210–218

Faller, H., Schilling, S., Lang, H. (1994 a): Verbessert Coping das emotionale Befinden? Ergebnisse einer Längsschnittuntersuchung mit Lungenkrebskranken. Psychotherapie, Psychosomatik, Medizinische Psychologie 44, 355–364

Faller, H., Lang, H., Schilling, S. (1995 a): Emotional distress and hope in lung cancer patients, as perceived by patients, relatives, physicians, nurses and interviewers. Psycho-Oncology 4, 21–31

Faller, H., Schilling, S., Lang, H. (1994 b): Ergebnisse der Mehrebenenforschung über emotionale Belastung und Hoffnung bei Krebskranken. Zeitschrift für Gesundheitspsychologie 2, 309–319

Faller, H., Schilling, S., Lang, H. (1995 c): Causal attribution and adaptation among lung cancer patients. Journal of Psychosomatic Research 39, 5, 619–672

Faller, H. (1995 b): Zur multimodalen Erfassung von Coping – Ein Vergleich von Interview und Fragebogen in Selbst- und Fremdeinschätzung. Zeitschrift für Medizinische Psychologie 1, 37–46

Faller, H. (1997 a): Beeinflussen psychologische Faktoren die Überlebenszeit bei Krebskranken? Teil I: Literaturübersicht. Psychotherapie, Psychosomatik, Medizinische Psychologie 47, 163–169

Faller, H. (1997 b): Beeinflussen psychologische Faktoren die Überlebenszeit bei Krebskranken? Teil II: Ergebnisse einer empirischen Untersuchung mit Bronchialkarzinomkranken. Psychotherapie, Psychosomatik, Medizinische Psychologie 47, 206–218

Feld, R., Sagman, U., LeBlanc, M. (1996): Staging and prognostic factors: small cell lung cancer. In: Pass, H. I., Mitchell, J. B., Johnson, D. H., Turrisi, A. T. (Eds.): Lung cancer: Principles and practice. Philadelphia, 495–509

Felton, B., Reverson, T. A. (1984): Coping with chronic illness: a study of illness controllability and the influence of coping strategies on psychological adjustment. Journal of Consulting and Clinical Psychology 52, 343–353

Flechtner, H. (1990): Ergebnisse der Lebensqualitätserhebungen der BMFT-Studien zur Therapie des kleinzelligen Bronchialkarzinoms. Vortrag bei der ersten gemeinsamen Arbeitstagung der PSO und SAKK „Erfassung von Lebensqualität in der Onkologie" am 10.5.–12.5.1990 in Heidelberg

Foley, K. M. (1985): The treatment of cancer pain. New England Journal of Medicine 313, 84–95

Foote, M., Sexton, D. L., Pawlik, L. (1986): Dyspnea: a distressing sensation in lung cancer. ONF 13, 19–23

Fox, B. H. (1978): Premorbid psychological factors as related to cancer incidence. Journal of Behavioral Medicine 1, 45–133

Fox, B. H. (1983): Current theory of psychogenic effects on cancer incidence and prognosis. Journal of Psychosocial Oncology 1, 17–31

Fox, B. H. (1995): Some problems and some solutions in research on psychotherapeutic intervention in cancer. Supportive Care Cancer 3, 257–363

Fraumeni, J. F., Blot, W. J. (1982): Lung and pleura. In: Schotterfeld, D., Fraumeni, J. F. (Eds.).: Cancer epidemiology and prevention. WB Saunders, Philadelphia, 564–582

Funch, D. P., Marshall, J. (1983): The role of stress, social support and age in survival from breast cancer. Journal of Psychosomatic Research 27, 77–83

Gail, M. H., Eagan, R. T., Feld, R. et al. (1984): Prognostic factors in patients with resected stage I non-small cell lung cancer. Cancer 54, 1802–1803

Ginsburg, M. L., Quirt, C., Ginsburg, A. D., Mac Killop, W. J. (1995): Psychiatric illness and psychosocial concerns with newly diagnosed lung cancer. Canadian Medical Association Journal 152 (5), 701–708

Greer, S., Morris, T., Pettingale, K. W. (1979): Psychological response to breast cancer: effect on outcome. Lancet III, 785–787

Holland, J. C. (1989 a): Behavioral and psychosocial risk factors in cancer: human studies. In: Holland, J. C., Rowland, J. H. (Eds.): Handbook of psychooncology. Oxford University Press, Oxford, New York

Holland, J.C. (1989b): Lung cancer. In: Holland J.C, Rowland J.H (Eds.): Handbook of psychooncology. Oxford University Press, Oxford, New York

Holle, R., Flechtner, H. (1991): Ergebnisse der Lebensqualitätserhebungen der BMFT-Studien zur Therapie des kleinzelligen Bronchialkarzinoms. In: Schwarz, R., Bernhard, J., Flechtner, H., Küchler, T., Hürny, C. (Hrsg.): Lebensqualität in der Onkologie. Zuckschwerdt, München, 89–100

Hopwood, P., Thatcher, N. (1990): Preliminary experience with quality of life evaluation in patients with lung cancer. Oncology 4 (5), 158

Hughes, J.E. (1985a): Depressive illness and lung cancer, I: depression before diagnosis. European Journal of Surgery Oncology 11, 15–20

Hughes, J.E. (1985b): Depressive illness and lung cancer, II: follow up of inoperable patients. European Journal of Surgery Oncology 11, 21–24

Houston, S.J., Kendall, J.A. (1992): Psychosocial implications of lung cancer. Nursing Clinics of North America 27 (3), 681–690

Ikemi, Y., Nakagawa, S., Nagakawa, T., Sugita, M. (1975): Psychosomatic consideration on cancer patients who have made a narrow escape from death. Dynamic Psychiatry 8, 77–92

Johnson, B.E. et al. (1985): Neurologic, neuropsychologic and computed cranial tomography scan abnormalities in 2 to 10-years survivors of small cell lung cancer. Journal of Clinical Oncology 3, 1659–1667

Kaasa, S., Mastekaasa, A., Thorud, E. (1988a): Toxicity, physical function and everyday activity reported by patients with inoperable non-small cell lung cancer in a randomized trial (chemotherapy versus radiotherapy). Acta Oncologica 27, 343–394

Kaasa, S., Mastekaasa, A. (1988b): Psychosocial well-being of patients with inoperable non-small cell lung cancer. Acta Oncologica 27, 829–835

Kaasa, S., Mastekaasa, A., Lund, E. (1989): Prognostic factors for patients with inoperable non-small cell lung cancer, limited disease. Radiotherapy and Oncology, 15, 235–242

Kissen, D.M., Rao, L.G.S. (1969a): Steroid excretion patterns and personality in lung cancer. Annals of the New York Academy of Sciences 164, 477–481

Kissen, D.M., Brown, R.I., Kissen, M.A. (1969b): A further report on personality and psychosocial factors in lung cancer. Annals of the New York Academy of Sciences 164, 535–545

Kivelitz, H. et al. (1989): Das Bild vom Patienten. Befundspezifische Persönlichkeitsstereotypien in der Wahrnehmung von Lungen- und Darmkrebspatienten durch klinisches Personal. Praxis der klinischen Verhaltensmedizin und Rehabilitation 2, 163–169

Kukull, W.A., McCorkel, R., Driever, M. et al. (1986): Symptom distress, psychosocial variables and survival from lung cancer. Journal of Psychosocial Oncology 4, 91–104

Levi, P. (1992): Ist das ein Mensch? Deutscher Taschenbuchverlag, München

Levine, J., Ziegler, E. (1975): Denial and self-image in stroke, lung cancer, and heart disease patients. Journal of Consulting and Clinical Psychology 43, 751–757

Levy, S.M., Roberts, D.C. (1992): Clinical significance of psychoneuroimmunology: prediction of cancer outcomes. In: Schneidermen, N., McCabe, P., Baum, A. (Eds.): Stress and disease process. Erlbaum, Hillsdale NJ

Linn, M.W., Linn, B.S., Harris, R. (1982): Effects of counseling for late stage cancer patients. Cancer 49, 1048–1055

Lyles, J.N., Burish T.G., Krozely, M.G., Oldham, R.K. (1982): Reducing the aversiveness of cancer chemotherapy. Journal of Consulting and Clinical Psychology 50, 509–524

Marino, C. et al. (1986): Pain in early cancer of the lungs. Pain 27, 57–62

Mattes, R. D., Arnold, C., Boraas, M. (1987): Learned food aversions among cancer chemotherapy patients: incidence, nature and clinical implications. Cancer 60, 2576–2580

McCorkle, R., Benoliel, J. Q., Donaldson, G., Georgiadou, F., Moinpour, C., Goodell, B. (1989): A randomized clinical trial of home nursing care for lung cancer patients. Cancer 64, 1375–1382

McGeough, A., Edwards, J., Chamberlain, R. M., Nogeire, C. (1980): Social isolation in lung cancer patients. Social Work Health Care 5, 433–436

Moore, D. F., Lee, J. S. (1996): Staging and prognostic factors: non-small cell lung cancer. In: Pass, H. I., Mitchell, J. B., Johnson, D. H., Turrisi, A. T. (Eds.): Lung cancer: principles and practice. Lippincott-Raven, Philadelphia, 481–494

Morrow, G. R., Morell, C. (1982): Behavioral treatment for the anticipatory nausea and vomitting induced by cancer chemotherapy. New England Journal of Medicine 307, 1476–1480

Mumma, C., McCorkel, R. (1983): Causal attribution and life-threatening disease. International Journal of Psychiatry in Medicine 12, 311–319

O'Connell, J. K., Kris, M. G., Gralla, R. J., Groshen, S., Trust, A., Fiore, J. J., Kelsen, D. P., Heelan, R. T., Goldbey, F. R. E. (1986): Frequency and prognostic importance of pretreatment clinical characteristics in patients with advanced non-small-cell lung cancer treated with combination chemotherapy. Journal of Clinical Oncology 4, 1604–1614

Ohlhauser, C., Bülzebruck, H., Ebert, W., Drings, P., Wannemacher, M. (1994): Prognostic factors for survival in inoperable non-small-cell lung cancer. A multivariate regression analysis of 456 patients with radiation therapy. Onkologie 20, 126–131

Olson, D. H. (1983): Families – what makes them work. Sage, Beverly Hills

Panteel, K. et al. (1996): Frequency and prognostic significance of isolated tumor cells in bone marrow of patients with non-small-cell lung cancer without overt metastases. Lancet 347, 649–653

Pettingale, K. W., Morris, T., Greer, S. et al. (1985): Mental attitudes to cancer: an additional prognostic factor. Lancet I, 750

Quinn, M. E., Fontana, A. F., Reznikopp, M. (1986): Psychological distress in reaction to lung cancer as a function of spousal support and coping strategy. Journal of Psychosocial Oncology 4 (4), 79–90

Redd, W. H., Jacobsen, P. B., Die-Trill, M., Dermatis, H., McEvoy, M., Holland, J. C. (1987): Cognitive/attentional distraction in the control of conditioned nausea in pediatric cancer patients receiving chemotherapy. Journal of Consulting and Clinical Psychology 55, 391–395

Royal College of Physicians (1983): Health or smoking? Pitman Publishing, London

Schwarz, R. (1989): Psychologische Hilfen zur Verarbeitung von Chemotherapie und Strahlenbehandlung. In: Verres, R., Hasenbring, M. (Hrsg.): Psychosoziale Onkologie: Jahrbuch der Medizinischen Psychologie, Bd. 3. Springer, Berlin Heidelberg, 212–222

Schwarz, R. (1995): Psychotherapeutische Grundlagen der psychosozialen Onkologie. Psychotherapeut 40, 313–323

Shinkai, T., Eguchi, K., Sasaki, Y., Tamura, T., Ohe, Y., Kojima, A., Oshita, F., Miya, T., Okamoto, H., Jemura, K. (1992): A prognostic factor risk index in advanced non-small-cell lung cancer treated with cisplatin-containing combination chemotherapy. Cancer Chemotherapy and Pharmacology 30, 1–6

Silberfarb, P. M., Philibert, D., Levine, P. M. (1980): Psychosocial aspects of neoplastic disease II: affective and cognitive effects of chemotherapy in cancer patients. American Journal of Psychiatry 137, 597–601

Silberfarb, P. M., Holland, J. C., Anbar, D. et al. (1983:) Psychological response of patients receiving two drug regimens for lung carcinoma. American Journal of Psychiatry 140, 110–111

Silberfarb, P. M., Hauri, P. J., Oxman, T. E., Lash, S. (1985): Insomnia in cancer patients. Social Science and Medicine 20, 849–850

Sorensen, J. B., Badsberg, J. H., Olsen, J. (1989): Prognostic factors in inoperable adeno-carcinoma of the lung: a multivariate regression analysis of 259 patients. Cancer Research 49, 5748–5754

Stanley, K. E. (1980): Prognostic factors for survival in patients with inoperable lung cancer. Journal of the National Cancer Institute 65, 25–32

Stavraky, K. M., Donner, A. P., Kincade, J. E., Stewart, M. A. (1988): The effect of psychosocial factors on lung cancer mortality at one year. Journal of Clinical Epidemiology 41 (1), 75–82

Temoshok, L., Fox, H. (1984): Coping styles and other psychosocial factors related to medical status and to prognosis in patients with cutaneous malignant melanoma. In: Fox, B. H., Newberry, B. H (Eds.): Impact of psychoendocrine sytems in cancer and immunity. Hogrefe, Toronto, 258–287

Temoshok, L., Heller, B. W., Sagebiel, R. W., et al. (1985): The relationship of psychosocial factors of prognostic indicators in cutaneous malignant melanoma. Journal of Psychosomatic Research 29, 139–153

Twycross, R. G., Lack, S. A. (1984): Therapeutics in terminal cancer. Pitman Publishing, London, 115–119, 180–181

Vaillant, G. E. (1988): Defense mechanisms. In: Nicholi A. M (Ed.): The new Harvard guide to psychiatry. Harvard Univ. Press, Cambridge/MA London

Weis, J., Koch, U., Muthny, F. A. (1994): Krankheitsverarbeitung und Möglichkeiten psychosozialer Hilfen bei verschiedenen Gruppen erwachsener Krebskranker. Eine vergleichende Querschnitts- und Verlaufsstudie, Abschlußbericht BMFT, Förderkennzeichen: 070 687 6

Weisman, A. D., Worden, J. W. (1976/1977): Psychosocial analysis of cancer deaths. Omega 6, 61–75

Wirsching, M. (1990): Krebs – Bewältigung und Verlauf. Springer, Heidelberg

Wirsching, M. (1988): Krebs im Kontext – Patient, Familie und Behandlungssystem. Klett-Cotta, Stuttgart

Wirsching, M., Drings, P., Georg, W., Hoffmann, F. et al. (1990): Psychosoziale Faktoren der Gesundheitserhaltung? Prospektive Untersuchungen bei Brustkrebs, Bronchial-krebs und Mastopathia fibrocystica. Psychotherapie, Psychosomatik, Medizinische Psychologie 40 (2), 70–75

World Health Organization (1986): Tobacco or health. Report by the Director-General, Geneva: World Health Organization (EB77/1986/REC/1)

# Die Autoren

Fawzy I. Fawzy, M. D., Department of Psychiatry, Neuropsychiatric Institute & Hospital, UCLA School of Medicine, 760 Westwood Plaza, C 8-861, Los Angeles, CA 90024-1759, USA

Nancy W. Fawzy, John Wayne Cancer Institute, Saint John's Hospital & Health Center, Santa Monica, CA 90402, USA

Dr. med. Kurt Fritzsche, Klinikum der Albert-Ludwigs-Universität Freiburg, Abteilung für Psychosomatik und Psychotherapeutische Medizin, Hauptstraße 8, 79104 Freiburg

Dr. med. Dr. phil. N. Grulke, Universität Ulm, Abteilung für Psychotherapie und Psychosomatik, Robert-Koch-Straße, 89079 Ulm

Dr. psych. med. Andreas Hammel, Klinikum der Albert-Ludwigs-Universität Freiburg, Abteilung für Psychosomatik und Psychotherapeutische Medizin, Hauptstraße 8, 79104 Freiburg

Pamela M. Kato, Ph. D., Ed. M., Director of Research, Project Zap, 139 Margo Drive, Mountain View, CA 94041, USA

Prof. Dr. med. Wolfgang Larbig, Eberhard-Karls-Universität Tübingen, Institut für Medizinische Psychologie und Verhaltensneurobiologie, Gartenstraße 29, 72074 Tübingen

Prof. Dr. phil. Dirk Revenstorf, Eberhard-Karls-Universität Tübingen, Abteilung für Klinische und Physiologische Psychologie, Gartenstraße 29, 72074 Tübingen

David Spiegel, M. D., Professor of Psychiatry, Department of Psychiatry and Behavioral Sciences, Stanford University School of Medicine, Stanford, CA 94305, USA

Prof. Dr. Volker Tschuschke, Universität zu Köln, Institut für Psychosomatik und Psychotherapie, Arbeitsgruppe Medizinische Psychologie, Joseph-Stelzmann-Straße 9, 50924 Köln

Prof. Dr. med. Michael Wirsching, Klinikum der Albert-Ludwigs-Universität Freiburg, Abteilung für Psychosomatik und Psychotherapeutische Medizin, Hauptstraße 8, 79104 Freiburg

212

# Sachwortregister

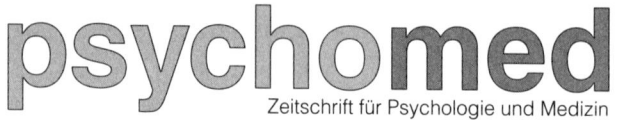

# psychomed
### Zeitschrift für Psychologie und Medizin

Herausgegeben von Prof. Dr. Uwe Flick, Prof. Dr. Hans-Wolfgang Hoefert, Prof. Dr. Hans Peter Rosemeier und Dr. Klaus Wildgrube

Die Zeitschrift erscheint 4mal jährlich. Jahresumfang etwa 260 Seiten
ISSN 0935-2937. Studenten erhalten 20 % Nachlaß auf den Abonnentenpreis gegen Vorlage einer Studienbescheinigung. Mitglieder der Deutschen Gesellschaft für Medizinische Psychologie erhalten 20 % Nachlaß auf den Abonnentenpreis gegen Vorlage einer Mitgliedsbestätigung.

psychomed ist eine Fachzeitschrift für Psychologie in der Medizin. Angesprochen sind Psychologen, Psychotherapeuten und Ärzte aller Fachrichtungen, die in ihre diagnostische und therapeutische Arbeit psychologisches Wissen einbeziehen. Jede Ausgabe der Zeitschrift bearbeitet ein Schwerpunktthema durch praxisnahe Originalbeiträge und Fallstudien. Weitere ständige Rubriken in psychomed sind: Fachbeiträge, Praxismanagement, Rezensionen, Kongreßhinweise, Interviews, Essays, Kontroversen.

Informationen zu psychomed finden Sie im Internet unter:
**www.reinhardt-verlag.de**

### Auswahl aus den Themenheften

Rückenschmerzen · Medizinerausbildung · Bewegungsreduktion · Hilfe beim Sterben · Magersucht und Bulimie · Tinnitus · Schmerz · Klimakterium · Ohrgeräusche · Haut · Sucht · Alter und Gesundheit · AIDS · Psychotherapie · Chronische Krankheiten · Schwindel · Ökologisches Gewissen · Fruchtbarkeitsstörungen · Posttraumatische Belastungsstörungen · Pränataldiagnostik · Klinische Entwicklungspsychologie · Psychoneuroimmunologie · Schlaf · Public Health · Krankheitsbedingte Sexualstörungen

Ernst Reinhardt Verlag München Basel

Wolfgang Kleespies

# Vom Sinn der Depression

Selbstwertstörungen im Blickwinkel
der Analytischen Psychologie

Mit einem Vorwort von Hans Dieckmann
1998. 232 Seiten. (3-497-01455-9) gb

Wolfgang Kleespies sieht die Depression als eine Entwurzelung des Selbst. So
geht es darum, die verlorene Ganzheit wiederzuerlangen und Depression auch
als Chance zu begreifen: zur Selbstbesinnung, zum inneren Wachstum und zur
Neuorientierung.

Verlust, Trennung, Ablösung, oder auch bestimmte neurotische Beziehungs-
muster in Partnerschaften sind Themen, die viele Menschen betreffen und vielen
zu schaffen machen. Kern dieser Konfliktbereiche ist der gestörte Selbstbezug,
den Wolfgang Kleespies als Ursache der Depression ansieht und den er anhand
von Mythen und Märchen sowie zahlreichen Falleispielen aus der Praxis ver-
anschaulicht.

Kleespies stellt die verschiedenen tiefenpsychologischen Theorien zur Entstehung von Depressionen vor und erläutert die Depression aus dem Blickwinkel
der Psychoanalyse und Archetypenlehre C. G. Jungs.

**Aus dem Inhalt**

1. Die Archetypischen Dimensionen
2. Tiefenpsychologische Zugänge
3. Ich-Selbst-Beziehung und Depression
4. Archetypische Themen und Motive der Depression
5. Verlockung zur Freiheit
6. Resümee und Ausblick: Depression als Chance?

Ernst Reinhardt Verlag München Basel

Hans-Wolfgang Hoefert / Birgit Kröner-Herwig (Hrsg.)

# Schmerzbehandlung

Psychologische und medikamentöse Interventionen

1999. 288 Seiten. Zahlr. Abb. und Tab. (3-497-01451-6) gb

Kopfschmerzen, Migräne, Rückenschmerzen – das sind nach heutigen Erkenntnissen keine rein körperlichen Symptome, die mit Medikation in den Griff zu bekommen sind. Neben der somato-medizinischen Behandlung haben sich längst psychosomatische und psychologische Ansätze etabliert, und psychologische Intervention ist heute aus der Schmerzbehandlung oft nicht mehr wegzudenken.

Ein Team von Fachautoren – alle besitzen therapeutische Erfahrung – beleuchten das Thema Schmerz sowohl aus medizinischer als auch aus psychologischer Perspektive. Den Autoren geht es dabei um eine kritische Darstellung medizinischer und psychologischer Methoden, so daß der Leser nicht nur einen aktuellen Überblick über den neuesten Stand der Forschung, sondern auch Hilfen zur Orientierung und zur Beurteilung verschiedener Schmerztherapien erhält.

**Aus dem Inhalt**

*Zum Stand der Schmerzbehandlung in Deutschland*

*Anthropologische Aspekte*

*Schmerzbereiche:* Chronischer Rückenschmerz. Kopfschmerzen vom Spannungstyp. Verhaltensmedizin der Migräne. Kopfschmerzen bei Schulkindern

*Einsatz von Schmerzmitteln:* Schmerzmittelkonsum. Opioide zur Behandlung chronischer Schmerzen. Der Einsatz von Psychopharmaka in der Schmerztherapie

*Psychologische Schmerzinterventionen:* Verhaltenstherapie und psychologische Intervention bei chronischem Schmerz. Neue Wege in der Behandlung chronischer Rückenschmerzen. Selbsthilfetraining für Jugendliche mit chronischen Kopfschmerzen

*Service:* Schmerz-Gesellschaften. Schmerz-Selbsthilfegruppen. Ausgewählte Schmerzkliniken und -ambulanzen

Ernst Reinhardt Verlag München Basel

Thomas Hülshoff

# Emotionen

Eine Einführung für beratende, therapeutische, pädagogische und soziale Berufe

1999. 331 Seiten. 34 Abb. 2 Tab. UTB-M (3-8252-2051-6) kt

Blinde Wut oder panische Angst, himmelhochjauchzende Freude oder tiefe Depression – Gefühle bestimmen unser Leben ganz wesentlich. Emotionen – darüber sind sich die Fachleute einig – sind nicht zu unterschätzen, sondern ernstzunehmen. Ein sinnvoller Umgang mit den eigenen Gefühlen und den Gefühlen anderer setzt ein Verständnis dieser oft höchst komplexen Vorgänge voraus. Das ist elementar für alle sozialen Berufe.

Thomas Hülshoffs Buch ist eine fundierte und gut lesbare Einführung in die Emotionspsychologie. Der Autor bezieht aktuelle neurophysiologische Erkenntnisse und biologische Wurzeln unserer Emotionen ebenso ein wie die soziale Bedeutung und den kulturellen und familiären Kontext, in den die Gefühle eingebettet sind. Dieses Lehrbuch ist didaktisch aufgebaut, praxisnah, verständlich mit Fallbeispielen, Übungen und zahlreichen Abbildungen.

**Aus dem Inhalt**

Systemisch-integrative Bestandsaufnahme · Anatomische, neurophysiologische und funktionale Grundlagen · Neurotransmitter, Hormone und die biochemischen Grundlagen emotionalen Erlebens · Angst, Furcht, Panik · Verlust und Trauer, Kummer und Depression · Freude, Wohlbefinden, Lust · Sex, Lust und Liebe · Zorn, Wut, Ärger und Aggression · Scham und Schüchternheit · Schuldgefühl und Gewissen · Emotionen in der Pubertät · Emotionen und Familiensystem ·Selbstwertgefühl, Selbstbewußtsein und die Integration der Gefühle

Ernst Reinhardt Verlag München Basel

Gottfried Fischer / Peter Riedesser

# Lehrbuch der Psychotraumatologie

2. Aufl. 1999. 383 Seiten. 17 Abb. 20 Tab. UTB-L (3-8252-8165-5) gb

*„Die Psychotraumatologie beschäftigt sich mit der ‚Erforschung seelischer Verletzungen in Entstehungsbedingungen, aktuellem Verlauf sowie ihren unmittelbaren und Langzeitfolgen‘ (Seite 348).*

*In den psychotherapeutischen Universitätskliniken von Hamburg und Köln widmet man sich der Forschung auf diesem neuen Wissensgebiet, das als eigenständiges Fach etabliert werden soll. Der allgemeine Teil des Lehrbuches befaßt sich hauptsächlich mit einem Verlaufsmodell der psychischen Traumatisierung, im speziellen Teil werden die Themen Holocaust, Folter und Exil, Kindheitstrauma, Vergewaltigung und Gewaltkriminalität näher erläutert. 27 Kasuistiken und ein Glossar mit 117 Fachtermini runden ein Lehrbuch ab, das ohne Übertreibung als das Standardwerk einer jungen Disziplin bezeichnet werden kann. "*

Deutsches Ärzteblatt

*„Es ist nicht übertrieben, dieses Buch einen Paukenschlag zur Grundlegung eines neuen Faches zu nennen, von dem manche Wissenschaftler sicher sagen würden, es sei doch ein Teil ihrer bereits etablierten Disziplinen. "*

Süddeutsche Zeitung

## Ernst Reinhardt Verlag München Basel

Gereon Heuft / Andreas Kruse / Hartmut Radebold

# Lehrbuch der Gerontopsychosomatik und Alterspsychotherapie

2000. ca. 360 Seiten. ca. 30 Abb. ca. 15 Tab. UTB-L (3-8252-8201-5) kt

Dieses Lehrbuch vermittelt Fachwissen über psychische und psychosomatische Störungen im Alter und ihre Diagnose und Behandlung. Die Altersprozesse des Körpers wirken sich in der zweiten Lebenshälfte verstärkt auf die psychische Entwicklung aus. Umgekehrt finden auch seelische Schwierigkeiten ihren Ausdruck in körperlichen Symptomen. Wer ältere Menschen behandeln und therapieren will, braucht daher profunde Kenntnisse in Gerontopsychosomatik und Alterspsychotherapie. Das vorliegende Buch vermittelt das nötige Fachwissen aus den Grundlagendisziplinen Medizin, Psychologie und Psychotherapie. Authentische Fallbeispiele illustrieren, wie man Störungsbilder diagnostiziert und geeignete Therapiemethoden auswählt.

**Aus dem Inhalt**

Grundlagen
Biografie und Alternsprozeß
Allgemeine Gerontopsychosomatik psychischer Störungen
Spezielle Gerontopsychosomatik
Gerontopsychosomatik körperlicher Erkrankungen
Alterspsychotherapie
Outcome-Studien zur Psychotherapie im Alter
Qualitätssicherung in der Alterspsychotherapie
Vernetzung gemeindenaher gerontopsychosomatischer Behandlungskonzepte

Ernst Reinhardt Verlag München Basel

Peter Osten

# Die Anamnese in der Psychotherapie

Klinische Entwicklungspsychologie in der Praxis

Mit einem Geleitwort von Hilarion Petzold
2., völlig neu bearb. und erw. Aufl. 2000. 553 Seiten. UTB-L (3-8252-8197-3) gb

In der psychotherapeutischen Anamnese wird die Vorgeschichte psychischer und psychosomatischer Störungen ermittelt. Die Entstehung dieser Störungen läßt sich nachzeichnen, indem man die Forschungsergebnisse der Säuglings-, Kleinkind- und Lebenslaufforschung anwendet. Dieser diagnostische Transfer wird in der überarbeiteten Auflage des Standardlehrbuchs zur psychotherapeutischen Anamnese geleistet. Der Autor erläutert praxisrelevante Theorien und Forschungsergebnisse der klinischen Entwicklungspsychologie und gibt dem Therapeuten in ausführlichen Praxisteilen hilfreiche Anamnese-Checklisten, Interventionsbeispiele und Hinweise für die Anwendung internationaler Klassifikationssysteme bis hin zur mediengestützten Exploration an die Hand.

**Aus dem Inhalt**

*Grundlagen der Anamnese:* Bewußtsein, Wirklichkeit, Erkenntnis

*Entwicklung und Risiken in der Lebensspanne:* Pränatale Reifung, Geburt, Säuglingsalter, Kindheit, Pubertät, Adoleszenz, Erwachsenenalter incl. Senium

*Klinische Perspektiven:* Persönlichkeit. Gesundheit, Krankheit, Ätiologie. Integrierte Psychopathologie. Übertragung, Gegenübertragung und Widerstand

*Praxisteil 1:* Stufenweise Erfassung von initialen Phänomenen und klinischen Daten

*Praxisteil 2:* Checkliste für die Initialphase von Beratung und Therapie: Erstkontakt, Erstinterview, Status und biographische Anamnese, Auswertung

*Praxisteil 3:* Diagnose und Befund

Ernst Reinhardt Verlag München Basel

Monika Miklautz

# Hysterisch oder liebeskrank

Übertragungsliebe bei Hysterikerinnen

1998. 232 Seiten. 30 Abb. (3-497-01453-2) gb

Im abwertenden Sinne sprechen wir heute von „hysterisch" als überspanntem, übertrieben theatralischem Verhalten. „Hysterie" galt jedoch früher als Krankheitsbild mit seelischen Störungen bis hin zu starken Affektausbrüchen und körperlichen Symptomen. Als „hysterisch" wurden vorwiegend Frauen bezeichnet; ihre Übertragungsbeziehung zu ihrem Arzt/Analytiker konnte bzw. sollte sich zur Übertragungsliebe steigern: hysterisch oder liebeskrank?

Monika Miklautz deckt in ihrem spannend geschriebenen Buch die Mechanismen auf, die Arzt und Patientin aneinanderbanden. Im Zentrum stehen dabei prominente Fallgeschichten aus dem späten 19. und dem frühen 20. Jahrhundert, so z. B. die analytischen „Liebesbeziehungen" von S. Freud, J. Breuer, C. G. Jung, S. Ferenczi und anderen zu ihren hysterischen Patientinnen.

**Aus dem Inhalt**

*Übertragung:* Übertragung in der Psychotherapie des 18. und 19. Jahrhunderts. Übertragung in der Psychoanalyse

*Liebe:* Der Liebesbegriff im Wandel der Zeit. Liebe und Körpersprache. Liebe und Sexualität; Übertragungsliebe in Krankengeschichten des 19. und 20. Jahrhunderts; Fallbeispiele. Liebe und Religion. Liebe und Gewalt; Hexen und ihre Folterer. Liebe und Sublimierung. Liebe und Macht: Freuds Umgang mit der Übertragungsliebe

*Das Begehren des Analytikers:* Der Umgang mit der Übertragungsliebe nach Freud

Ernst Reinhardt Verlag München Basel